中国医学临床百家·实用图谱

Spondyloarthritis Differential Diagnosis Atlas

脊柱关节炎
鉴别诊断图谱

主审 ◎ 黄　烽　张江林

主编 ◎ 朱　剑　冀肖健　赵玉荣

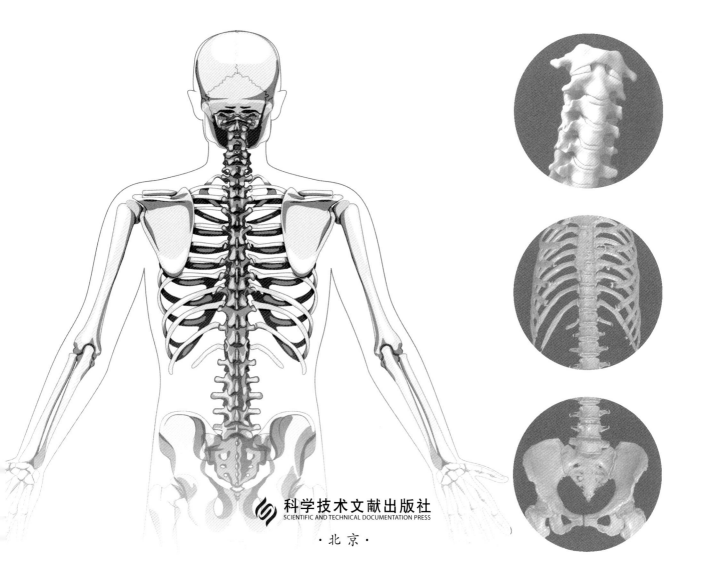

科学技术文献出版社
SCIENTIFIC AND TECHNICAL DOCUMENTATION PRESS

·北京·

图书在版编目（CIP）数据

脊柱关节炎鉴别诊断图谱 ＝ Spondyloarthritis
Differential Diagnosis Atlas / 朱剑，冀肖健，赵玉
荣主编 ． -- 北京 ：科学技术文献出版社，2024. 11.
ISBN 978-7-5235-1909-7

Ⅰ . R681.504-64

中国国家版本馆 CIP 数据核字第 2024B0N374 号

脊柱关节炎鉴别诊断图谱

策划编辑：吴　微　　责任编辑：吴　微　　责任校对：王瑞瑞　　责任出版：张志平

出 版 者	科学技术文献出版社
地 址	北京市复兴路15号　邮编 100038
编 务 部	（010）58882938，58882087（传真）
发 行 部	（010）58882868，58882870（传真）
邮 购 部	（010）58882873
官 方 网 址	www.stdp.com.cn
发 行 者	科学技术文献出版社发行　全国各地新华书店经销
印 刷 者	中煤（北京）印务有限公司
版 次	2024 年 11 月第 1 版　2024 年 11 月第 1 次印刷
开 本	889×1194　1/16
字 数	378千
印 张	15
书 号	ISBN 978-7-5235-1909-7
定 价	198.00元

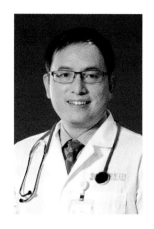

黄　烽

主任医师，教授，博士研究生导师。

现任中国人民解放军总医院第一医学中心风湿免疫科名誉主任，全军风湿病中心主任，全军医学免疫学会副主任委员，中国中西医结合风湿病委员会副主任委员，《中华风湿病学杂志》副总编。曾任国际强直性脊柱炎协会常务理事、中华医学会风湿病学分会副主任委员、中国医师协会风湿免疫分会副会长等。国家自然科学基金杰出青年基金和中国科协求是杰出青年奖获得者，拥有2项国家发明专利，曾获中华医学科技奖一等奖、军队医疗成果奖一等奖，享受国务院政府特殊津贴。

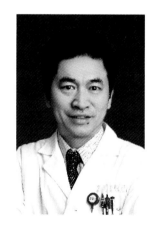

张江林

主任医师，副教授，硕士研究生导师。

中国人民解放军总医院第一医学中心风湿免疫科主任医师。现任北京医师协会风湿免疫专科医师分会副会长、北京医学会风湿病学分会副主任委员、中华医学会风湿病学分会委员。

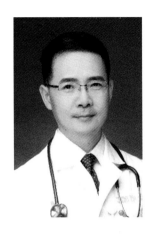

朱 剑

主任医师，教授，博士研究生导师。

现任中国人民解放军总医院第一医学中心风湿免疫科主任，北京医学会风湿病学分会委员，北京医学会内科学分会常务委员，中国初级卫生保健基金会风湿免疫学专业委员会脊柱关节炎工作委员会副主任委员，中国医疗保健国际交流促进会风湿免疫病学分会常务委员。曾获军队医疗成果奖一等奖。

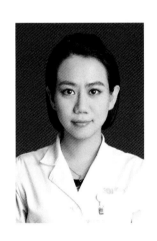

冀肖健

主治医师，医学博士。

中国人民解放军总医院第一医学中心风湿免疫科主治医师。从事风湿病临床工作，主持北京市自然科学基金1项，参与多项国家及军队基金项目，以第一／共同第一作者发表论文20篇，参编图书2部，参译图书1部。

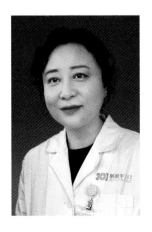

赵玉荣

副主任医师。

中国人民解放军总医院第一医学中心风湿免疫科副主任医师。从事临床及教学工作多年，以第一作者在核心期刊发表论文3篇，统计源论文1篇，参与编写论文10余篇。

在风湿病学与骨科疾病的临床诊疗中，脊柱关节炎及其相关疾病非常复杂，其多样性令人感到极具挑战。这些疾病的临床表现复杂多变，极易与其他疾病混淆，常常导致误诊和延误治疗。因此，初学者急需一本能够深入系统地探讨这些疾病临床诊治的参考书籍。本书正是以丰富的案例和严谨的学术态度向我们展示了如何在复杂的临床情景中识别和管理脊柱关节炎及其相关疾病。

本书的编排结构从实际案例出发，涵盖了典型的强直性脊柱炎和少见的晚发型脊柱关节炎、SAPHO综合征、感染性疾病及罕见的肿瘤性骶髂关节病变等多种临床表现相似的案例。这些案例不仅全面展示了脊柱关节炎及相关疾病的临床面貌，还深入剖析了诊断过程中可能面临的困境和"陷阱"。通过这些案例的细致分析，读者不仅可以了解疾病的影像学特点、致病机制，还能够掌握在不同情况下如何灵活应对疾病诊断，从而提高自身诊断水平的方法。

令人印象深刻的是，本书特别强调了在临床诊断中的思辨过程和多维度的鉴别诊断。书中收录的许多案例并非教科书中所描述的"典型病例"，相反，它们呈现出了复杂的临床表现，如误诊为脊柱结核的强直性脊柱炎、疑似类风湿关节炎的外周型脊柱关节炎等。这些案例生动地提醒我们，临床诊断不仅仅依赖于影像学或实验室检查结果，更需要结合丰富的临床经验和灵活的思辨能力。在面对复杂病例时，医生的思维深度和广度决定了诊断的准确性。

此外，本书对于罕见案例和疑难病症的探讨也极具价值，如少见的米粒体滑囊炎、肿瘤相关性低磷骨软化症，以及甲状旁腺功能亢进症相关低磷骨软化症等罕见疾病，这些内容展示了笔者对临床疑难案例的深入理解和解决能力，也为广大临床医务工作者提供了极为宝贵的参考资料。

总体来说，本书的出版无疑是风湿病学与骨科领域的一项重要贡献。它不仅填补了脊柱关节炎及相关疾病诊治中某些知识领域的空白，也为我们提供了宝贵的临床经验。这本书的内容丰富、分析透彻，既适合一线临床医生作为日常诊治的参考指南，也为从事相关研究的学者提供了深入思考和探索的机会。

作为本书的主审，我深感荣幸，并诚挚地向风湿病学、骨科及相关学科的医务工作者推荐本书。相信它不仅会拓宽我们的临床视野，更能为患者带来福祉。

黄烽谨识

　　随着研究的不断深入，我们逐渐意识到脊柱关节炎及其相关疾病的临床表现、诊断方法和治疗策略远比过去理解的更加多样化和细致化。本书的出版恰逢其时，它不仅汇集了近年来脊柱关节炎领域中的最新研究成果，更通过大量翔实的临床案例为临床医生提供了宝贵的经验和独到的见解。

　　本书的核心亮点在于对多种疾病类型的广泛覆盖，涉及从强直性脊柱炎、SAPHO综合征到骶髂关节痛风等疾病的深入讨论。每一个案例都通过详尽的临床表现、影像学结果和分析，帮助我们更加精准地理解疾病的发展过程及其临床特征。这些案例打破了传统的教科书式框架，将理论与实际相结合，使得读者能够在复杂的临床环境中获得启发。

　　特别值得关注的是，本书所收录的案例中不少都反映了临床中较为棘手和罕见的病症，如误诊为脊柱关节炎的罕见肿瘤性病变、难以确诊的慢性无菌性骨髓炎等。这些案例不仅提示我们在面对不典型表现时，如何通过精确的鉴别诊断规避误判，也强调了临床医生在面对少见病时应具备的敏锐洞察力和广泛的知识储备。

　　此外，本书在诊治思路上展现了全面性和前瞻性，强调了跨学科协作的重要性。书中的多学科讨论，包括风湿病学、骨科、影像学和病理学等方面的结合，向读者展示了综合分析的必要性和优势。在复杂案例的管理中，单一学科的思维模式往往难以应对复杂的病情变化，多学科的协作显得尤为关键。书中的每个案例分析不仅限于现有知识，还探讨了未来可能的研究方向和临床挑战。

　　对于临床医生而言，本书无疑是提升专业水平的重要工具。无论是丰富的临床案例展示，还是深入的学术分析，都能够帮助临床医生在面对疑难病症时做出更加科学和准确的决策。同时，本书也为科研人员提供了一个深入探讨这些疾病的宝贵平台，促使大家进一步思考和探索这些复杂病症的发病机制和治疗策略。

　　总而言之，本书凭借其深入细致的分析及对临床实际需求的关注，将会成为脊柱关节炎及相关疾病领域的一部重要著作。它不仅为日常临床工作提供了丰富的参考资料，更为医学研究提供了新的思考方向。

张江林谨识

在医学的广阔领域中，脊柱关节炎是一组诊断与治疗均极具挑战性的疾病。它们的临床表现复杂多样，对临床医生提出了极高的要求。许多其他疾病的症状和影像学表现与脊柱关节炎高度相似，这给准确诊断脊柱关节炎带来了巨大的挑战。因此，准确诊断脊柱关节炎及其相似疾病对于制订有效的治疗方案和改善患者预后至关重要。

在多年的临床实践中，我和我的同事们遇到了许多因疑似脊柱关节炎而苦恼的患者。这些经历激发了我们编写这本书的决心。我们希望通过提供系统化和条理化的临床图鉴，提高临床诊断的准确性，帮助更多的临床医生更好地理解和管理这类疾病。

每年在北京医学会风湿病学分会年会上，我们科室举办的中轴型脊柱关节炎影像专场活动都吸引了众多同行的参与。这个平台不仅为大家提供了交流和学习的机会，而且在提升大家对中轴型脊柱关节炎的认识中起到了至关重要的作用。影像学的学习与分享在这些活动中显得尤为重要，它帮助医生们更好地理解脊柱关节疾病的复杂性，从而在临床实践中做出更准确的判断。

在影像学专场活动的举办间隙，科学技术文献出版社的吴微编辑找到我，希望将授课过程中的精彩影像学资料分享给更广泛的读者群体，这也成了我们编写《脊柱关节炎鉴别诊断图谱》的初衷。我希望通过这本书，将我们在年会上分享的相关案例及我们对影像学在脊柱关节炎诊断和鉴别诊断中重要性的认识传递给每一位读者。

本书的内容结构经过精心设计，分为5个板块：脊柱关节炎、与脊柱关节炎有类似表现的其他风湿性疾病、需与脊柱关节炎相鉴别的感染性疾病、需与脊柱关节炎相鉴别的肿瘤性疾病、与脊柱关节炎有类似表现的其他中轴或关节疼痛。通过本书，读者可以深入了解脊柱关节炎的各种类型及其鉴别诊断要点，包括常见的强直性脊柱炎、银屑病关节炎、反应性关节炎等，以及一些相对少见但重要的疾病，如SAPHO综合征、肠病性关节炎等。此外，本书还收录了大量与脊柱关节炎症状、影像学表现相似的其他疾病，以期为读者提供全面而深入的鉴别诊断参考。

在本书的编写过程中，我们特别注重内容的实用性和易读性。每个板块都包含了典型案例和详细的影像学及临床表现描述，力求展示最具代表性和典型性的内容。我们还结合了最新的研究成果和临床实践经验，确保本书内容紧跟医学前沿，为读者提供最新、最权威的诊断信息。

　　我们期望本书能成为广大医务人员的得力助手，帮助大家在复杂的脊柱关节炎诊断过程中，找到明确的方向，提高临床诊断水平，更好地服务患者。这是我们编写本书的最大动力和最终期望。

　　在此，我要感谢所有参与本书编写的编者，是他们的辛勤工作和无私奉献使得这本书得以出版。我也要感谢那些在临床实践中给予我们支持和信任的患者，是他们的理解和配合让我们有机会不断学习和进步。

　　在本书的构思和编写过程中，我们得到了吴微编辑的大力支持和宝贵建议，她的专业指导和无私帮助对本书的完成起到了至关重要的作用。在此，我要向她表示最诚挚的感谢。

　　最后，我衷心希望《脊柱关节炎鉴别诊断图谱》能够成为广大医务人员的得力助手，帮助大家在面对复杂的脊柱关节炎诊断时能够更加自信和从容。希望本书的出版能够为提高临床诊断水平、改善患者生活质量做出贡献。

朱剑

ACR	American College of Rheumatology	美国风湿病学会
ACTH	adrenocorticotropic hormone	促肾上腺皮质激素
ACW	anterior chest wall	前胸壁
AKA	antikeratin antibody	抗角蛋白抗体
ANA	antinuclear antibody	抗核抗体
APF	antiperinuclear factor autoantibody	抗核周因子抗体
AS	ankylosing spondylitis	强直性脊柱炎
ASAS	the Assessment of Spondyloarthritis international Society	国际脊柱关节炎协会
BMD	Becker muscular dystrophy	贝克肌营养不良
CCP	cyclic citrullinated peptide	环瓜氨酸肽
CDS	crowned dens syndrome	齿突加冠综合征
CMV	cytomegalovirus	巨细胞病毒
CNO	chronic non-bacterial osteomyelitis	慢性无菌性骨髓炎
CPPD	calcium pyrophosphate deposition disease	焦磷酸钙晶体沉积病
CRMO	chronic recurrent multifocal osteomyelitis	慢性复发性多灶性骨髓炎
CRP	C reactive protein	C反应蛋白
CRPS	complex regional pain syndrome	复杂区域疼痛综合征
CT	computed tomography	计算机断层成像
DECT	dual-energy computerized tomography	双能CT
DISH	diffuse idiopathic skeletal hyperostosis	弥漫性特发性骨肥厚
DMARDs	disease modifying anti-rheumatic drugs	改善病情抗风湿药物
DMD	Duchenne muscular dystrophy	进行性假肥大性肌营养不良
EBV	Epstein-Barr virus	EB病毒
ECT	emission computerized tomography	发射型计算机断层成像
ENPP1	ectonucleotide pyrophosphatase/phosphodiesterase 1	核苷酸内焦磷酸酶/磷酸二酯酶1
ES	Ewing sarcoma	尤因肉瘤
ESR	erythrocyte sedimentation rate	红细胞沉降率
EULAR	European League Against Rheumatism	欧洲抗风湿病联盟
FAPI	fibroblast activation protein inhibitor	成纤维细胞激活蛋白抑制剂
FDG	fluorodeoxyglucose	氟代脱氧葡萄糖
FGF	fibroblast growth factor	成纤维细胞生长因子
GBM	glomerular basement membrane	肾小球基底膜
GM试验		曲霉菌半乳甘露聚糖检测
G试验		1,3-β-D葡聚糖检测
HIV	human immunodeficiency virus	人类免疫缺陷病毒
HLA-B27	human leucocyte antigen-B27	人类白细胞抗原B27
JIA	juvenile idiopathic arthritis	幼年特发性关节炎
LAS	late-onset ankylosing spondylitis	晚发型强直性脊柱炎

LCH	Langerhans cell histiocytosis	朗格汉斯细胞组织细胞增生症
MDP	methylene diphosphonate	亚甲基二膦酸盐
MDS	myelodysplastic syndrome	骨髓增生异常综合征
MEPE	matrix extracellular phosphoglycoprotein	细胞外基质磷酸化糖蛋白
MKA	mycobacterium kansasii	堪萨斯分枝杆菌
MPN	myeloproliferative neoplasm	骨髓增殖性肿瘤
MRI	magnetic resonance imaging	磁共振成像
mSASSS	the modified Stoke Ankylosing Spondylitis Spine Score	改良的Stoke强直性脊柱炎脊柱评分
NGS	next-generation sequencing	下一代测序
NSAIDs	nonsteroidal anti-inflammatory drugs	非甾体抗炎药
NSE	neuron specific enolase	神经元特异性烯醇化酶
OCI	osteitis condensans ilium	髂骨致密性骨炎
OPLL	ossification of posterior longitudinal ligament	后纵韧带骨化
PCT	procalcitonin	降钙素原
PET-CT	positron emission tomography-computer tomography	正电子发射计算机断层显像
PIPJ	proximal interphalangeal joint	近指间关节
PNET	primitive neuroectodermal tumor	原始神经外胚叶肿瘤
PPD	tuberculin purified protein derivative	结核菌素纯蛋白衍化物
PPRD	progressive pseudorheumatoid dysplasia	进行性假性类风湿发育不良症
pSpA	peripheral spondyloarthritis	外周型脊柱关节炎
PTH	parathyroid hormone	甲状旁腺激素
RA	rheumatoid arthritis	类风湿关节炎
RF	rheumatoid factor	类风湿因子
RPR	rapid plasma regain	快速血浆反应素
SAPHO	synovitis, acne, pustulosis, hyperostosis, osteomyelitis	SAPHO综合征（滑膜炎、痤疮、脓疱病、骨肥厚、骨髓炎）
SED	spondyloepiphyseal dysplasia	脊柱骨骺发育不良
SEDT-PA	spondyloepiphyseal dysplasia trada with progressive arthropathy	晚发型脊柱骨骺发育不良伴进行性关节病
sFRP-4	secreted frizzled-related protein-4	分泌型卷曲相关蛋白4
SpA	spondyloarthritis	脊柱关节炎
SPECT	single photon emission computed tomography	单光子发射计算机断层成像
STIR	short TI inversion recovery	短反转时间反转恢复
TBM	tubular basement membrane	管状基底膜
TIO	tumor-induced osteomalacia	肿瘤相关性低磷骨软化症
TNF	tumor necrosis factor	肿瘤坏死因子
TNF-α	tumor necrosis factor-α	肿瘤坏死因子-α
TPPA	treponema pallidum particle agglutination	梅毒螺旋体颗粒凝集
T-SPOT.TB		结核感染T细胞斑点试验
WHO	World Health Organization	世界卫生组织

脊柱关节炎

与脊柱关节炎有类似表现的其他风湿性疾病

脊柱关节炎

案例1　髋痛－背痛－颈部活动受限

案例摘要

患者男性，39岁，主因"髋部疼痛24年，颈背部僵痛10年余"来诊。

现病史：患者24年前无明显诱因出现髋部疼痛，初期为单侧，后发展为双侧，呈交替性、夜间痛、活动后减轻，伴晨僵约半小时，间断使用"双氯酚酸钠"疼痛可缓解。10年前开始出现颈背部僵痛，初期为久坐及久卧后出现，后发展为持续性，并逐渐出现弯腰及颈部活动受限。先后应用多种非甾体抗炎药（NSAIDs）治疗效果欠佳，后加用"阿达木单抗40 mg 每2周1次"治疗，疼痛控制可，但延长至40 mg 每月1次时髋部及后背疼痛加重，为进一步诊治来我院就诊。

个人史：吸烟26年，20支/日；婚育史及家族史无特殊。

体格检查

颈部活动受限，右转45°，左转30°。耳壁距12 cm，枕壁距6 cm，指地距26 cm，最大踝间距106 cm。双侧"4"字试验阳性。

实验室检查

血常规：白细胞计数15.41×10^9/L，血红蛋白116 g/L，血小板计数423×10^9/L。

炎症指标：C反应蛋白（CRP）2.392 mg/dL，红细胞沉降率（ESR）76 mm/h。

人类白细胞抗原B27（HLA-B27）阳性。

结核感染T细胞斑点试验（T-SPOT. TB）抗原A 1 SFC，抗原B 0 SFC。

影像学检查

腰骶椎正位X线片（图1-1A）显示：骶髂关节融合。

颈椎MRI（图1-1B、图1-1C）：颈椎椎体略显骨质增生，颈4-5终板见片状稍长T_2信号。颈6-7椎体前缘可见斑片状短T_1长T_2信号，于STIR序列呈低信号（图1-1B）。

骶髂关节MRI（图1-2A、图1-2B）：双侧骶髂关节间隙变窄、消失、融合。双侧骶髂关节关节面下骨质见片状混杂T_1稍长T_2信号。

髋关节冠状位MRI（图1-2C～图1-2F）：股骨头-髋臼吻合良好，股骨颈形态信号正常，关节面毛糙，髋臼下见斑片状长T_2信号，双侧滑膜明显增厚（图1-2C、图1-2D）。耻骨联合可见斑片状稍长T_2信号（图1-2E箭头）。

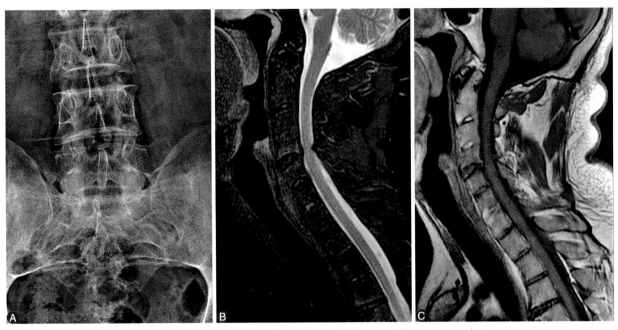

A. 腰骶椎正位 X 线片；B. 颈椎 MRI STIR 序列；C. 颈椎 MRI T₁WI 序列。

图 1-1　患者腰骶椎正位 X 线片和颈椎 MRI

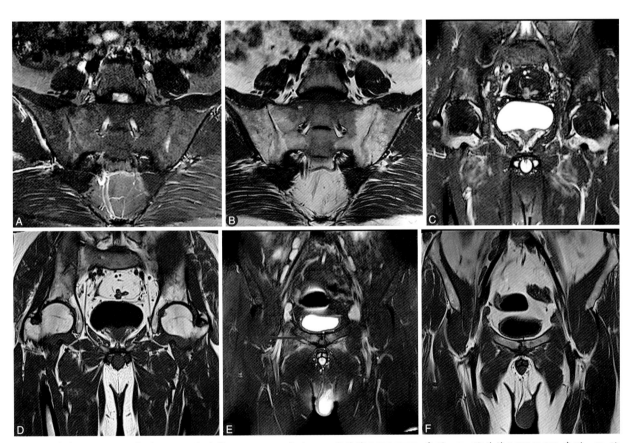

A. 骶髂关节 MRI STIR 序列；B. 骶髂关节 MRI T₁WI 序列；C. 髋关节 MRI STIR 序列；D. 髋关节 MRI T₁WI 序列；E. 髋关节 MRI STIR 序列；F. 髋关节 MRI T₁WI 序列。

图 1-2　患者骶髂关节和髋关节 MRI

治疗及随访

给予双髋关节分别注入"重组人Ⅱ型肿瘤坏死因子受体-抗体融合蛋白25 mg+复方倍他米松3.5 mg",后续口服用药调整为"依托考昔60 mg 每晚1次+沙利度胺50 mg 每晚1次+乌帕替尼15 mg qd"治疗,患者疼痛改善后出院。

半年后随访患者口服"乌帕替尼30 mg qd",用药期间无明显不良反应,腰背疼痛明显改善,但无法完全消失。

▌最终诊断

强直性脊柱炎,髋关节受累。

案例述评

强直性脊柱炎(AS)作为脊柱关节炎(SpA)疾病谱的一种亚型,被认为是该组疾病的原型病。该疾病谱以脊柱和外周关节受累为特征,可出现骶髂关节炎、脊柱炎及外周关节滑膜炎、附着点炎和指(趾)炎等慢性炎症改变。还可出现一些非关节表现,包括葡萄膜炎、银屑病和炎症性肠病。

该组疾病患者通常发病年龄小于45岁,不同性别间患者存在差异,男性更常以炎性腰背痛为首发症状,放射学进展更显著。骶髂关节炎是AS的特征性影像学表现。骨盆X线片可呈现下腰椎、骶髂关节及髋部影像。骶髂关节异常一般分为0至4级(0级:正常。1级:可疑改变。2级:轻微异常-较小的局部区域出现侵蚀或硬化,关节间隙宽度无改变。3级:明确异常-中度或晚期骶髂关节炎,伴有以下1种或多种表现:侵蚀、硬化、关节间隙增宽、变窄或者部分关节强直。4级:关节完全强直),1984年修订的AS纽约标准定义AS需要至少双侧评分为2级或单侧评分3级。本例患者有炎性腰背痛、X线片可见骶髂关节融合,强直性脊柱炎诊断明确。该患者病程长,受累部位广泛,评估患者受累部位、疾病活动情况及有无治疗相关的禁忌是本次入院的关键问题。

MRI可以在X线出现侵蚀等损伤之前发现该病相关的炎症病变,在显示炎症性病变如骨髓水肿方面优势显著。MRI显示的急性炎症表现可作为疾病活动的标志及对治疗反应的可能预测指标。另外,MRI还可以显示关节及骨的慢性结构损伤,如骶髂关节周围脂肪沉积、软骨下侵蚀、硬化。尽管MRI所描述的骶髂关节结构变化未被纳入当前的国际脊柱关节炎协会(ASAS)分类标准和阳性MRI的定义中,但有一些证据表明,脂肪变化和侵蚀等病变可能有助于SpA的诊断。本例患者入院后骶髂关节MRI以脂肪沉积为主,未见明显骨髓水肿信号,提示目前骶髂关节以慢性损伤为主要改变。

同样,MRI是检测AS相关的脊柱病变最敏感的方法。疾病活动的典型表现为椎角炎、椎小关节炎症和无菌性椎间盘炎。椎角炎通常在短反转时间反转恢复(STIR)序列中呈现高信号,而在T_1WI序列中则为相应的低信号。

髋关节病变虽然未被纳入疾病的分类标准,但会导致功能损伤甚至严重残疾,是疾病的严重表现之一。髋关节受累依据国家、地区的差异,发生率为20%~40%。通常认为疾病病程超过10年、较高的炎症水平是髋关节受累的危险因素。及时识别髋关节受累患者及危险因素对于改变疾病预后有重要意义。肿瘤坏死因子(TNF)抑制剂可显著改善髋关节受累患者的临床症状及影像学表现。

有研究显示,约1/3患者在盆腔MRI检查时可观察到骶髂关节外表现,这些部位包括耻骨联合、髋关节、大小转子、坐骨结节和髂棘等。一项回顾性研究显示，55%的中轴型SpA患者可出现耻骨联合病变，40%的患者为活动性病变。并且耻骨联合病变可能与骶髂关节炎一样可反映疾病的严重程度。耻骨联合的特点是该附着点部位几乎无血流信号，因此与其他部位相比，该部位炎症在治疗过程中通常更难消退，需要积极治疗。

（周博　王一雯　王秀茹）

参考文献

[1] ZHANG K，ZHENG Y，HAN Q，et al. The clinical and MRI effect of TNF-α inhibitors in spondyloarthritis patients with hip involvement：a real-world observational clinical study[J]. Frontiers in Immunology，2021，12：740980.

[2] PERROTTA F M，SCRIFFIGNANO S，LUBRANO E. MRI assessment of extra-axial findings at pelvic sites in a group of axial-SpA patients[J]. Rheumatology and Therapy，2021，8（4）：1897-1904.

[3] YAN J，QIAO P，MENG J，et al. MRI changes of the symphysis pubis in patients with axial spondyloarthritis and association with clinical factors[J]. Journal of Computer Assisted Tomography，2021，45（3）：442-446.

案例2 老年男性－慢性腰痛－脊柱骨赘形成

案例摘要

患者男性，72岁，主因"腰背痛23年"来诊。

现病史：患者23年前无明显诱因出现腰背部疼痛，为阵发性钝痛，夜间疼痛加重，伴晨起翻身、起床困难，活动后疼痛可以缓解，未予重视。9年前因疼痛加重就诊，于当地医院就诊，诊断为"腰椎间盘突出"，行"腰椎椎间孔神经阻滞术"3次，疼痛部分缓解。之后腰背痛反复，疼痛严重时自行间断服用"洛索洛芬钠"，用药后疼痛可缓解80%以上。2年前X线显示腰椎变直、生理弯曲消失。

既往史：18年前曾诊断"双眼虹膜炎"，1年前曾诊断"骨质疏松"。

家族史无特殊。

体格检查

枕壁距10 cm。颈椎活动度：50°（左）/ 60°（右）。腰椎侧弯：12 cm（左）/ 8 cm（右）。腰椎弯曲度（改良Schober试验）：3 cm。最大踝间距120 cm，指地距10 cm，下蹲尚可。四肢关节未见明显肿胀畸形，双侧"4"字试验阴性。

实验室检查

HLA-B27阳性，ESR 26 mm/h，CRP 1.2 mg/dL。

影像学检查

骨盆正位X线片（图2-1）：双侧骶髂关节的关节面模糊，关节间隙近乎消失，按1984年修订的AS纽约标准判定为双侧3级。

腰椎正侧位X线片（图2-2）：多个腰椎椎体骨质增生、韧带骨赘形成（箭头），呈"竹节样改变"，腰椎骨质明显疏松，各椎小关节关节面模糊（短箭头）；腰2-3、腰3-4可见粗大的骨桥。腰椎骨赘较2年前拍摄的腰椎正侧位X线片（图2-3）进展明显。

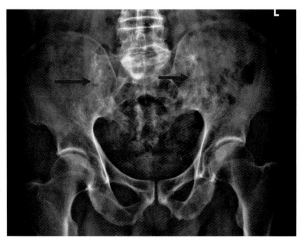

图 2-1 骨盆正位 X 线片

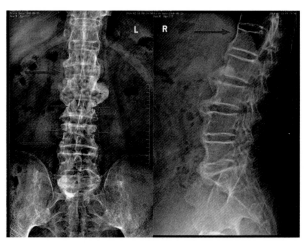

图 2-2 患者 2 年后的腰椎正侧位 X 线片

骶髂关节CT（图2-4）：可见多个层面双侧骶髂关节骨质破坏和增生，骶髂关节部分融合。

颈椎侧位X线片（图2-5）：可见颈椎生理弯曲消失，部分椎体边缘骨赘形成，颈4-5可见骨桥形成。

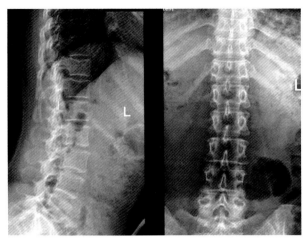

图 2-3　患者 2 年前就诊时的腰椎正侧位 X 线片

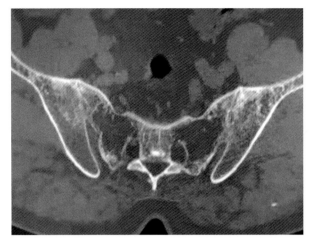

图 2-4　骶髂关节 CT

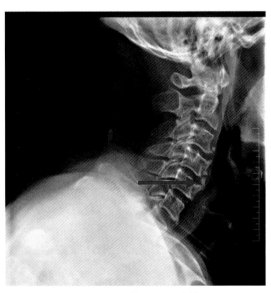

图 2-5　颈椎侧位 X 线片

治疗及随访

诊断为晚发型强直性脊柱炎（LAS），予以"美洛昔康、脊痛宁、沙利度胺"治疗，2天后复诊，自述用药后疼痛明显缓解。规律用药3个月后复诊，腰痛症状明显缓解。

最终诊断

晚发型强直性脊柱炎。

案例述评

LAS主要的临床表现仍是腰背痛和外周关节炎，但诊断时需要与其他可能导致腰背痛的疾病，如椎间盘突出、骨关节炎、骨质疏松、弥漫性特发性骨肥厚（DISH）相鉴别，因此对腰背痛性质的鉴别十分重要。本例患者腰背痛以夜间痛为主，活动后可缓解，对NSAIDs反应良好，符合炎性腰背痛的特点。患者为老年男性，脊柱X线检查可见粗大的骨桥形成，需要考虑DISH的可能性。DISH很少出现椎小关节的侵蚀、强直和骶髂关节炎的改变。患者的腰椎X线检查可见椎小关节的侵蚀样改变和骨性融合，骨盆正位X线片可以看到明确的放射学阳性骶髂关节炎，以上证据不支持弥DISH的诊断。本例患者主要的临床症状是腰背痛，并且表现出炎性腰背痛的特点。综合分析患者的临床特点：炎性腰背痛、对NSAIDs反应好、HLA-B27阳性和虹膜炎。骶髂关节的放射学检查最终证实了AS的诊断。

本例患者第2个突出的特点就是腰椎放射学的快速进展：腰椎在2年的时间形成多个韧带骨赘及椎体之间的粗大骨桥。根据Baraliakos等的研究，腰2-3、腰3-4之间粗大的骨桥被认为是椎体退行性改变形成的脊椎骨赘而不是AS的表现。但是，单纯的椎体退行性改变无法解释其他椎体间的韧带骨赘，本例患者2年前腰椎的改良的Stoke强直性脊柱炎脊柱评分（mSASSS）仅为3分，而2年后腰椎段mSASSS高达22分。Baraliakos等认为AS患者在2年内mSASSS增加超过5个单位或者新出现2个以上韧带骨赘就可以被认定为是放射学的快速进展。AS的放射学进展在个体之间存在显著的异质性。有研究发现虽然自然病程下AS患者群体的mSASSS评分与时间几乎呈线性关系，但是在个体水平上，mSASSS评分在时间轴上呈近似周期性的陡升和平缓交替——无论患者病程长短都能观察到这一现象。另外一种可能就是患者先出现了颈椎和胸椎段的受累，而后才出现了腰椎段的受累。由于本例患者缺少2年前的颈椎影像资料，我们无从知晓患者在这2年里颈椎是否也发生了如此迅速的放射学进展。本例患者2年后的颈椎侧位X线片显示颈椎同样存在放射学结构损伤（图2-5）。

虽然AS好发于青年男性，但也可以出现在大于45岁的人群中。对于存在慢性腰背痛的患者，详细地询问病史，鉴别炎性腰背痛和机械性腰背痛非常重要：如果存在炎性腰背痛的特点，即使不在AS的好发年龄，也有必要做进一步检查以排除SpA的可能。

（胡拯源　王一雯　王秀茹）

参考文献

[1] BARALIAKOS X，LISTING J，RUDWALEIT M，et al. Progression of radiographic damage in patients with ankylosing spondylitis：defning the central role of syndesmophytes[J]. Ann Rheum Dis，2007，66（7）：910-915.

[2] BARALIAKOS X，LISTING J，VON DER RECKE A，et al. Te natural course of radiographic progression in ankylosing spondylitis-evidence for major individual variations in a large proportion of patients[J]. J Rheumatol，2009，36：997-1002.

[3] RAMIRO S，STOLWIJK C，VAN TUBERGEN A，et al. Evolution of radiographic damage in ankylosing spondylitis：a 12 year prospective follow-up of the OASIS study[J]. Ann Rheum Dis，2015，74（1）：52-59.

案例3 老年男性－慢性腰痛－虹膜炎

案例摘要

患者男性，60岁，主因"腰痛半年"来诊。

现病史：患者于半年前无明显诱因出现下腰痛，以夜间痛为主，活动后加重，伴晨僵，持续20分钟经活动后可缓解。就诊于外院，行腰椎CT检查诊断为"腰4椎体压缩性骨折"，行骨水泥填充治疗，但腰背痛缓解不明显。病程中有2次虹膜炎发作，无外周关节肿痛、足跟、胸口痛。

既往史、个人史无特殊。

家族史：女儿患强直性脊柱炎。

体格检查

枕壁距12 cm。颈椎活动度：30°（左）/ 50°（右）。腰椎侧弯：10 cm（左）/ 8 cm（右）。腰椎弯曲度（改良Schober试验）：3 cm。踝间距120 cm，指地距20 cm，下蹲尚可。四肢关节未见明显肿胀畸形，双侧胸肋关节处轻叩痛，双侧"4"字试验阴性。

实验室检查

ESR 40 mm/h，CRP 18 mg/L，HLA-B27阳性。

影像学检查

骶髂关节MRI（图3-1）：未见明显骶髂关节炎症及结构改变。

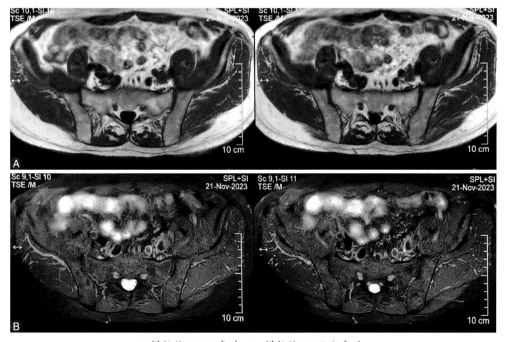

A. 横轴位 T_1WI 序列；B. 横轴位 T_2 压脂序列。

图 3-1 骶髂关节 MRI

骶髂关节CT（图3-2）：可见局部骨硬化改变，未见明显骨侵蚀及关节间隙改变。

腰椎X线片（图3-3）、腰椎CT（图3-4）：可见腰4椎体内有骨水泥填充，腰1-2椎体间骨桥形成（图3-3箭头），腰椎多个椎体骨赘形成。

骨发射型计算机断层成像（ECT）（图3-5）：可见脊柱椎体和骶髂关节放射性摄取增高（箭头）。

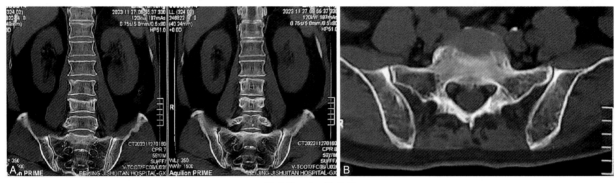

A. 斜冠位；B. 横轴位。

图 3-2　骶髂关节 CT

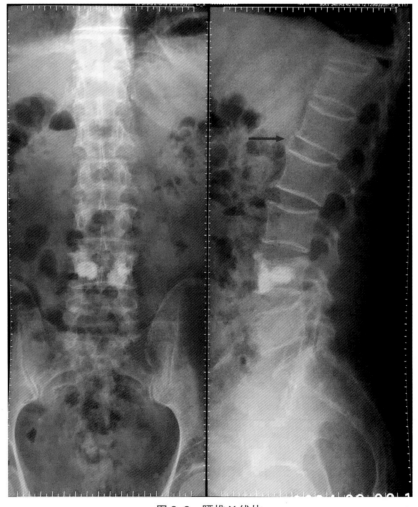

图 3-3　腰椎 X 线片

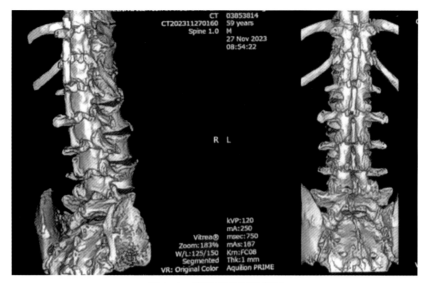

图 3-4　腰椎 CT 三维重建

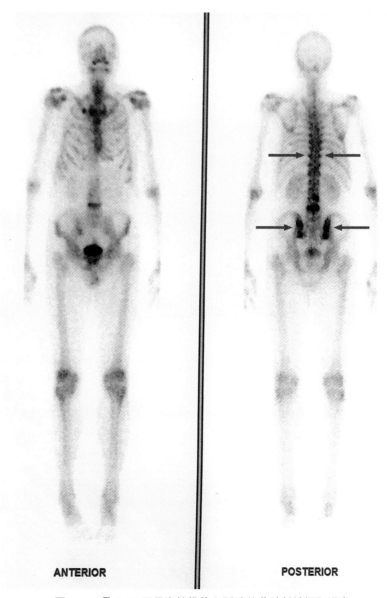

图 3-5　骨 ECT 可见脊柱椎体和骶髂关节放射性摄取增高

治疗及随访

予以"阿西美辛"和"肿瘤坏死因子-α（TNF-α）抑制剂"治疗。1周后随访患者，诉夜间腰背痛及晨僵较前明显改善。3个月后随访，患者规律用药，腰背痛和晨僵几乎消失，关节活动正常，未再发生虹膜炎。

最终诊断

晚发型脊柱关节炎。

案例述评

本例患者60岁男性，腰背痛半年，病程中有虹膜炎表现，并有"强直性脊柱炎"家族史，具有脊柱关节炎的疾病色彩。患者骶髂关节CT及MRI并未发现支持脊柱关节炎的影像学证据。但是考虑到患者有炎性腰背痛和晨僵的病史，腰椎多发的椎体骨赘形成、部分骨桥形成，HLA-B27阳性、血清炎症指标升高、对NSAIDs和TNF抑制剂治疗反应好这些特点，可以根据ASAS关于中轴型脊柱关节炎的2009年分类标准建立脊柱关节炎的诊断。值得注意的是，虽然本例患者的骶髂关节CT及MRI未见符合脊柱关节炎诊断的形态学异常，但骨扫描检查可以看到明显的骶髂关节的放射性摄取增高，这提示存在形态学上阴性但功能学上阳性的骶髂关节炎。

脊柱关节炎好发于青壮年男性，而本例患者为60岁的老年男性，因此属于晚发型脊柱关节炎。晚发型强直性脊柱炎主要的临床表现仍是腰背痛和外周关节炎，但在首发症状上没有明显的性别倾向性，部分患者可表现发热、下肢水肿等非特异性的症状。辅助检查的结果提示，接近80%的患者HLA-B27为阳性，大部分患者出现了炎症指标（ESR、CRP）的升高。大部分晚发型强直性脊柱炎患者对于NSAIDs有着良好的反应。由于晚发型强直性脊柱炎患者年龄偏大，诊断时需要与其他可能导致腰背痛的疾病，如中老年常见的机械性腰背痛、椎间盘突出、骨关节炎、骨质疏松、弥漫性特发性骨肥厚（DISH）相鉴别。本例患者腰椎CT可见腰4椎体的压缩性骨折表现，因此不排除患者的腰痛症状由压缩性骨折所致。然而，患者已经接受了骨水泥填充治疗后仍有腰痛症状且伴炎症指标明显升高，这时除考虑治疗反应欠佳外还应考虑其他疾病所致的可能性。患者为老年男性，出现脊柱椎体骨桥形成而骶髂关节的影像学检查未见明显异常，此时需要注意与DISH进行鉴别诊断。DISH是一种主要表现为脊柱椎旁肌腱和软组织附着点钙化及骨化的疾病，特征性病变是前纵韧带的钙化及骨化，最常见于胸椎。然而患者突出表现为腰椎椎体骨赘和骨桥形成，且有炎性腰背痛和虹膜炎病史并有强直性脊柱炎家族史，这些特征难以用DISH解释。当腰背痛的病因难以用"一元论"来解释时，我们需要结合患者的临床实际情况考虑其他病因的可能性。

本例患者出现"阴性"骶髂关节炎的原因：虽然患者行骨ECT可见骶髂关节放射性摄取增高，但是骶髂关节MRI未见明显炎症表现、骶髂关节CT所见的轻微骨硬化表现也不足以提供放射学骶髂关节炎的证据。我们推测这种情况可能与患者病程较短有关：患者腰背痛的病史仅有半年，尚未出现骶髂关节炎所致的明显的关节结构改变。本例患者接受的骨扫描检查是使用^{99m}Tc标记的亚甲基二膦酸盐（MDP），此标记物吸附于羟基磷灰石晶体表面。这种示踪剂的骨摄取增多主要反映了骨关节处病变（如感染、肿瘤、创伤、炎性关节炎等）引起的骨转换或骨重塑增加。此外，在感染或炎症的急性期，血流量增多也会引起局部示踪剂的摄取增多。骨扫描所显示的放射性摄取增高虽无疾病特异性，但放射性摄取增高灶的分布特点对于疾病的诊断有参考价值。例如，SAPHO综合征患者当出现双侧胸锁关节、第1胸肋关节及胸骨–胸骨柄连接受累时，可呈现特征性的"牛头征"表现。而本例患者的骨扫描结果可见脊柱关节炎特征性受累部位——脊柱椎体和骶髂关节的放射性摄取增高，提示本例患者可能存在形态学上阴性但功能学阳性的骶髂关节炎。

（胡拯源　赵倩倩　赵征）

参考文献

[1] 张洁，黄烽.晚发型强直性脊柱炎的临床分析[J].中华全科医师杂志，2007，6（5）：305-306.
[2] 耿洁，叶霜，鲍春德，等.晚发性强直性脊柱炎19例临床分析[J].中国疼痛医学杂志，2010，16（2）：119-120.

案例4 胸痛－发热－腰背痛－多关节肿痛

案例摘要

患者男性，59岁，主因"胸痛1年，加重伴发热、腰背痛、关节肿痛7个月"来诊。

现病史：患者1年前无诱因出现胸部疼痛，以双侧第2胸肋关节为著，伴左肩痛及抬举受限，夜间疼痛明显，当地医院考虑"肋软骨炎"，接受"双氯酚酸钠75 mg qd+局部封闭治疗 每周1次，共3次"，胸痛略有好转，停止治疗后症状进行性加重。7个月前无诱因出现发热，体温最高37.4 ℃，多于午后升高，伴夜间盗汗，体重下降，肺部CT提示双肺小结节影。5个月前于当地医院完善PET-CT提示肺部炎性病变且胸骨存在骨侵蚀，胸骨、骶髂关节炎症，停用"双氯酚酸钠"，更换为"依托考昔120 mg qd，口服"，体温可恢复正常，自行停用"依托考昔"时体温反复，出院后出现肩部、腰背部、双髋关节及双侧坐骨结节疼痛，左侧足背、内踝皮肤颜色暗红、肿胀，伴有右侧臀部疼痛，以夜间疼痛为著，夜间翻身困难，活动15分钟后疼痛可减轻，休息时加重，疼痛无放射感，无屈曲挛缩及关节强直，伴有间断低热、盗汗，体温最高37.9 ℃，无畏寒、寒战、咳嗽咳痰、腹痛、腹泻、恶心、呕吐等。4个月前腰背痛及多关节疼痛加重，查HLA-B27阳性，ESR、CRP升高，胸骨病理活检考虑炎性关节病（结核不除外），继续口服"依托考昔120 mg qd"，体温可恢复正常。3个月前开始接受"异烟肼+利福平+吡嗪酰胺+乙胺丁醇"抗结核治疗，盗汗及消瘦症状无明显好转，后因尿酸升高停用"吡嗪酰胺"。规律服用三联抗结核，自行于1周前停用抗结核药，继续"依托考昔120 mg qd"等治疗，服药后疼痛及发热症状可减轻，停药后反复。病程中有脱发、左足跟痛，无皮疹、眼炎、光过敏、肢端遇冷变色、腹痛、腹泻、尿频、尿急、尿痛等。近1年体重下降11 kg，近2个月体重有回升。

家族史：一弟有腰背痛病史，一侄确诊强直性脊柱炎。

体格检查

枕壁距8 cm，胸廓活动度1.5 cm，指地距、Schober试验难以配合，双侧"4"字试验（+）。胸锁、胸肋关节肿胀隆起、压痛（-），双侧肩关节、右髋关节压痛（+），双侧肘关节、髋关节活动受限，左侧足背、内踝皮肤颜色暗红、肿胀、压痛（+），胸4-5及腰椎棘突、椎旁压痛（+），右侧股骨大转子压痛（+），左侧髂前上棘压痛（+），双侧坐骨结节压痛（+），左足跟压痛（+）。

实验室检查

化验：HLA-B27阳性，CRP 14.7 mg/dL，ESR 95 mm/h；血红蛋白109 g/L，余血常规、尿常规、便常规、肝肾功能、电解质未见异常，余自身抗体均为阴性，类风湿因子（RF）阴性；血培养阴性，降钙素原（PCT）0.091 ng/mL，T-SPOT.TB阴性；结核菌素纯蛋白衍化物（PPD）试验阴性；布鲁氏菌IgG抗体阴性。

病理：（右侧第2胸肋骨）软骨细胞增生伴软骨化骨，部分区为致密纤维组织，考虑炎性关节病。

影像学检查

骶髂关节CT（图4-1）：双侧骶髂关节间隙模糊，局部可见骨侵蚀、硬化。

髋关节MRI（图4-2）：可见右侧股骨大转子、右侧坐骨结节附着点炎症表现（图4-2B箭头）。

左侧胸锁关节超声（图4-3）：左侧胸锁关节内见少量关节积液，左侧胸骨可见骨侵蚀。

全身骨ECT（图4-4）：胸骨、胸锁关节、脊柱多节椎体、双肩关节、左踝关节放射性浓聚影，考虑炎性改变。

PET-CT：双肺多发大小不等结节，以胸膜下为著，多考虑炎性增殖灶，氟代脱氧葡萄糖（FDG）代谢未见异常；左侧胸锁关节、胸骨体与胸骨柄连接区，双侧第2前肋肋软骨骨质边缘毛糙呈"虫蚀状"改变，密度增高，周围软组织肿胀，FDG代谢增高，考虑炎性病变；双侧骶髂关节面欠光整，关节面毛糙并轻度硬化，右侧为著，FDG代谢增高，考虑炎性病变，结合HLA-B27进一步检查；左侧肩关节、右髋关节周围FDG代谢增高，肩、髋关节CT平扫未见明显异常，考虑炎性病变；颈、胸、腰部分椎体骨质增生。

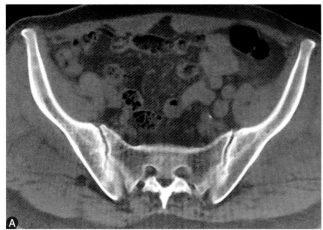
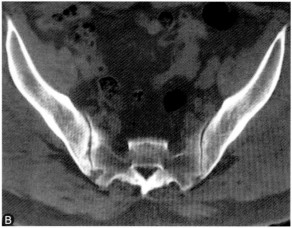

图 4-1　骶髂关节 CT

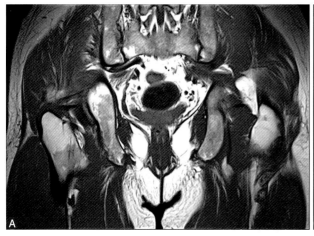
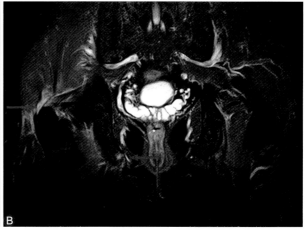

A. T₁WI 序列；B. STIR 序列。

图 4-2　髋关节 MRI

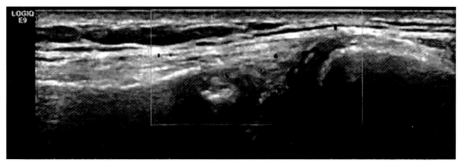

图 4-3　左侧胸锁关节超声

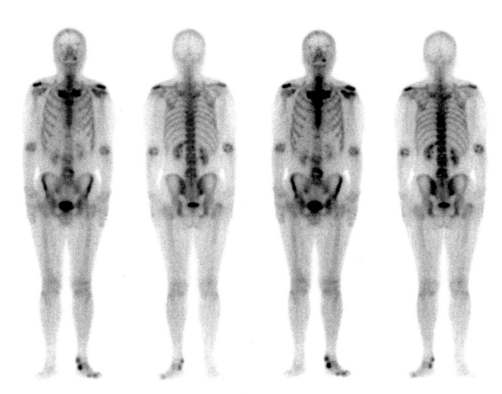

图 4-4　全身骨 ECT

治疗及随访

　　患者诊断考虑强直性脊柱炎，接受"依托考昔、柳氮磺吡啶、沙利度胺及司库奇尤单抗"治疗，左肩、左踝关节腔注射药物治疗。治疗后关节症状好转、发热缓解。复查：CRP 1.59 mg/dL，ESR 37 mm/h。

最终诊断

　　强直性脊柱炎（累及胸锁、胸肋关节）。

案例述评

　　本例患者胸痛起病，需要对肌肉骨骼性胸痛进行鉴别，其中包括孤立性肌肉骨骼胸痛综合征、非风湿性全身性疾病和其他风湿性疾病。

　　常见的孤立性肌肉骨骼胸痛综合征有肌肉拉伤、肋软骨炎、Tietze综合征、胸骨综合征、剑突痛、自发性肩锁半脱位、下肋骨疼痛综合征、后胸壁综合征、胸锁关节骨关节炎等，患者无外伤史，除胸痛外，还伴随其他症状，不考虑孤立性肌肉骨骼胸痛综合征。

　　非风湿性全身性疾病中需要考虑感染性关节炎、骨质疏松症、骨软化症、肿瘤、镰状细胞性贫血症，患者PET-CT及病理结果未提示肿瘤性疾病，各种感染方面的筛查，包括血培养、结核、病理等均不支持感染，故不考虑非风湿性全身性疾病导致的胸痛。

　　最后，常见的出现胸痛的风湿性疾病包括纤维肌痛、类风湿关节炎、强直性脊柱炎、银屑病关节炎、SAPHO综合征、复发性多软骨炎、系统性红斑狼疮等。纤维肌痛所致的胸痛，可出现包括胸壁在内的多个解剖区域的软组织压痛，同时患者合并有疲劳、睡眠障碍、认知功能障碍，也可能有抑郁和焦虑症状等，但不会出现骶髂关节、胸肋关节的炎症和破坏性改变，不过不排除长期不愈继发的与焦虑相关的躯体症状。类风湿关节炎出现肩锁关节受累的比例最多可达1/5，但通常没有肋骨受累，而外周对称的滑膜炎是其特点。胸肋关节炎可以见于银屑病关节炎，但仅有10%～25%的影像证据表明存在胸骨和胸骨关节疾病，银屑病关节炎往往先有银屑病皮疹或指甲病变或/和家族史，皮疹晚发常常需要密切随诊，该病不可完全排除。SAPHO综合征可出现胸骨及其关节部位的肿痛，单侧或双侧锁骨内侧的肥大和硬化，骨ECT可见典型"牛头征"样表现，但患者同时合并有痤疮或脓疱病等皮肤表现，骨损害往往是骨缺损和骨硬化相伴。复发性多软骨炎中多达1/4的患者可发生肋软骨和胸骨柄体区域的炎症，但最常见的还是耳、鼻、气管软骨的病变。系统性红斑狼疮可出现胸膜炎性胸痛，骨骼肌或胸壁关节的胸痛可能因呼吸加重，当然同时伴多种自身抗体阳性，甚至合并多系统受累的表现。

本例患者合并有腰背、臀区痛，夜间痛、翻身困难，伴外周关节炎、附着点炎，查HLA-B27阳性，炎症指标升高，骶髂关节CT可见关节破坏，有AS家族史，该病的本质是肌腱端炎，PET-CT恰恰证实了他的多部位肌腱端受累，又排除感染、血液病等可有类似症状的疾病，诊断AS明确；患者低热、体重下降，酷似结核感染，经正规抗结核治疗可以除外结核感染，尽管患者症状多样，表现复杂，经过细致排查，还是考虑原发病炎症所致，积极治疗后发热等症状均消失。

以胸痛起病的AS患者较为少见，有文献报道AS患者胸锁、胸肋关节受累比例在14%～16.4%，且长病程患者更易出现前胸壁受累；在出现发热的AS患者中，表现出更高的全身炎症反应，本例患者CRP（10.96±9.07）mg/dL、ESR（69.23±38.20）mm/h，在AS患者中相对少见，需全面排查感染、肿瘤等，也需要更积极的治疗；随访也是验证诊断准确性的良好方法；结合病史、临床表现、化验检查结果及随访结果，患者明确诊断以胸痛起病的AS。

（杨金水　胡拯源　张江林）

参考文献

[1] SAMPAIO-BARROS P D，BERTOLO M B，KRAEMER M H，et al. Primary ankylosing spondylitis：patterns of disease in a Brazilian population of 147 patients[J]. J Rheumatol，2001，28（3）：560-565.

[2] 冀肖健，朱剑，杨金水，等. 基于脊柱关节炎智能移动管理系统的队列研究：449例强直性脊柱炎患者基线期临床数据分析[J]. 中华风湿病学杂志，2016，20（10）：669-674.

[3] BYUN S J，BAE W H，JUNG S M，et al. Fever as an initial manifestation of spondyloarthritis：a retrospective study[J]. PLoS One，2017，12（9）：e0184323.

案例 5　臀区痛－前胸壁疼痛－左膝肿痛

案例摘要

患者女性，16岁，主因"双侧臀区疼痛5年，胸骨疼痛4年"来诊。

现病史：患者5年前无明显诱因出现双侧臀区疼痛，右侧较重，活动后无明显减轻，有夜间痛，当地医院未明确诊断。4年前出现胸骨疼痛，未予以特殊诊治。2年前出现左膝关节肿胀、疼痛，胸骨疼痛加重，完善左膝MRI提示左胫骨近端骨骺水肿，左膝关节腔及髌上囊积液，滑膜增厚可能，左膝关节周围软组织水肿，后考虑"滑膜炎"予以关节镜下滑膜切除术，病理提示左膝滑膜组织慢性炎，术后左膝关节肿胀缓解，疼痛未减轻。7个月前再次出现胸骨疼痛、左膝肿痛伴发热，持续1周，最高39 ℃，伴畏寒、咳嗽，化验CRP、ESR升高，HLA-B27阴性，左膝关节MRI见左膝关节腔及髌上囊积液，胸骨CT可见胸骨柄关节骨质破坏，ECT显示胸骨骨质破坏且骨代谢不同程度偏高，恶性病变不除外，考虑左膝关节良性病变，胸骨病理检查可见较多血管增生，伴少量慢性炎细胞浸润，骨髓穿刺活检未见肿瘤性病变。考虑"幼年特发性关节炎、呼吸道感染"，予以"泼尼松25 mg bid，甲氨蝶呤7.5 mg 每周1次及抗感染"治疗，间断口服"布洛芬"，发热缓解，胸骨及左膝关节肿痛好转。3个月前激素逐渐减停，仍有胸骨及左膝关节疼痛。2个月前当地医院化验T-SPOT. TB阳性，PPD试验阳性，再次完善胸骨活检见骨、软骨、纤维组织及少许炎性细胞，未见明显肉芽肿结构，考虑"胸骨结核"，加用"异烟肼、乙胺丁醇、吡嗪酰胺、利福平四联抗结核"治疗，胸骨及左膝疼痛改善不明显，并逐渐出现双手第2掌指关节、双腕、双肩、双膝、双踝、双足第1跖趾关节疼痛，间断口服"布洛芬"疼痛可改善，1周前加用"塞来昔布0.2 g bid"，多关节疼痛好转。

既往史、个人史、婚育史、家族史无特殊。

体格检查

胸骨角处略肿胀、压痛阳性，左手第2掌指关节压痛、无肿胀，余四肢关节无肿胀、压痛，双侧"4"字试验阴性。

实验室检查

HLA-B27阴性；CRP 0.451 mg/dL；T-SPOT. TB抗原A 34 SFC，抗原B 1 SFC。

影像学检查

左膝关节MRI（图5-1）：左膝关节腔及髌上囊积液，滑膜增厚可能。

胸骨CT（图5-2）：胸骨柄体关节骨质破坏。

ECT（图5-3）：胸骨骨质破坏且骨代谢不同程度偏高，恶性病变不除外；考虑左膝关节良性病变。

骶髂关节CT（图5-4）：双侧骶髂关节间隙变窄伴骨质破坏，右侧明显，双侧骶髂关节关节面下骨质可见硬化改变。

骶髂关节MRI（图5-5）：T_1WI序列见双侧骶髂关节面毛糙、脂肪浸润影；STIR序列双侧骶髂关节未见明显骨髓水肿，可见低信号脂肪浸润影。

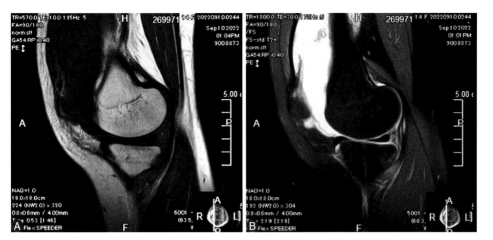

A. T₁WI 序列；B. STIR 序列。

图 5-1 左膝关节 MRI

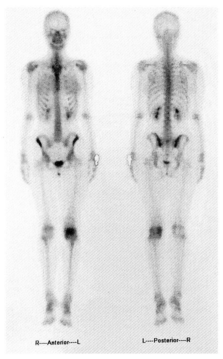

图 5-2 胸骨 CT

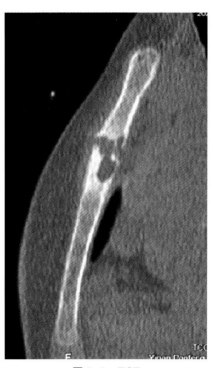

图 5-3 ECT

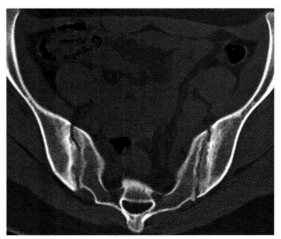

图 5-4 骶髂关节 CT

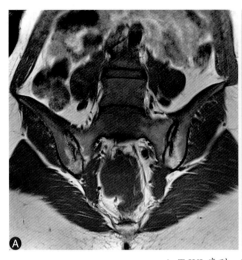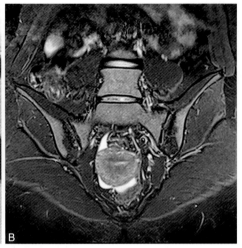

A. T₁WI 序列；B. STIR 序列。

图 5-5　骶髂关节 MRI

治疗及随访

诊断考虑强直性脊柱炎，给予"塞来昔布 0.2 g bid、柳氮磺吡啶 1 g bid、沙利度胺 50 mg 每晚 1 次"治疗。2 周后出现口周及四肢麻木，发热伴周身弥漫荨麻疹，并再次出现左膝关节肿痛，考虑沙利度胺副作用及药物过敏，停用所有药物，加用激素及其他抗过敏药物，发热缓解，皮疹逐渐消失。1 个月后加用"洛索洛芬钠、司库奇尤单抗"治疗原发病，多关节肿痛缓解，仍有右侧臀区痛。半年后更换为"托法替布"并予以预防性抗结核治疗，臀区痛缓解。

▌最终诊断

强直性脊柱炎，潜在结核。

案例述评

本例患者少年女性、幼年起病，主要表现为双侧臀区痛、胸骨痛，后期出现反复左膝关节肿痛及其他大小关节疼痛，化验炎症指标升高，HLA-B27 阴性，骶髂关节 CT 可见双侧骶髂关节面破坏，可诊断为强直性脊柱炎（幼年发病）。

既往之所以会误诊为"胸骨结核"，很可能是因为关注点全放在症状更明显的左膝关节和胸骨，而忽略了最初起病表现出的臀区痛。这个案例提示我们对关节炎患者进行全面鉴别诊断的重要性，要熟练掌握单关节炎与多关节炎、急性关节炎与慢性关节炎的常见病因分析，只有想到才会更有针对性地进行问诊与查体。慢性多关节炎的鉴别诊断需要考虑到脊柱关节炎、类风湿关节炎、慢性痛风性关节炎、骨关节炎、SAPHO 综合征、系统性风湿性疾病累及关节等，幼年起病要考虑到幼年特发性关节炎、遗传相关的骨骼发育不良等。问诊该患者有臀区痛，进一步完善 CT 发现骶髂关节炎，结合其他表现最终明确诊断为强直性脊柱炎。

本例患者有反复胸骨疼痛，胸骨 CT 见胸骨柄体关节骨质破坏，不了解脊柱关节炎/强直性脊柱炎前胸壁受累表现容易误诊为结核等感染性疾病或肿瘤性疾病。患者虽有 T-SPOT. TB 阳性，但胸骨疼痛已 4 年，其间未治疗，胸骨痛未进一步发展，病程中也无低热、盗汗等结核中毒症状，2 次胸骨病理均未见肉芽肿病灶，后期抗结核2个月症状无改善，可排除胸骨结核。病程时间长、结合病理表现也可除外肿瘤性疾病。

脊柱关节炎/强直性脊柱炎最常受累的部位是骶髂关节，其次为脊柱和外周大关节。前胸壁（ACW）受累相对少见，有研究报道35%～50%的中轴脊柱关节炎可出现ACW疼痛，发生的时间变化较大，可在诊断脊柱关节炎前即有ACW疼痛，也可发生于确诊十多年后。MRI观察到强直性脊柱炎（65.3%）中ACW病变的发生率要明显高于放射性阴性中轴脊柱关节炎（37%），其中胸骨柄/体关节受累最常见，其次是胸锁关节和胸肋关节。ACW MRI可观察到44.3%的患者有骨髓水肿，骨侵蚀、脂肪浸润和关节融合分别见于34.4%、27%和11%的患者。该研究结果显示ACW疼痛或压痛的临床表现或体征与MRI表现相关性较差。另一项研究发现，40例ACW疼痛或压痛的脊柱关节炎患者中62.5%有异常MRI表现。此外，超声也可用于评估前胸壁病变，一项研究发现在脊柱关节炎中36.5%的患者有前胸壁的异常，超声主要表现为胸锁关节的骨侵蚀和胸骨柄/体关节的强直，还可见到滑膜炎、多普勒血流信号、关节间隙狭窄，另外该研究发现17.5%无相关症状的患者发现超声异常表现，提示部分患者存在亚临床关节炎。脊柱关节炎/强直性脊柱炎的本质是肌腱端炎，而胸肋/胸锁关节是最常见的肌腱连接关节，ACW受累并不罕见，只是临床中易被忽略，从本例和过去的研究看，必须重视脊柱关节炎/强直性脊柱炎中的ACW受累，否则容易长期误诊。

（赵倩倩　王一雯　张江林）

参考文献

[1] WEBER U，LAMBERT R G，RUFIBACH K，et al. Anterior chest wall inflammation by whole-body magnetic resonance imaging in patients with spondyloarthritis：lack of association between clinical and imaging findings in a cross-sectional study[J]. Arthritis Res Ther，2012，14：R3.

[2] RAMONDA R，LORENZIN M，LO NIGRO A，et al. Anterior chest wall involvement in early stages of spondyloarthritis：advanced diagnostic tools[J]. J Rheumatol，2012，39：1844-1849.

[3] VERHOEVEN F，GUILLOT X，GODFRIN-VALNET M，et al. Ultrasonographic evaluation of the anterior chest wall in spondyloarthritis：a prospective and controlled study[J]. J Rheumatol，2015，42：87-92.

案例6 臀区痛－CRP升高－PPD试验强阳性

案例摘要

患者女性，43岁，主因"右臀区疼痛12年余，加重伴左臀区疼痛2年"来诊。

现病史：患者12年前无诱因出现右侧臀区痛，白天及夜间均疼痛，活动后可缓解，当地医院按照关节炎对症治疗，疼痛仍逐渐加重。2年前开始出现左侧臀区疼痛，初期未重视，后疼痛加重，于8个月前就诊于当地医院，CRP及ESR升高，T-SPOT. TB阳性，PPD试验强阳性，骶髂关节CT可见破坏表现，脊柱MRI可见胸7-9椎体终板炎，胸12椎体脂肪沉积。考虑"骶髂关节结核"不能除外，接受四联抗结核及"氯诺昔康8 mg bid"治疗，双侧臀区疼痛改善不明显，遂来诊。病程中无明显发热、盗汗、腹泻、足跟痛、眼炎等表现。

既往史：6岁诊断"肠结核"，接受抗结核治疗；23年前及11年前2次接受剖宫产手术。

个人史、婚育史、家族史无特殊。

体格检查

颈部活动无受限，脊柱生理弯曲变直，骶髂关节压痛，双侧"4"字试验阳性，枕壁距0 cm。

实验室检查

血常规：白细胞计数4.47×10^9/L，血红蛋白90 g/L，血小板计数214×10^9/L。炎症相关检查：CRP 0.084 mg/dL，ESR 31 mm/h。HLA-B27阴性。

结核相关：T-SPOT. TB抗原A 26 SFC，抗原B 9 SFC。

影像学检查

骶髂关节CT（图6-1A、图6-1B）：双侧骶髂关节间隙变窄、关节面不光滑，双侧骶髂关节关节面下骨质硬化改变。右侧髂骨关节面见半圆形骨质缺损。

骨盆CT平扫+三维重建（图6-1C）：双侧骶髂关节间隙变窄、融合，关节面破坏，双侧骶髂关节关节面下骨质可见明显硬化改变，边缘模糊，右侧为著。

胸椎MRI平扫（图6-2A、图6-2B）：胸3-9椎体前缘可见小斑片状稍长T_2信号（黄色箭头），胸7-9、胸12椎体前上缘毛糙、内可见斑片状短T_1长T_2异常信号影，压脂呈不均匀低信号（蓝色箭头）。

骶髂关节MRI平扫（图6-2C、图6-2D）：双侧骶髂关节面下骨质见片状混杂T_1稍长T_2信号，以髂骨侧为重，双侧臀肌及髂腰肌形态、信号未见异常。

全身骨单光子发射计算机断层成像（SPECT）（图6-3）：提示胸骨、左侧锁骨、双侧骶髂关节放射性浓聚。

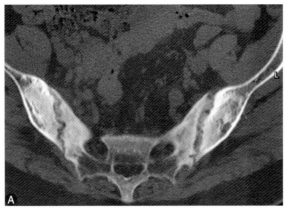

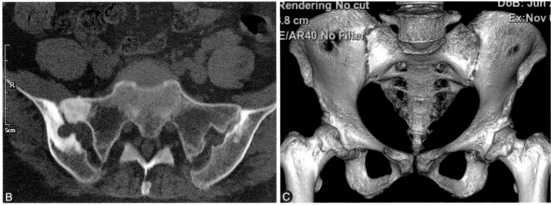

A. 骶髂关节 CT 平扫；B. 骶髂关节 CT 平扫；C. 骨盆 CT 平扫 + 三维重建。

图 6-1　骶髂关节 CT 及骨盆 CT 平扫 + 三维重建

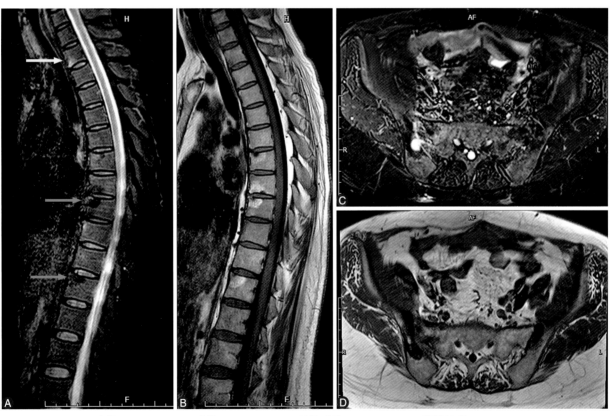

A. 胸椎 MRI STIR；B. 胸椎 MRI T_1WI；C. 骶髂关节 MRI STIR；D. 骶髂关节 MRI T_1WI。

图 6-2　胸椎 + 骶髂关节 MRI 平扫

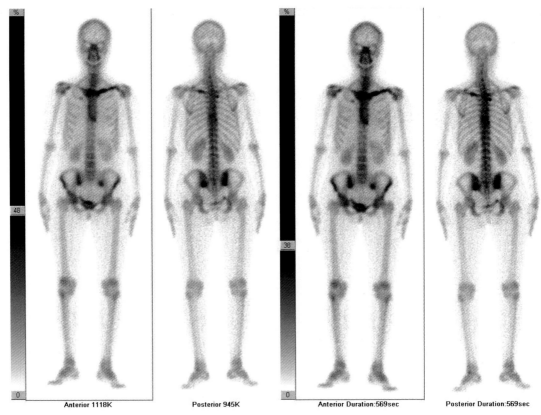

图6-3 全身骨SPECT

治疗及随访

入院后行右侧骶髂关节穿刺病理提示，增生的纤维组织及少许骨组织伴少量淋巴细胞、浆细胞浸润。特殊染色，抗酸染色阴性。免疫组化结果：Ki-67（3%），CD3（T细胞+），CD20（B细胞+），IgG（+），IgG4（少许细胞+），CD34（脉管+）。骶髂关节组织病原捕获宏基因组学报告无结核分枝杆菌、细菌、真菌等证据。综合以上特点，考虑诊断强直性脊柱炎（AS）。治疗方面在"异烟肼+利福喷丁"预防结核感染的前提下给予患者"阿达木单抗40 mg 每2周1次，皮下注射及依托考昔60 mg qd"。

半年后随访：患者已无腰背痛，阿达木单抗延长至40 mg 每月1次。

▌最终诊断

强直性脊柱炎，肠结核（非活动期）。

案例述评

本案例呈现了1例在肠结核、T-SPOT. TB阳性等高度疑似结核的背景下出现臀区疼痛的患者。患者AS支持点包括炎性腰背痛、CRP升高，而患者为女性、HLA-B27阴性、骶髂关节破坏较严重、NSAIDs效果欠佳等提示存在其他疾病的可能性。因此，本例患者鉴别诊断主要围绕骶髂关节病变性质展开。而结合患者的结核病史，应警惕骶髂关节结核感染的可能性。

骶髂关节结核非常见病且具有起病隐袭、发病率低及缺乏特异性临床表现等特点，使得该疾病容易漏诊。而骨关节结核通常发生在原发性感染之后，结核分枝杆菌从休眠的原发部位或从其他骨外继发病灶血行播散至骨组织。所以，骨结核时可无肺结核表现，进一步增加诊断难度。临床症状方面，下腰痛及行走困难是该组患者最常见的表现。

CT或MRI等影像学检查有助于早期对骶髂关节病变性质进行鉴别诊断。骶髂关节结核CT扫描可显示关节间隙变宽、关节边缘硬化及关节内死骨形成。MRI除可以显示关节病变以外，通常还可显示软组织异常信号，而软组织改变在AS中相对少见，有助于鉴别诊断。

AS的特征性表现为骶髂关节炎。MRI的优势在于对骨及软组织同时显像，可以在疾病早期对骶髂关节病变进行评估。其中，骨髓水肿信号有助于对疾病活动性进行判断。除骶髂关节外，该病亦可累及脊柱。椎角炎是脊柱骨髓水肿的一种病理特征，是疾病累及脊柱的早期迹象。椎角炎通常表现为前、后纵韧带在椎体和纤维环交界区附着点处的炎症，发生在椎体四角中的一角或多角，呈现边界清晰的三角形或1/4圆形。

回顾患者病历资料，患者有炎性腰背痛，SPECT可见胸骨、左侧锁骨及骶髂关节放射性浓聚，为AS常见的受累部位，脊柱MRI可见椎角炎表现，这些特点均与AS表现相符合。但骶髂关节CT破坏及硬化明显且有肠结核病史、T-SPOT.TB显著升高、NSAIDs效果欠佳，导致骶髂关节结核仍是主要的鉴别诊断。复习患者CT及MRI影像资料，患者以双侧骶髂关节受累为主，表现为骨侵蚀及硬化，但无软组织受累、无死骨形成表现，因此影像学角度分析考虑感染的可能性小，原发病导致的可能性大。骨盆CT三维重建亦协助排除局部骨折或占位性病变。但骶髂关节病变性质的最终确诊则需要细针抽吸或开放式活检获得组织学标本。本例患者骶髂关节穿刺组织病理及病原学检查进一步排除了骶髂关节感染的可能性。

（周博　赵倩倩　赵征）

参考文献

[1] VAIOPOULOS G，SFIKAKIS P P，VELIKAS E，et al. Tuberculosis of the sacroiliac joint[J]. Eur Spine J，1997，6：330-331.

[2] PAPAGELOPOULOS P J，PAPADOPOULOS E C，MAVROGENIS A F，et al. Tuberculous sacroiliitis. A case report and review of the literature[J]. European Spine Journal，2005，14（7）：683-688.

[3] RAMLAKAN R J S，GOVENDER S. Sacroiliac joint tuberculosis[J]. International Orthopaedics，2007，31（1）：121-124.

案例7 腰背痛 – 多关节肿痛 – 持续右肩肿胀

案例摘要

患者女性，42岁，主因"腰背痛20年，多关节肿痛17年，加重3月余"来诊。

现病史：患者20年前出现腰背痛，活动后可改善，伴右肩关节肿痛，诊断"强直性脊柱炎"，口服"柳氮磺吡啶"后症状好转。17年前出现右踝关节反复肿痛。7年前出现左膝关节、双手4~5指近指间关节肿痛，晨僵30分钟，诊断"强直性脊柱炎合并类风湿关节炎"，给予"甲泼尼龙8 mg tid、来氟米特10 mg qd及补钙"等治疗，关节症状减轻后停药。5年前因上述症状再次发作，给予"泼尼松2.5 mg tid、甲氨蝶呤12.5 mg 每周1次、来氟米特10 mg qd"，因治疗效果不佳，调整为皮下"重组人Ⅱ型肿瘤坏死因子受体–抗体融合蛋白50 mg 每周1次"，其他口服药物不变，左膝关节仍反复肿痛，行左膝关节关节镜下滑膜切除术后改善。后逐渐出现右肩关节肿痛。2年前双膝关节、右肩关节反复肿痛，规律应用"阿达木单抗"1年，关节肿痛稍好转。半年前因右肩及左膝关节肿痛加重，分别给予关节腔内注射"复方倍他米松7 mg、重组人Ⅱ型肿瘤坏死因子受体–抗体融合蛋白25 mg"，继续口服"甲泼尼龙2 mg qd，甲氨蝶呤10 mg 每周1次，来氟米特10 mg qd"，左膝关节肿痛改善，右肩关节肿痛改善不佳。

既往史：5年前行左膝关节关节镜下滑膜切除术。

个人史、婚育史、家族史无特殊。

体格检查

左膝可见3个圆形关节镜术后瘢痕。右手第5掌指关节肿胀，压痛阳性，双手小指可见天鹅颈畸形；双腕关节肿胀，压痛阳性，皮温略高；右肩关节明显肿胀、压痛，右臂抬举受限；左膝关节肿胀，皮温略高，轻度压痛，浮髌试验阳性；右足第2趾骑跨于第3趾之上。

实验室检查

HLA-B27阳性，血红蛋白 96 g/L，白细胞计数6.82×10^9/L，血小板计数 390×10^9/L，ESR 28 mm/h，CRP 1.92 mg/dL，RF 82.0 IU/mL，抗核周因子阳性，抗角蛋白抗体、抗CCP抗体阴性。

影像学检查

骶髂关节CT（外院）：骶髂关节可见双侧虫蚀样破坏。

右肩关节X线片（图7-1）：右侧肱骨大结节及肩胛骨肩峰边缘骨质密度增高，肩关节各骨未见骨质破坏，关节间隙正常，提示右侧肩关节退行性改变。

右肩关节MRI（图7-2）：右肩关节肱骨骨质未见明显异常信号，肩锁关节面毛糙，周围可见稍长T_2信号影，关节盂骨质结构和信号正常；右肩关节腔、肩峰下–三角肌下滑囊、喙突下滑囊及肱二头肌长头腱腱鞘内见长T_2信号，肩峰下–三角肌滑囊增大，其内可见多发结节，呈长T_1短T_2信号影（箭头），请结合临床除外米粒体滑囊炎。

右肩关节超声（图7-3）：右侧肱二头肌长头肌腱腱鞘少量积液；右侧三角肌下滑囊明显增厚。

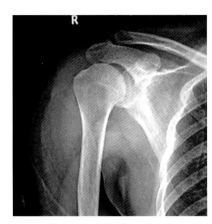

图 7-1　右肩关节 X 线片

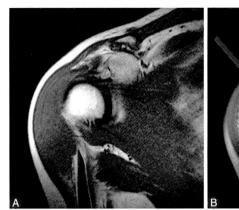
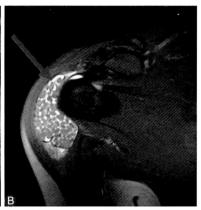

A. 冠状位 T_1WI 序列；B. 冠状位 STIR 序列。

图 7-2　右肩关节 MRI

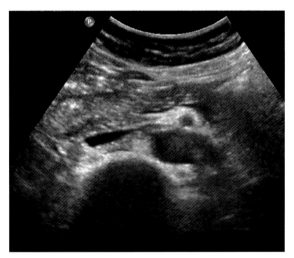

图 7-3　右肩关节超声

治疗及随访

　　入院后给予全麻下行右肩关节镜检查清理、滑膜切除、米粒样囊肿取出（图7-4）、肩峰成形、肩袖缝合术。术后病理：（囊壁）灰白间灰红色囊壁样组织1堆，总大小6.5 cm×3.8 cm×1 cm，壁厚0.1～0.3 cm，内壁灰白色，尚光滑。（米粒）灰黄色颗粒组织1堆，总大小11 cm×6 cm×3 cm，质中。常规诊断：（囊壁）滑膜组织慢性炎，部分滑膜细胞增生，间质较多慢性炎细胞浸润，局部小血管增生显著，米粒体镜下为粉染无结构物。

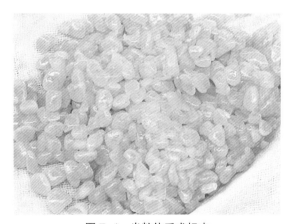

图 7-4　米粒体手术标本

▎最终诊断

　　强直性脊柱炎，类风湿关节炎，右肩关节米粒体滑囊炎。

案例述评

本例患者临床表现为"腰背痛20年，多关节肿痛17年，加重3月余"，诊断为"强直性脊柱炎（AS）合并类风湿关节炎（RA）"。AS与RA是两种不同的自身炎症性疾病，它们各自具有独特的临床表现和病理机制。AS主要影响中轴关节，导致患者背痛和僵硬，特别是在夜间和清晨，同时也可以有外周关节受累；而RA则以对称性小关节炎症、肿胀和疼痛为特点。当一个患者同时患有这两种疾病时，其症状和治疗复杂性显著增加。因两种疾病的症状有重叠，诊断AS合并RA的过程充满挑战，容易误诊或漏诊。例如，AS患者出现的对称性关节炎可能被误诊为RA，而RA患者的中轴症状可能被忽视。因此，对于表现有AS和RA症状的患者，医生需要仔细评估病史、临床表现，并结合实验室检查（如RF和HLA-B27的检测）和影像学检查（如X线片或MRI显示的关节侵蚀和骶髂关节炎症）。患者整体病史20年，有大于10个关节肿痛（含手部小关节）、有滑膜炎、RF滴度阳性、抗核周因子阳性；有炎性腰背痛、骶髂关节双侧骨质破坏（外院）、HLA-B27阳性，可明确诊断RA和AS。

米粒体滑囊炎可继发于RA，附着于滑膜，以膝及肩关节多见，偶尔位于关节周围滑囊及韧带和肌腱的止点，临床常因慢性关节炎伴轻微疼痛就诊。米粒体的发病机制尚不十分清楚，有些理论支持其来源于滑膜中的慢性炎症、增殖导致滑膜脱落继发变性的终产物，也有理论支持慢性滑膜炎、滑膜的微梗死导致滑膜腔内的纤维蛋白组织释放，并进一步改变其黏度和含量，最后形成关节包裹。这些游离体在关节腔内自由移动，可能导致疼痛、肿胀和关节活动受限。诊断米粒体滑囊炎主要依赖于影像学检查和病理检查。MRI是诊断该病的重要影像学工具，能够显示关节内的米粒体和关节腔积液，最终诊断则需要通过关节镜检查和病理确认，病理可见滑膜组织的炎症反应和游离体的存在。

治疗米粒体滑囊炎的主要目标是缓解症状、控制炎症和防止关节损伤。治疗方法包括保守治疗和手术治疗。保守治疗主要包括药物治疗和物理治疗。药物治疗主要使用NSAIDs来减轻疼痛和肿胀。对于药物和物理治疗无效的患者，可能需要手术治疗。关节镜手术是治疗米粒体滑囊炎的常用方法，可以直接观察关节内的病变，进行米粒体的清除和滑膜的部分切除，术后患者通常需要进行康复训练，以恢复关节功能。积极控制原发病，并行关节镜手术治疗，将病理性滑膜尽可能切干净，才能有效预防复发。因此，对于米粒体滑囊炎的治疗需要个体化考虑，综合患者的病情和治疗反应来制订治疗计划。

（冀肖健　赵倩倩　张江林）

参考文献

[1] FLORES-ROBLES B J，LABRADOR-SÁNCHEZ E，ANDRÉS-TRASAHEDO E，et al. Concurrence of rheumatoid arthritis and ankylosing spondylitis：analysis of seven cases and literature review[J]. Case Rep Rheumatol，2022，2022：8500567.

[2] PERȚEA M，VELICEASA B，VELENCIUC N，et al. Idiopathic tenosynovitis with rice bodies[J]. Rom J Morphol Embryol，2020，61（2）：457-463.

[3] SENER S，TANALI G，ERGEN F B，et al. Rice bodies in children with rheumatic disorders：a case series and systematic literature review[J]. Mod Rheumatol，2023，33（4）：811-816.

案例 8　腰背痛－颈部疼痛－摔伤后加重

案例摘要

患者男性，50岁，主因"腰背痛20年，颈痛10年，加重1月余"来诊。

现病史：患者20年前无明显诱因出现腰背痛，夜间为著，影响睡眠，伴翻身困难，晨起有腰背部僵硬感，活动后可改善，当地医院诊断"强直性脊柱炎"，未系统治疗。10年前逐渐出现颈部疼痛、转头费力。1个月前不慎摔伤后出现颈部疼痛加重、活动受限，伴双上肢麻木无力感，无恶心、呕吐，给予颈部牵引、颈托固定等保守治疗1个月，仍有颈部疼痛及双上肢麻木无力。

既往史、个人史、婚育史、家族史无特殊。

体格检查

颈托外固定可靠，向左侧偏斜，脊柱生理弯曲变直，颈2-7椎棘突压痛明显，轴向叩击痛明显，颈椎、胸椎、腰椎活动受限，双上肢感觉减退，双侧肱三头肌肌力3级、前臂屈肌肌力3级、前臂伸肌肌力3级、手内肌肌力3级、拇长屈肌肌力3级，双下肢感觉及活动正常，末梢血运良好，双侧桡动脉及足背动脉搏动正常。

实验室检查

HLA-B27阳性，血常规、肝肾功能、ESR、CRP、凝血功能、呼吸道病原体、抗核抗体、自身抗体谱、T-SPOT. TB、术前8项等均未见明显异常。

影像学检查

骶髂关节CT（外院）：双侧骶髂关节可见"虫蚀样"破坏。

颈椎CT（图8-1）：颈7椎体、左侧横突、椎弓根、棘突、左侧关节突关节多发骨断裂（箭头），并向右前方移位；所见椎体前、后缘部分融合；颈7椎体及附件骨折并椎弓崩解。

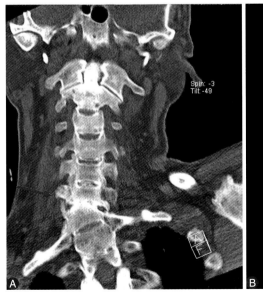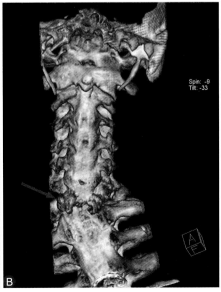

图 8-1　颈椎 CT

治疗及随访

经骨科会诊，有手术指征，予以气管插管全麻后行"颈椎骨折伴不全瘫后路侧块螺钉内固定术"。术后恢复良好，上肢麻木改善。

术后颈椎X线片（图8-2）：颈椎骨折内固定术后改变；颈椎改变符合强直性脊柱炎。

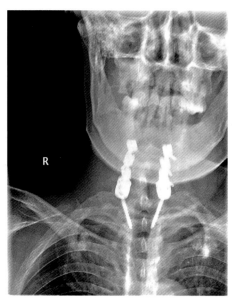

图 8-2　术后颈椎 X 线片

最终诊断

强直性脊柱炎，颈椎骨折。

案例述评

患者既往有强直性脊柱炎（AS）病史，1个月前有明确外伤史、颈部疼痛加重、上肢肌力下降体征、颈椎CT可见骨桥骨折的断端，可明确诊断"AS合并颈椎骨折"。患者经1个月保守治疗后疼痛未见好转，上肢麻木、无力症状明显，影响正常生活，考虑与骨折后脊髓及神经根受压有关，且存在进一步加重，甚至瘫痪的风险。为增加脊柱的稳定性，防止脊髓进一步受压，专科评估后认为有手术指征，手术治疗后，患者功能恢复良好。

AS患者的脊柱在长期炎症刺激下可出现骨赘形成、韧带骨化、椎间盘钙化、椎体骨质疏松等改变。这些改变使脊柱承受外力的能力下降，即使在较轻的外力作用下也可以发生骨折。具体危险因素包括：①脊柱融合导致活动度降低和力学性质改变；②韧带钙化导致脆性增加；③自身炎症相关的骨质疏松导致骨折抗力下降。随着病情进展，部分患者可出现颈椎受累，并逐渐形成骨桥，表现为颈部疼痛、转头受限。与正常人相比，AS患者由于其独特的颈椎结构变化，在合并颈椎骨折时其危险因素、高危因素、治疗原则等存在多方面差异（表8-1），在临床实践中应注意鉴别。

AS患者本身存在中轴疼痛，当出现脊柱骨折时，极易被当做原有病情加重而漏诊。AS患者会出现脊柱融合、韧带骨化，在X线片上主要表现为"竹节样"改变和骨桥形成。这种独特的影像表现会对骨折判断产生一定的干扰。此外，AS患者长期使用NSAIDs、生物制剂等治疗，疼痛症状可能不典型。这些因素都会增加骨折的误诊及漏诊概率。常见情况包括椎体压缩骨折误诊为退变性改变、骨折线被骨化所掩盖等。因此，AS患者外伤后出现原有疼痛症状突然加重或疼痛性质改变，应警惕椎体或骨桥骨折，需要仔细甄别影像学提供的信息。

CT和MRI是确诊AS合并颈椎骨折的主要影像学手段。CT能清楚显示骨折线和移位情况，是诊断AS首选的检查方法。MRI可显示骨折附近的软组织损伤，评估骨折对脊髓的压迫，是CT的有益补充。同时，病史询问和神经系统体格检查也应作为常规诊断内容。AS患者存在骨质疏松，骨折愈合较慢，制订治疗策略时应更加谨慎。手术主要适用于有明显脊髓压迫，对于无神经症状者，则可以尝试保守治疗。常见的手术方式包括前路椎板切除或次全切除减压植骨内固定、前路椎体部分切除植骨融合、后路椎管减压内固定等；术式的选择要结合病变部位、类型及患者情况进行个体化选择；融合段数要适度，避免过度改变颈椎的生物力学。术后应严格镇痛和防护，避免护理不当引起骨折移位。同时，还需要关注营养状态、并发症等情况。总体而言，相比普通人群，AS患者的术后并发症高发，恢复延迟，应注重早期诊断和个体化治疗。

表8-1　强直性脊柱炎颈痛与颈椎骨折的区别

区别项	强直性脊柱炎颈痛	颈椎骨折
疼痛起始	隐匿性、渐进性	突发性，有外伤史
疼痛特点	炎性疼痛：持续性颈痛和僵硬，晨起和夜间明显，活动后减轻	疼痛通常剧烈，活动后不能改善，且在某些姿势下可能突然诱发疼痛加重
年龄性别	多见于青年男性	任何年龄和性别
其他症状	可能伴有全身症状，如疲劳、眼炎、关节炎等	可能伴有运动障碍、感觉异常或瘫痪
实验室检查	HLA-B27阳性	实验室检查不具有特异性，但伴随休克或感染时可有相应变化
影像学	颈椎韧带结构性或炎症性改变，如韧带钙化、椎角骨髓水肿等	骨折线或骨X线片移位

（冀肖健　罗贵　张洁）

参考文献

[1] ALHASHASH M，SHOUSHA M，HEYDE C E，et al. Cervical spine fractures in ankylosing spondylitis patients：an analysis of the presentation and clinical results of 110 surgically managed patients in two spine centers[J]. Eur Spine J，2023，32（6）：2131-2139.

[2] SAMBKOOK N P，GEUSENS P. The epidemiology of osteoporosis and fractures in ankylosing spondylitis[J]. Therapeutic advances in musculoskeletal disease，2012，4（4）：287-292.

[3] LUKASIEWICZ M A，BOHL D D，VARTHI G A，et al. Spinal fracture in patients with ankylosing spondylitis：cohort definition，distribution of injuries，and hospital outcomes[J]. Spine，2016，41（3）：191-196.

案例9　臀区痛－腰痛－负重后加重

案例摘要

患者男性，36岁，主因"臀区痛17年，下腰痛15年，加重4月余"来诊。

现病史：患者17年前无诱因出现左臀区疼痛，休息后加重，活动后可减轻，后逐渐出现双臀区交替性疼痛，理疗及骶管注射后减轻，停止治疗后症状反复。15年前臀区痛逐渐减轻至消失，但出现持续性下腰部疼痛，夜间痛，翻身困难，疼痛剧烈时影响正常活动，咳嗽、打喷嚏时腰痛可加重，自行口服止痛药物，症状反复。5个月前就诊我科门诊，考虑"强直性脊柱炎"，应用"美洛昔康7.5 mg 1/12 h"治疗，效果不明显。4个月前在我科住院，查HLA-B27阳性，CRP 2.27 mg/dL、ESR 8 mm/h，骶髂关节CT提示双侧骶髂关节完全融合，接受"阿西美辛"、"柳氮磺吡啶"及"英夫利昔单抗"等药物治疗，腰痛症状明显改善；后于我院应用2次"英夫利昔单抗"。1个月前在1次搬运抛甩大米后出现腰痛加重，影响行走，久坐及平躺起身时腰痛剧烈，不能直立，特定体位时疼痛可减轻。既往有1次虹膜睫状体炎发作，视力略有下降，无皮疹、足跟痛。

体格检查

轻度驼背畸形，颈部转动稍受限，直腿抬高试验阴性，双侧"4"字试验阴性。

实验室检查

血红蛋白156 g/L，红细胞计数4.94×10¹²/L，白细胞计数8.02×10⁹/L，血小板计数248×10⁹/L。尿常规、便常规未见异常。丙氨酸氨基转移酶41.3 U/L，天冬氨酸氨基转移酶25 U/L，碱性磷酸酶88.1 U/L，γ-谷氨酰基转移酶51.3 U/L，钙2.35 mmol/L，无机磷1 mmol/L，CRP＜0.33 mg/dL、ESR 3 mm/h。

影像学检查

骶髂关节CT（图9-1）：双侧骶髂关节间隙变窄、融合，关节面不光滑，髂骨侧可见骨质硬化改变。

腰骶椎CT平扫+神经三维重建（图9-2）：腰骶椎侧弯，可见骨密度减低，椎体缘明显骨质增生，椎

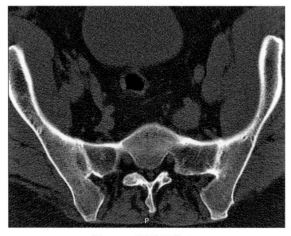

图 9-1　骶髂关节 CT

小关节增生及模糊；椎旁韧带可见钙化。双侧腰神经根管内未见明显压迫，双侧腰5神经在椎管侧方受骨质增生压迫（图9-2C、图9-2D白色箭头）。右侧腰骶骨桥可见骨折线（图9-2C、图9-2D红色箭头）。

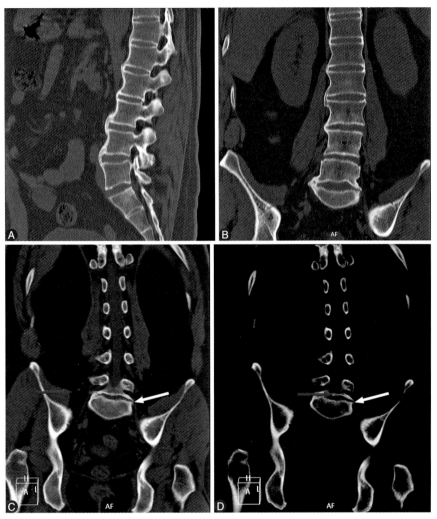

图 9-2　腰骶椎 CT 平扫 + 神经三维重建

治疗及随访

患者继续应用"英夫利昔单抗"等药物治疗，并佩戴支具，减少腰椎活动幅度。

▌最终诊断

强直性脊柱炎，腰骶骨桥骨折。

案例述评

本例患者以交替性臀区疼痛起病，伴典型炎性腰背痛，骶髂关节显示关节完全融合，查HLA-B27阳性，炎症指标升高，诊断强直性脊柱炎明确，接受NSAIDs及生物性DMARDs治疗后症状得到控制，在应用英夫利昔单抗的过程中出现腰痛加重。疼痛加重前有损伤的诱因，且腰痛性质较前明显改变，表现为久坐及平躺起身时腰痛剧烈，不能直立，影响行走，特定体位时疼痛可减轻，此种表现为非典型的炎性腰背痛，故需要警惕其他原因，如感染、骨折等。患者无明确发热，查CRP、ESR正常，因此感染的可能性小；患者疼痛时需维持特殊体位才能减轻，需进一步筛查骨折，尤其是微骨折的情况，完善腰骶椎CT平扫+神经三维重建后，发现双侧腰5神经在椎管侧方受骨质增生压迫。右侧腰骶骨桥可见骨折线。因此，最终诊断为强直性脊柱炎及腰骶骨桥骨折。

　　强直性脊柱炎是累及骶髂关节和脊柱的慢性炎性疾病，其促进脊柱病理重塑的主要特征是骨丢失和新骨形成，新骨形成可使椎体形成韧带骨赘及骨桥。其病理特点使AS患者易并发脊柱骨折。我科回顾性分析了2008年1月至2020年12月共102例强直性脊柱炎合并脊柱骨折的患者。其中，男性85例（83.3%），骨折事件发生平均年龄为49.6岁，平均病程18.7年，延误治疗0.3～8.3个月。59例合并脊柱骨折的患者有明确外伤史。14例患者发现骨桥骨折，男性11例（78.6%），其中12例（85.7%）为无明显诱因自发骨折。骨桥骨折部位多见于腰椎（11例），其次是胸椎（4例），颈椎少见（1例）。3例患者行X线检查仅提示椎体弯度异常，呈强直改变，但未见具体骨折部位，CT检查提示骨桥不连接后明确诊断，MRI检查可见椎体或周围组织异常信号。

　　AS合并脊柱骨折较少见，在AS患者中发生率为4.1%～5.7%，高于一般脊柱骨折的发生率。该病男性多见，相关报道称男性患者占比为85%。脊柱骨折事件可发生于AS患者的各个年龄段。在我们的研究中平均发生年龄为（49.61±12.90）岁，提示中老年患者应警惕骨折事件的发生。骨折患者多有近期疼痛性质改变，包括疼痛程度加剧、由炎性疼痛转变为机械性疼痛、抗炎药治疗后疼痛缓解不佳等。当出现上述表现时，应警惕脊柱骨折。

　　由于AS患者的脊柱结构高度异常，仅凭X线检查诊断困难。因此，即使放射学未见异常表现，对于有急性腰背痛的AS患者也应使用CT和MRI进行评估。与X线检查相比，CT在确定脊柱骨折程度方面有更高的敏感度和特异性，可以显示骨折和碎片等细节，其中CT平扫+三维重建更为准确。但CT不能评估软组织和脊髓损伤，而脊柱MRI检查可排除CT未发现的隐匿性骨折并检测神经并发症。

　　综上所述，强直性脊柱炎合并脊柱骨折多为中老年男性，且病程较长。无论患者是否有外伤史，对于疼痛性质发生改变的患者，都应排除骨折的可能。对于影像学检查，可以考虑行CT平扫+三维重建或脊柱MRI。

（杨金水　罗贵　赵征）

参考文献

[1] 胡嘉文，冀肖健，陈双萍，等. 强直性脊柱炎合并脊柱骨折的临床与影像特点[J]. 解放军医学院学报，2022，43（1）：31-35，44.

[2] GONZALEZ-LOPEZ L, FAJARDO-ROBLEDO N S, MIRIAM SALDAÑA-CRUZ A, et al. Association of adipokines, interleukin-6, and tumor necrosis factor-α concentrations with clinical characteristics and presence of spinal syndesmophytes in patients with ankylosing spondylitis：a cross-sectional study[J]. J Int Med Res, 2017, 45（3）：1024-1035.

[3] LUKASIEWICZ A M, BOHL D D, VARTHI A G, et al. Spinal Fracture in patients with ankylosing spondylitis：cohort definition, distribution of injuries, and hospital outcomes[J]. Spine, 2016, 41（3）：191-196.

[4] SCHWENDNER M, SEULE M, MEYER B, et al. Management of spine fractures in ankylosing spondylitis and diffuse idiopathic skeletal hyperostosis：a challenge[J]. Neurosurg Focus, 2021, 51（4）：E2.

案例10　腰背痛－关节痛－颈部活动受限

案例摘要

患者男性，36岁，主因"腰背痛19年，颈部活动受限1周"来诊。

现病史：患者19年前无诱因出现下腰部钝痛，久坐及夜间明显，活动后无明显减轻，伴夜间翻身困难，但无痛醒，无晨僵，口服"双氯酚酸钠"后症状可缓解，但停药后反复。后逐渐出现左肩、右肘、左膝、左踝及双臀区疼痛，其中右肘、左膝、左踝局部肿胀，皮温高，严重时行走困难，右肘屈伸受限，伴左足跟疼痛、反复口腔溃疡，无发热、腹痛、腹泻、尿频、尿痛、皮疹、眼红、脱发等，考虑强直性脊柱炎，接受"双氯酚酸钠、柳氮磺吡啶、甲氨蝶呤"等治疗后症状好转，规律用药。1年前出现左髋关节活动受限，接受"重组人Ⅱ型肿瘤坏死因子受体-抗体融合蛋白50 mg 每10日1次"治疗，症状控制可。1周前因"胆囊结石"行全麻下外科手术治疗，术后自觉颈部不适，活动受限，伴肩部酸痛，无明显压痛、放射痛。

既往史：1周前因"胆囊结石"行全麻下外科手术治疗。

个人史、婚育史、家族史无特殊。

体格检查

脊柱各棘突无压痛、叩击痛，颈椎及左髋关节活动受限。

实验室检查

HLA-B27阳性，CRP 0.74 mg/dL，ESR 15 mm/h；自身抗体均为阴性，T-SPOT. TB阴性，肿瘤标志物阴性。

影像学检查

骶髂关节MRI（图10-1）：可见双侧骶髂关节间隙狭窄，部分融合，未见明显炎症信号。

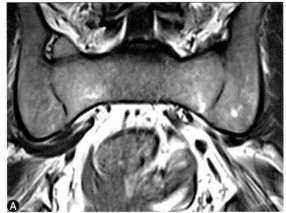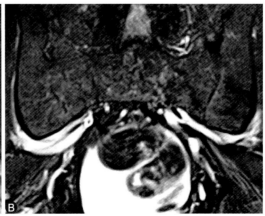

A. T$_1$WI 序列；B. STIR 序列。

图 10-1　骶髂关节 MRI

髋关节MRI（图10-2）：股骨头-髋臼关节面毛糙，边缘可见骨质增生，左侧髋臼可见斑片状长T$_2$信号，双侧髋关节囊可见增多长T$_2$信号。双髋关节退行性变；左侧髋臼炎性病变可能性大。双侧髋关节囊少量积液。

颈椎CT平扫+三维重建（图10-3）：颈3-4、颈4-5、颈5-6、颈6-7椎间盘后缘局灶向后突出，硬膜囊轻度受压，部分椎体前后纵韧带骨化，颈3、颈4椎管狭窄。黄韧带未见增厚。颈3、颈4后纵韧带骨化伴骨折线，椎管狭窄。

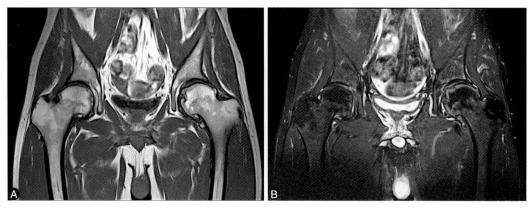

A. T$_1$WI 序列；B. STIR 序列。

图 10-2　髋关节 MRI

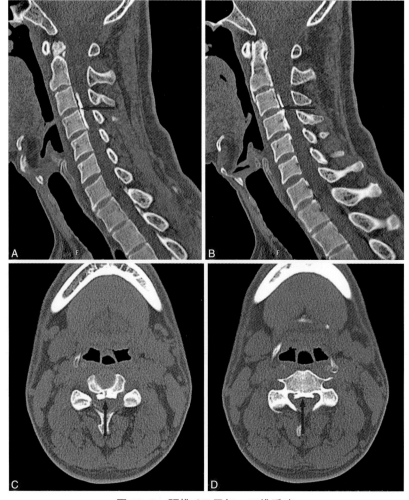

图 10-3　颈椎 CT 平扫 + 三维重建

治疗及随访

原发病强直性脊柱炎的治疗同前，颈部病变保守治疗，戴颈托。

最终诊断

强直性脊柱炎，后纵韧带骨化伴骨折。

案例述评

本例患者青年男性，病史19年，炎性腰背痛起病，伴外周关节炎、足跟痛，查HLA-B27阳性，MRI可见骶髂关节融合，诊断强直性脊柱炎明确。既往NSAIDs治疗有效，病情进展，出现左髋关节受累，调整为生物类DMARDs后症状得到控制；近1周因全麻手术后出现颈部不适，活动受限，查炎症指标正常。对于长病程、症状控制良好的AS患者，出现新发症状，需警惕原发病以外的因素，如骨桥骨折、感染等。患者颈椎CT平扫+三维重建发现颈3、颈4后纵韧带骨化，椎管狭窄，且患者是在全麻手术后出现颈部症状，应考虑患者因气管插管等操作导致颈部背伸从而出现后纵韧带骨化处骨折的可能性，进一步阅片后发现存在骨折线。

后纵韧带骨化（OPLL）是指后纵韧带异常钙化，可导致不同程度的椎管狭窄和神经功能障碍。OPLL的男女比例为2∶1，地域患病率各不相同。该病首先在东亚患者中描述，最常见于东亚人群，日本报告的患病率为1.9%～4.3%。北美和欧洲患者的OPLL发生率较低，据报道患病率为0.1%～1.7%。OPLL的病因是多因素的，包括遗传、代谢和解剖因素。OPLL可能伴随弥漫性特发性骨肥厚、强直性脊柱炎和其他脊柱关节病出现，也可单独出现。一些合并症也与OPLL有关，OPLL患者的糖尿病、心脏病和血管疾病发病率是升高的。

OPLL通常发生于颈椎，位于颈2和颈4椎骨水平之间。然而，OPLL可能会影响任何脊柱区域，一些研究发现＞50%的颈椎OPLL患者同时存在胸椎和/或腰椎的OPLL。患者还可能同时出现黄韧带骨化。OPLL通常是一种无症状的偶然发现。出现症状的患者会出现不同程度的神经根病和/或脊髓病，最常见于40～60岁。神经系统症状与脊柱受累程度有关；颈椎或胸椎受累患者可能有神经根病或脊髓病的症状，而腰椎受累的患者可能出现神经根病或神经源性跛行。与颈椎相关的症状最常见，因为其患病率较高，同时下颈椎直径相对较窄，且颈椎区域活动范围大，这增加了神经压迫的风险。

侧位X线片显示椎体后方有骨化肿块，形态可能不同。根据侧向放射学外观将OPLL分为4种主要类型：①局限性，伴有孤立性OPLL病变，累及孤立的椎体水平；②节段性，有多个独立的椎体水平病变；③连续性，单个不间断的病灶累及多个节段；④混合，具有局部、分段和连续的组合。该病诊断依据影像学检查（X线、CT或MRI）的特征性表现。

对于发现患有OPLL的患者，应评估其脊髓病的体征和症状，因为脊髓病的严重程度可预测疾病进展、手术需求和术后结局。对于轻微或无症状的OPLL患者，可推荐进行非手术治疗，但不能降低未来神经损伤的风险。非手术治疗通常包括颈椎牵引、临时支具、非甾体抗炎药、活动调整和物理治疗。由于OPLL进展和脊髓病的风险未知，对于没有明显脊髓压迫和轻微症状的患者，手术时机存在争议。然而，明显的脊髓压迫可能是手术减压的指征。

AS合并后纵韧带钙化/骨化较为少见，相关文献报道其发生率在3.5%～15.5%，且与高龄及长病程相关；结合患者病史、临床表现及影像学检查，考虑本例患者诊断为AS合并后纵韧带骨化伴骨折。

（杨金水　赵倩倩　赵伟）

参考文献

[1]　LE H V，WICK J B，VAN B W，et al. Ossification of the posterior longitudinal ligament：pathophysiology，diagnosis，and management[J]. J Am Acad Orthop Surg，2022，30（17）：820-830.

[2]　BELANGER T A，ROH J S，HANKS S E，et al. Ossification of the posterior longitudinal ligament. Results of anterior cervical decompression and arthrodesis in sixty-one North American patients[J]. J Bone Jt Surg，2005，87（3）：610-615.

[3]　FUJIMORI T，WATABE T，IWAMOTO Y，et al. Prevalence，concomitance，and distribution of ossification of the spinal ligaments：results of whole spine CT scans in 1500 Japanese patients[J]. Spine，2016，41（21）：1668-1676.

[4]　TETREAULT L，NAKASHIMA H，KATO S，et al. A systematic review of classification systems for cervical ossification of the posterior longitudinal ligament[J]. Glob Spine J，2019，9：85-103.

[5]　RAMOS-REMUS C，RUSSELL A S，GOMEZ-VARGAS A，et al. Ossification of the posterior longitudinal ligament in three geographically and genetically different populations of ankylosing spondylitis and other spondyloarthropathies [J]. Ann Rheum Dis，1998，57（7）：429-433.

[6]　KIM T J，KIM T H，JUN J B，et al. Prevalence of ossification of posterior longitudinal ligament in patients with ankylosing spondylitis [J]. J Rheumatol，2007，34（12）：2460-2462.

案例 11 炎性腰背痛－多发骨桥－咳嗽后机械性腰背痛

案例摘要

患者男性，45岁，主因"双侧臀区疼痛19年，腰背痛15年，加重2个月"来诊。

现病史：患者19年前无明显诱因出现交替性双侧臀区疼痛，走路时疼痛加重，休息后可缓解，无夜间疼痛及明显晨僵，无关节活动受限，就诊于当地医院，考虑"强直性脊柱炎"，未接受药物治疗。15年前逐渐出现腰背部疼痛不适伴晨僵，活动后可缓解，就诊于我科门诊，化验HLA-B27阳性，骶髂关节CT可见骶髂关节面侵蚀，考虑强直性脊柱炎，接受"美洛昔康、柳氮磺吡啶、白芍总苷"等治疗，臀区及腰背部疼痛逐渐缓解。12年前自行停用上述药物。10年前再次出现双侧臀区及腰背部疼痛不适，伴腰部活动受限，后间断口服"美洛昔康、柳氮磺吡啶、白芍总苷"，疼痛稍改善，未至医院规律复诊，后逐渐出现驼背畸形。近1年余先后不规律应用"阿达木单抗"及"司库奇尤单抗"，疼痛症状稍改善，但仍有疼痛。2个月前"感冒"后咳嗽明显，自诉右侧臀区及腰背部疼痛加重，无法平躺，伴翻身困难，坐下、起立困难，活动后加重。

家族史：父亲已故，母亲驼背，弟弟体健，1表弟患有"强直性脊柱炎"。

既往史、个人史、婚育史无特殊。

体格检查

驼背畸形，颈部后仰及旋转受限，腰部活动受限，枕壁距20 cm，指地距61 cm，胸廓活动度0.5 cm，Schober试验0 cm，双侧"4"字试验阴性，双膝关节浮髌试验阴性。

实验室检查

血常规：血红蛋白109 g/L，白细胞、血小板计数正常范围。CRP 1.598 mg/dL。ESR 53 mm/h。HLA-B27阳性。尿常规、便常规、术前8项、T-SPOT.TB无明显异常。

影像学检查

骨盆X线片及全脊柱成像（图11-1）：双侧骶髂关节融合，脊柱侧弯，胸椎后凸畸形。

骶髂关节MRI（图11-2）：双侧骶髂关节接近完全融合，可见脂肪变性及骨髓水肿。

胸腰段CT平扫+三维重建（图11-3）：胸9椎体下缘、胸10椎体上缘骨质破坏（细箭头），考虑为Andersson病变，椎体骨质密度减低伴方形变，胸12椎体后柱骨折（粗箭头）。

腰骶椎MRI（图11-4）：下胸椎及腰椎（以胸12、腰1为主）多发椎体终板下见片絮状长T_1长T_2信号，部分病变在STIR上呈高信号，考虑为Andersson病变。

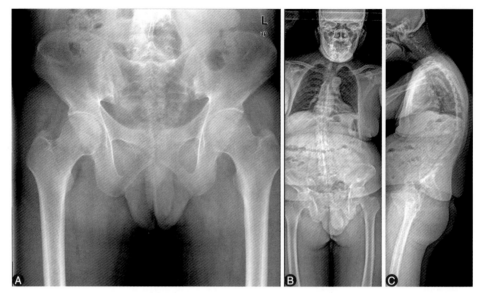

图 11-1 骨盆 X 线片及全脊柱成像

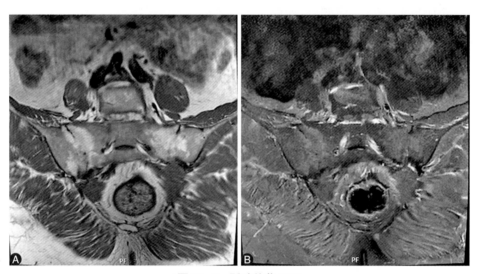

图 11-2 骶髂关节 MRI

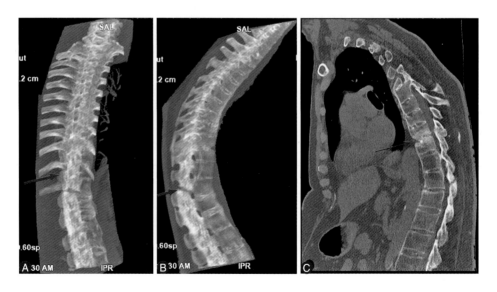

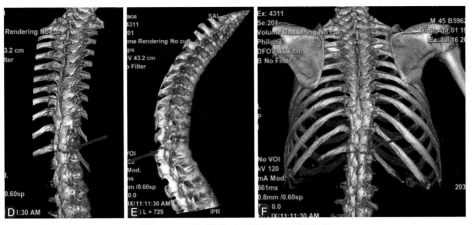

图 11-3　胸腰段 CT 平扫 + 三维重建

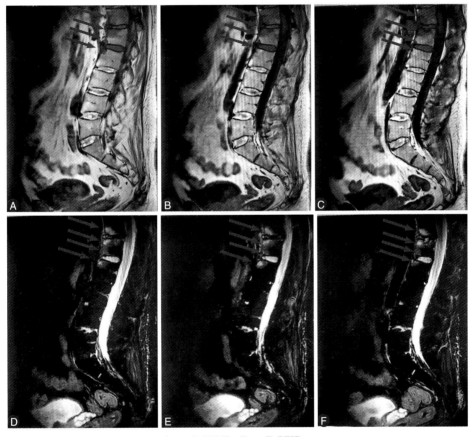

A ～ C. T₁WI； D ～ F. STIR。

图 11-4　腰骶椎 MRI

治疗及随访

　　本例患者强直性脊柱炎诊断明确，入院化验提示CRP及ESR升高，MRI可见骶髂关节骨髓水肿及多发急性Andersson病变，考虑病情活动，予以重组人Ⅱ型肿瘤坏死因子受体-抗体融合蛋白皮下注射，患者次日诉腰背痛改善，但仍有疼痛。胸腰段CT+三维重建提示胸12-腰1后柱骨折，同时请骨科会诊，考虑患者疾病活动期，暂不予以手术干预，行胸腰托固定支持治疗。患者接受胸腰托固定支持，后期接受康复治疗，并继续规律应用重组人Ⅱ型肿瘤坏死因子受体-抗体融合蛋白等抗炎治疗，疼痛缓解。

最终诊断

强直性脊柱炎，Andersson病变，骨桥骨折。

案例述评

本例患者是1位中年男性，病史19年，慢性病程，主要表现为交替性双侧臀区、腰背部疼痛伴翻身困难，活动后可缓解，查体颈椎活动受限，胸椎后突畸形，HLA-B27阳性，双侧X线及CT提示骶髂关节近乎完全融合，强直性脊柱炎诊断明确。近期再次出现腰背痛，需分析其原因。

（1）本例患者既往口服非甾体抗炎药、阿达木单抗、司库奇尤单抗治疗有效，但控制欠佳，仍有夜间腰背痛，影响睡眠，治疗不规律、不充分。患者2个月前上呼吸道感染后出现臀区及腰背部疼痛加重，入院后测ESR及CRP均高，因距离上呼吸道感染已有2个月，感染所致炎症指标升高无法解释，且骶髂关节MRI有骨髓水肿表现，考虑强直性脊柱炎处于病情活动期。

（2）本例患者近期"感冒"咳嗽后出现胸腰背部疼痛明显，活动后加重，为机械性腰背痛的特点，尤其在长病程的强直性脊柱炎患者中，需考虑脊柱韧带钙化形成骨桥，于机械性应力作用后出现骨桥骨折可能。入院后行脊柱全长片检查，可见多发骨桥形成，CT及核磁共振可见多发Andersson病变，部分为急性病变且伴后柱骨折。

本例患者在强直性脊柱炎疾病活动基础上发生脊柱的骨桥骨折，治疗上需积极抗炎同时需要骨科联合管理，必要时手术干预。因此，在强直性脊柱炎（尤其是长病程）患者慢病管理过程中，需注意鉴别腰背痛原因，判断是否有骨折所致的机械性腰背痛因素存在，尤其如果当炎症水平不高的情况下出现骨折，不能一味地认为是强直性脊柱炎炎症导致的病情加重而仅加强抗炎治疗方案，这样不仅不能改善腰背痛症状反而可能增加感染等不良反应的风险。

此外，本例患者是1位长期病情控制欠佳的强直性脊柱炎患者，出现多发脊柱Andersson病变。Andersson病变是特指强直性脊柱炎引起的椎间盘–椎体界面的破坏性炎性病变，可累及前中后柱，多发生于胸腰段，一般认为它是AS晚期的1种少见并发症。

（1）发病机制：其病因不明，通常认为与慢性炎症和创伤/机械性应力有关。

（2）影像学表现：典型Andersson病变表现为椎间隙狭窄或增宽，相邻椎体溶骨性病变周围包绕反应性骨硬化，常合并后柱骨折或伴假关节形成；可导致脊柱后凸畸形、神经系统损害。AS晚期的骨质疏松明显，常由于轻微外伤造成经椎间盘、椎体骨折，即为Andersson骨折（也称为强直性脊柱炎应力骨折）。既往1项使用全脊柱MRI的研究发现，AS患者的Andersson病变最常见于胸椎下部（胸7-8到胸12-腰1），且与X线片相比，MRI可早期检测Andersson病变。

（3）Andersson病变分型（图11-5）

①1972年Cawley提出将Andersson病变分为3类5型：椎体边缘间盘受累（a、b）、椎体中央软骨终板受累（c、d）、椎体中央及边缘广泛受累（e）。

②2009年Bron将Andersson病变分为3型：局灶型病损（localized）：一般由炎症引起。不伴后柱骨折广泛型病损（extensive）：由炎症反应与机械性应力二者共同作用导致，一般累及椎间隙。伴有后柱骨折的广泛型病损：多为应力性骨折，骨折线经椎间隙或经椎体。

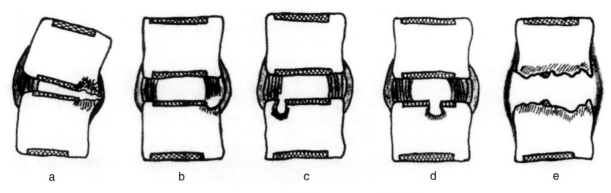

图 11-5　Cawley 提出的 Andersson 病变分型

源自 CAWLEY M I，CHALMERS T M，KELLGREN J H，et al.Destructive lesions of vertebral bodies in ankylosing spondylitis[J]. Annals of the Rheumatic Diseases，1972，31（5）：345-358.

注：脊柱的三柱结构

Denis于1983年在Holdworth二柱理论的基础上创立了三柱理论学说，将脊柱分为前、中、后三柱强调韧带对脊柱稳定的作用。

前柱：前纵韧带、椎体的前2/3和纤维环的前2/3。中柱：后纵韧带、椎体的后1/3及纤维环的后1/3。后柱：后关节囊、黄韧带、骨性神经弓、棘上韧带、棘间韧带和关节突。

这是目前比较公认的三柱分类概念，中柱损伤时属于不稳定性骨折。

（4）鉴别诊断：主要与脊柱结核、化脓性椎间盘炎鉴别，脊柱强直、后柱骨折、无软组织肿块（椎旁脓肿）为鉴别要点。

（5）治疗：局灶型Andersson 病变可考虑药物抗炎保守治疗，广泛型可考虑骨科评估是否手术治疗。

（王一雯　赵倩倩　赵伟）

参考文献

[1] KIM S K，SHIN K，SONG Y，et al. Andersson lesions of whole spine magnetic resonance imaging compared with plain radiography in ankylosing spondylitis[J]. Rheumatol Int，2016，36（12）：1663-1670.

[2] CAWLEY M I，CHALMERS T M，BALL J. Destructive lesions of vertebral bodies in ankylosing spondylitis[J]. Ann Rheum Dis，1971，30（5）：539-540.

[3] BRON J L，DE VRIES M K，SNIEDERS M N，et al. Discovertebral（Andersson）lesions of the spine in ankylosing spondylitis revisited[J]. Clin Rheumatol，2009，28（8）：883-892.

案例12 腰背痛－周身疼痛－腰椎三柱病变

案例摘要

患者女性，62岁，主因"腰背痛20余年，周身疼痛1个月"来诊。

现病史：患者20余年前无诱因开始出现腰背痛，夜间为主，翻身困难，伴有晨僵，持续时间大于1小时，久站及久坐后加重，活动后减轻，无足跟痛、眼睛畏光流泪视力下降、腹痛腹泻、皮疹等不适表现。曾于当地医院就诊，诊断"强直性脊柱炎"，长期口服"骨筋藏青胶囊"及"活络镇痛丸"治疗，未在风湿免疫科专科规律诊治，逐渐出现驼背畸形。1个月前因上述药物断药而停止服用，后出现周身疼痛，肢体活动障碍，伴四肢及颜面部水肿，伴恶心、呕吐，自行口服"塞来昔布胶囊"，治疗效果欠佳。遂于我院门诊就诊。

既往史、个人史、婚育史、家族史无特殊。

体格检查

端坐位，颜面部及四肢水肿，胸椎后凸畸形，不能弯腰及下蹲，不能配合查体。

实验室检查

血常规：白细胞计数7.45×10^9/L，血红蛋白82 g/L，血小板计数527×10^9/L。ESR 39 mm/h，CRP 0.747 mg/dL。HLA-B27阳性。

影像学检查

全身骨ECT（图12-1）：腰4、腰5椎体放射性凝聚影，考虑骨受累性病变。

腰椎MRI（图12-2）：冠状位STIR可见骶髂关节间隙消失、融合，腰4、腰5椎体相邻周围软组织肿胀呈高信号；矢状位T_1WI可见腰4、腰5椎体骨质破坏呈低信号，腰4-5、腰5-骶1椎间盘呈低信号；矢状位STIR可见腰4、腰5椎体骨质破坏呈高信号。

颈椎及胸椎X线片（图12-3）：颈椎侧位可见颈椎前、后纵韧带钙化，椎体呈竹节样改变，项韧带钙化；胸椎正位可见胸椎侧弯，各椎体骨质边缘毛糙，可见骨质增生、硬化，椎前韧带钙化，各椎间隙不同程度变窄。诸椎小关节面毛糙、部分显示欠清晰。

治疗及随访

入院后综合考虑患者病情，结合患者化验检查，考虑存在肾上腺皮质功能不全，推测长期口服药物中含有糖皮质激素成分，突然停药后出现肾上腺皮质功能不全表现，加用小剂量"甲泼尼龙片"口服后周身疼痛、颜面部及四肢水肿、恶心、呕吐明显减轻，但遗留有腰骶部剧烈疼痛，活动后加重，翻身困难，休息时可缓解。

结合患者病史及入院后影像学检查，诊断强直性脊柱炎明确，但患者腰骶部剧烈疼痛，结合MRI提示腰4、腰5椎体三柱病变，考虑为强直性脊柱炎Andersson病变，请骨科会诊，行电视透视下强直性脊柱炎Andersson骨折断端清理、腰4-5椎间盘切除、椎间植骨、椎弓根钉棒系统内固定术。

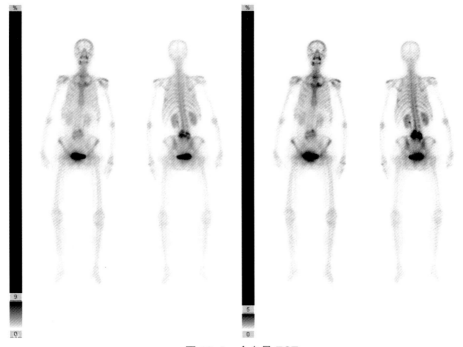

图 12-1　全身骨 ECT

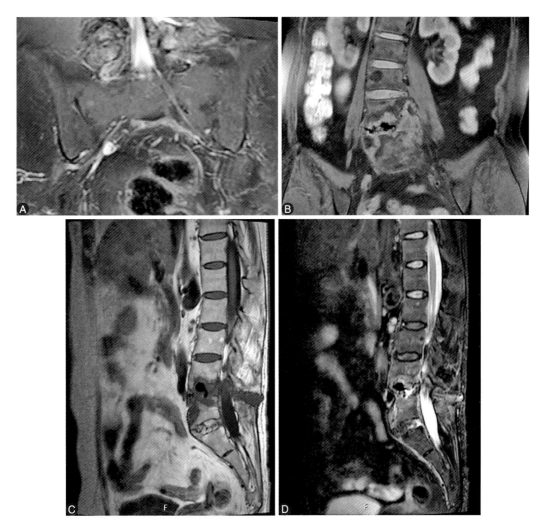

A. 腰椎冠状位 STIR 序列；B. 腰椎冠状位 STIR 序列；C. 腰椎矢状位 T₁WI 序列；D. 腰椎矢状位 STIR 序列。

图 12-2　腰椎 MRI

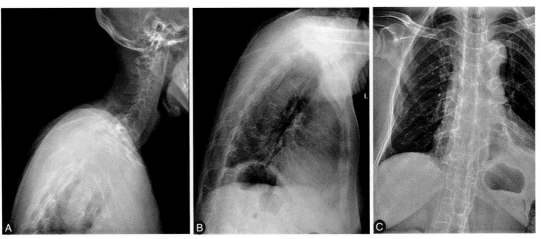

A. 颈椎侧位；B. 胸椎侧位；C. 胸椎正位。

图 12-3　颈椎及胸椎 X 线片

术后病理：（腰4、腰5椎间隙）送检为退变的纤维软骨组织。

术后患者腰骶部疼痛明显好转。

最终诊断

强直性脊柱炎，Andersson损害。

案例述评

本例老年女性患者，病史20余年，既往表现为典型炎性腰背痛，结合入院后查HLA-B27阳性，X线片显示骶髂关节间隙狭窄、消失，脊柱X线片提示脊柱韧带钙化呈"竹节样"改变，椎小关节面毛糙、部分融合，诊断强直性脊柱炎明确。患者既往长期口服成分不明药物止痛，近期突然停药后出现周身疼痛、伴颜面部及四肢水肿、恶心、呕吐，需要及时考虑到肾上腺皮质功能不全，加用小剂量糖皮质激素后患者上述症状明显好转，仅遗留腰骶部疼痛，程度剧烈，活动后加重，翻身困难，休息时可缓解。此时腰椎病变性质值得分析思考。

Andersson病变是指发生于椎间盘-椎体界面的破坏性病损，是强直性脊柱炎晚期的1种少见并发症。Bron等认为Andersson病变大体可分为3类：①局灶性病损，一般由炎症引起；②不伴后柱骨折的广泛性病损，由炎症反应及机械应力共同所致，一般累及椎间隙；③累及后柱的广泛性病损，多为应力性骨折，骨折线经椎间隙或经椎体。本例患者考虑为强直性脊柱炎累及后柱的广泛性Andersson病变，其需要与以下疾病鉴别（表12-1）。

脊柱结核：成人脊柱结核的好发部位和强直性脊柱炎Andersson病变部位相同，均可累及椎间盘，导致椎间隙狭窄和骨质破坏，因此需要与此鉴别。多数脊柱结核患者有低热、盗汗、消瘦、乏力、贫血等全身结核中毒表现，患者腰背部疼痛较轻，一般行走翻身等正常活动不引起疼痛，同时实验室检查如局部组织涂片或结核分枝杆菌培养、结核分枝杆菌γ干扰素释放试验等检查均可辅助诊断。脊柱结核患者影像学表现具有特异性，其中MRI的敏感性最高，表现为严重的椎体前柱、中柱损害，一般不累及后柱，常伴发胸腰椎后凸畸形、椎旁或腰大肌脓肿，部分患者会出现椎旁冷脓肿。本例患者表现为腰骶椎剧烈疼痛，活动明显受限，核磁提示腰椎三柱病变，且未提示椎旁脓肿表现，可与之鉴别。

脊柱非特异性细菌感染：脊柱非特异性细菌感染多伴有剧烈腰痛，休息平卧不缓解，出现止痛性强迫体位，腰部活动引起腰背肌痉挛和诱发剧烈疼痛，腰背部压痛不明显，但叩痛明显。而强直性脊柱炎Andersson病变疼痛一般平卧休息时可缓解，影像学上多提示脊柱后柱连续性中断，这与细菌性感染很少侵犯脊柱后柱不同。

脊柱肿瘤：由于强直性脊柱炎Andersson病变可表现为椎体广泛性溶解伴组织肿胀、骨痂包被，与脊柱肿瘤性破坏类似，其好发部位与脊椎转移癌好累及部位存在重合，因此二者需要鉴别。脊柱肿瘤患者可存在顽固持续的后背剧烈疼痛，血清碱性磷酸酶可升高，骨ECT可提示受累椎体代谢活跃，且一般椎体肿瘤椎间隙不受累。Andersson病变却常累及椎间盘和终板，并且可形成累及脊柱后柱的典型假关节，可见骨不连征象，可与之鉴别。

表12-1　强直性脊柱炎Andersson病损的鉴别诊断

	Andersson 骨折	脊柱结核	脊柱非特异性感染	脊柱肿瘤
疼痛性质	程度剧烈，活动后加重，休息时缓解	程度较轻，休息时无明显缓解	程度剧烈，休息时无明显缓解	疼痛剧烈，休息时无明显缓解
其他临床表现	足跟痛、虹膜炎等其他AS表现	低热、盗汗、消瘦、乏力等全身结核中毒表现	发热、乏力等非特异性表现	消瘦等肿瘤消耗、恶病质样表现
实验室指标	ESR、CRP正常或升高	ESR、CRP一般升高	ESR、CRP一般升高	ESR、CRP正常或升高
脊柱受累特点	三柱病变，累及椎间隙	很少累及后柱	很少累及后柱	很少累及椎间隙
脊柱影像学	椎体广泛性溶解伴组织肿胀、骨痂包被	椎体骨组织破坏伴椎旁冷脓肿形成	椎体骨组织破坏伴局部炎症	椎体骨质破坏

临床上强直性脊柱炎患者考虑合并Andersson病变形成且病损局限时，可以行卧床休息和佩戴支具等保守治疗，使损害处形成牢固的椎间骨融合而治愈。当保守治疗无效或症状加重，出现神经压迫症状时可行手术治疗。当出现不稳定骨折，以及发生在应力集中部位骨折，需积极手术治疗，手术干预的目的在于减压椎管、保持脊柱的稳定性，同时加速病损愈合。本例患者临床考虑合并Andersson骨折，果断采取手术治疗方法，术后症状明显缓解，功能恢复良好。特别注意的是，有别于一般AS患者强调康复训练，对于并发Andersson病变的AS患者则应严格制动，保持局部稳定，避免诱发或加重骨折，否则可能导致神经损害等严重后果。

（罗贵　王一雯　赵征）

参考文献

[1] BRON J L，DE VRIES M K，SNIEDERS M N，et al. Discovertebral（Andersson）lesions of the spine in ankylosing spondylitis revisited[J]. Clin Rheumatol，2009，28：883-892.

[2] 王华锋，毕成，陈仲强. 强直性脊柱炎合并Andersson损害的研究进展[J]. 中华外科杂志，2017，55（10）：798-800.

[3] HUANG J C，QIAN B P，QIU Y，et al. Occult Andersson lesions in patients with ankylosing spondylitis：undetectable destructive lesions on plain radiographs[J]. Chin Med J，2021，134：1441-1449.

案例 13　臀区痛 - 左膝肿痛 - 低热

案例摘要

患者女性，36岁，主因"左侧臀区疼痛2个月，左膝关节肿痛20天"来诊。

现病史：患者2个月前睡地板后出现左侧臀区疼痛，放射至左腿，不能行走，休息时减轻，活动后加重，无腰背痛，非甾体抗炎药治疗有效。20天前出现左膝关节肿痛，伴低热，体温37.3～37.5 ℃，当地医院化验CRP升高、ESR升高，外院骶髂关节MRI可见STIR序列显示左侧骶髂关节高信号并累及周围软组织，考虑"感染性疾病"，接受"头孢噻肟钠、洛索洛芬钠"治疗7天，臀区痛及左膝肿痛较前减轻。

家族史：患者母亲、外婆有驼背。

既往史、个人史、婚育史无特殊。

体格检查

左膝关节肿胀、压痛、活动受限，左侧"4"字试验阳性，Schober试验阴性，枕壁距0 cm，指地距离2 cm。

实验室检查

CRP 1.07 mg/dL，ESR 29 mm/h，PCT 0.02 ng/mL，T-SPOT.TB阴性，布鲁氏菌IgG抗体阴性，G试验阴性，GM试验阴性，血培养阴性。HLA-B27阳性。

影像学检查

骶髂关节MRI（图13-1）：STIR序列显示左侧骶髂关节高信号的骨髓水肿影（粗箭头），低信号的脂肪沉积影（图13-1A细箭头）；T_1WI序列显示右侧骶髂关节高信号的脂肪沉积影（图13-1B细箭头）。

左膝关节超声（图13-2）：中等量积液，伴轻度滑膜增生（箭头）。

骶髂关节CT（图13-3）：双侧骶髂关节"虫蚀样"改变。

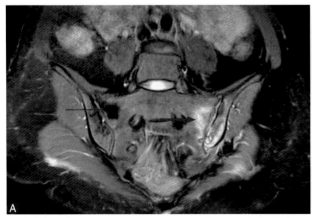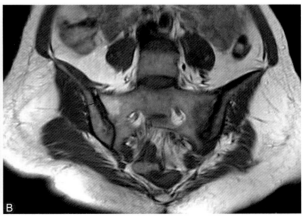

A. STIR 序列；B. T_1WI 序列。

图 13-1　骶髂关节 MRI

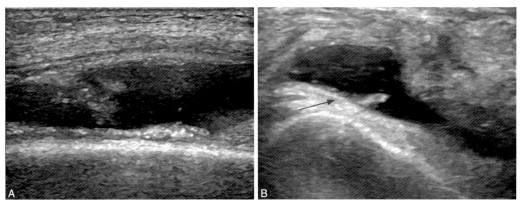

图 13-2　左膝关节超声

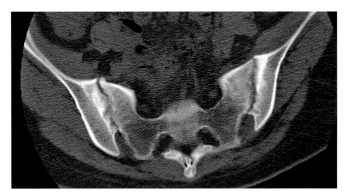

图 13-3　骶髂关节 CT

治疗及随访

　　入院完善CT引导下骶髂关节穿刺活检，左侧骶髂关节病理回报：骨小梁间纤维组织增生，伴少量慢性炎细胞浸润。骨组织培养：未见细菌、真菌。骨组织下一代测序（NGS）：球形马拉色菌。诊断：左侧骶髂关节感染（真菌感染、细菌感染可能性大）、强直性脊柱炎、反应性关节炎。予以头孢呋辛、氟康唑抗感染，洛索洛芬钠、柳氮磺吡啶治疗强直性脊柱炎。经治疗后发热缓解，臀区痛及左膝关节肿痛好转，2周后患者自行停用头孢呋辛及氟康唑，继续洛索洛芬钠及柳氮磺吡啶治疗。1个月后复查CRP再次升高，再次加用头孢呋辛及氟康唑。3个月后停用抗感染药物。半年后复诊臀区痛及左膝关节肿痛缓解，CRP正常。

▌最终诊断

　　左侧骶髂关节感染；强直性脊柱炎；反应性关节炎。

案例述评

　　本例患者为青年女性，病史2个月，主要表现为单侧臀区痛，制动时减轻，活动后加重，后期出现低热伴左膝关节肿痛，化验ESR、CRP升高，外院骶髂关节MRI可见STIR序列上单侧骶髂关节高信号并累及周围软组织，高度怀疑感染可能。入院后完善骶髂关节骨组织活检、培养及NGS检查，NGS检出球形马拉色菌，证实为骶髂关节感染。球形马拉色菌为条件致病性真菌，主要存在于皮脂腺丰富部位，常引起人皮肤感染，本例患者睡凉地板后出现症状，不除外抵抗力下降诱发机会性感染。患者于我院复查骶髂关节MRI可见骶骨骨髓水肿而髂骨侧骨髓水肿远离关节面，未见周围软组织异常信号。患者接受头孢抗感染治疗后，症状减轻，影像学检查提示感染灶减小，支持细菌感染的诊断。NGS未检测出细菌，考虑为抗感染治疗导致的阴性结果，故而继续予以抗生素联合抗真菌治疗。

患者HLA-B27阳性，骶髂关节CT可见双侧侵蚀性病变，有可疑家族史，考虑同时存在强直性脊柱炎，只是既往无明显腰背痛等临床表现，此次在合并感染后被发现。根据骶髂关节CT上侵蚀性改变考虑患者强直性脊柱炎病史时间较长，但无明显临床症状，此次在左侧骶髂关节感染1个月后出现左膝关节肿痛。感染性关节炎多为单部位受累，免疫功能正常的人群很少出现多关节部位感染。而强直性脊柱炎在有前驱感染时，可伴发反应性关节炎。故考虑本例患者为感染基础上伴发左膝反应性关节炎，未再进一步完善关节液培养等检查。

感染性骶髂关节炎相对少见，其中化脓性骶髂关节炎最为常见，患病率为1%~2%，其次为结核性骶髂关节炎和布鲁氏菌感染性骶髂关节炎。患病年龄偏小，多见于20~30岁，女性略多于男性。与脊柱关节炎的鉴别点在于：①病程：感染性关节炎多急性起病，病程短。而SpA隐匿起病，患者常不能明确说出何时开始疼痛。②疼痛性质：SpA为炎性腰背痛，而感染性关节炎主要表现为机械性疼痛，即制动后减轻，而活动后加重。③全身症状：感染性关节炎经常伴随发热、乏力等全身症状，因致病菌的不同发热程度不同，结核、布鲁氏菌、真菌等多为低热，而化脓性细菌，如金黄色葡萄球菌，则更多表现为高热。④关节表现：感染性骶髂关节炎多为单侧发病，很少同时伴随外周关节症状，而SpA除臀区痛或腰背痛外，可同时出现外周关节炎，尤其在有前驱感染时，可伴发反应性关节炎。⑤MRI表现：SpA可出现单侧或双侧病变，病变局限于骶髂关节面。感染性骶髂关节炎单侧病变多见，骨髓水肿信号更高，病灶可跨越解剖结构从而累及周围肌肉和软组织，此外还可见滑囊增厚、囊外积液，短期即可出现骨侵蚀病变。需要注意的是炎症信号跨越解剖结构不只见于感染，SAPHO综合征、骨肿瘤等也可出现相似表现，需结合病史综合判断。

本例患者的特殊之处在于骶髂关节感染合并强直性脊柱炎，HLA-B27阳性，典型的骶髂关节CT表现，容易漏诊感染。患者临床症状非炎性腰背痛，合并发热，病初的骶髂关节MRI提示炎症信号累及周围软组织，均是鉴别要点。

总结：①单侧臀区痛伴发热要考虑到骶髂关节感染。②骶髂关节感染可与强直性脊柱炎并存，臀区痛患者要进行全面鉴别诊断。

（赵倩倩 万月华 赵伟）

参考文献

[1] KANDAGADDALA M，SATHYAKUMAR K，MATHEW A J，et al. MRI predictors of infectious etiology in patients with unilateral sacroiliitis[J]. Int J Rheum Dis，2024，27（7）：e15246.

[2] KANG Y，HONG S H，KIM J Y，et al. Unilateral sacroiliitis：differential diagnosis between infectious sacroiliitis and spondyloarthritis based on MRI findings[J]. AJR Am J Roentgenol，2015，205（5）：1048-1055.

[3] 王炎焱，赵征，张江林，等. 感染性骶髂关节炎110例临床及影像学特点分析[J].中华内科杂志，2020，59（2）：134-139.

案例 14　交替性双髋疼痛－腰背痛－发热

案例摘要

患者男性，25岁，主因"双髋关节疼痛7年，加重伴发热20天"来诊。

现病史：患者7年前无明显诱因出现交替性双髋关节疼痛，伴活动受限，休息后可自行缓解。伴右膝关节疼痛，无关节肿胀。伴久坐后腰背部疼痛，活动后可减轻。5年前因双髋关节疼痛加重，右侧明显，就诊于当地医院，诊断为"强直性脊柱炎（AS）"，给予"肿瘤坏死因子抑制剂"皮下注射治疗，关节症状可明显减轻，用药3个月逐渐拉长用药间隔并规律使用，关节症状控制尚可。患者于20余天前无明显诱因出现右髋关节疼痛加重伴活动受限，就诊于当地医院，再次给予"肿瘤坏死因子抑制剂"治疗，关节症状缓解不明显，并出现发热，体温最高40.3 ℃，伴畏寒、寒战，当地医院完善血培养，结果提示"金黄色葡萄球菌"，考虑"败血症"，给予万古霉素抗感染治疗12天，体温可恢复正常，但髋关节疼痛缓解不明显。

既往史、个人史、家族史无特殊。

体格检查

生命体征平稳，双肺呼吸音清，未闻及干湿啰音。心律齐，各瓣膜听诊区未闻及杂音。腹平软，无压痛及反跳痛。右髋关节局部皮温略高，关节压痛（＋），关节屈伸及外展、外旋、内收、内旋等动作不能完成。右侧"4"字试验阳性。右膝关节肿胀（＋）、压痛（＋），浮髌试验（＋），关节活动受限。枕壁距7 cm。颈椎活动度：70°（左）/ 70°（右）。腰椎侧弯、腰椎弯曲度（改良Schober试验）不能配合，最大踝间距50 cm，无法弯腰下蹲。

实验室检查

HLA-B27阳性，ESR 58 mm/h，CRP 20 mg/L，PCT 0.82 ng/mL。

影像学检查

入院后查骨盆正位X线片（图14-1）可见左侧骶髂关节炎改变，右侧髋关节间隙明显狭窄（箭头）。

髋关节MRI（图14-2）提示右侧髋关节关节腔积液、股骨头骨髓水肿，周围软组织多发炎症渗出性改变（箭头）。

治疗及随访

入院后行超声引导下右髋关节穿刺术，抽取关节液为脓性，送微生物培养结果提示金黄色葡萄球菌。患者AS伴右髋关节感染诊断明确。治疗上给予"利奈唑胺"抗感染治疗。患者3天后体温恢复正常，右髋关节疼痛症状好转，复查炎性指标明显回落（ESR 18 mm/h，CRP 8 mg/L，PCT 0.26 ng/mL）。1个月随访患者，患者体温正常，关节疼痛症状基本消失。复查髋关节MRI（图14-3）提示急性炎症较前好转。

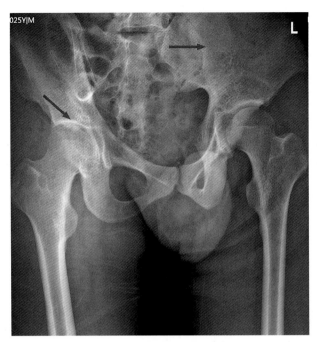

图 14-1　骨盆正位 X 线片

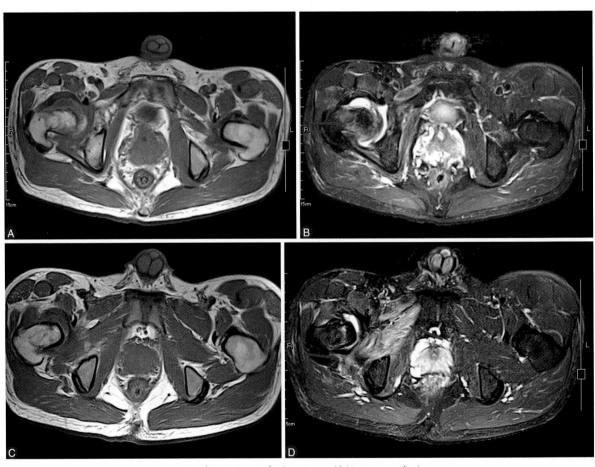

A、C. 横轴位 T_1WI 序列；B、D. 横轴位 STIR 序列。

图 14-2　治疗前的髋关节 MRI

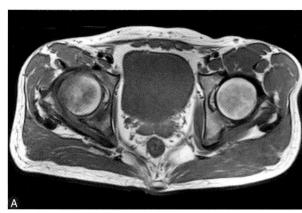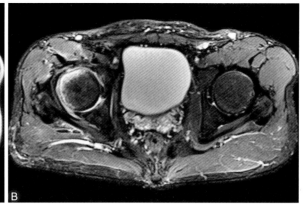

A. 横轴位 T₁WI 序列；B. 横轴位 STIR 序列。

图 14-3　治疗 1 个月后复查髋关节 MRI

最终诊断

强直性脊柱炎，右髋感染性关节炎（金黄色葡萄球菌）。

案例述评

本例患者青年男性，有慢性炎性腰背痛及下肢为主的外周关节炎，HLA-B27为阳性，存在放射学阳性的左侧骶髂关节炎，接受生物制剂治疗后髋关节疼痛症状明显缓解，因此AS的诊断明确。

患者既往明确诊断为AS，此次因发热伴右髋关节疼痛加重来诊，给予生物制剂治疗后症状无明显缓解。患者突然出现高热，血培养提示金黄色葡萄球菌感染，髋关节MRI可见明显的髋关节滑膜炎、骨髓水肿及关节周围软组织弥漫性炎症信号，需高度警惕感染性关节炎的可能。感染性关节炎的诊断主要依据临床表现、影像学表现及病原学证据，诊断的"金标准"仍然为病原学证据。患者后续行关节腔穿刺，关节液培养发现金黄色葡萄球菌，明确了感染性关节炎的诊断。

感染性关节炎是一种少见的但可能引起灾难性后果的关节炎，大多数感染性关节炎是由金黄色葡萄球菌、链球菌及革兰氏阴性菌所致。关节感染的感染来源以血行传播最常见，其次是关节局部创伤和临近部位感染蔓延。细菌所致的感染性关节炎以单关节受累最多见，常见的受累关节为膝、髋、踝、肩等，常见的临床症状除受累关节明显的红、肿、热、痛和活动受限外，常伴发热、畏寒、寒战等症状。由于急性细菌感染可迅速引起关节结构的破坏，因此对于疑似感染性关节炎的患者应该仔细寻找关节感染的证据，视情况可以考虑进行经验性抗感染治疗。感染性关节炎诊断明确后，应尽早开始使用抗菌药物并可考虑配合局部引流以减轻关节结构损伤，并根据药敏结果调整抗生素方案。UpToDate数据库报道的金黄色葡萄球菌所致化脓性关节炎患者的抗感染治疗疗程可持续4~6周。

本例患者基础疾病为AS，并且有长达7年的双髋关节疼痛和活动受限的病史，上述症状经过生物制剂治疗后疼痛明显减轻，此阶段为AS的髋关节受累。患者既往病情相对稳定，关节症状控制较好，但突然出现了单侧髋关节疼痛和活动困难的加重，并出现了高热、畏寒、寒战等在AS中非常罕见的临床表现，而且对生物制剂治疗的反应较差，此阶段考虑为感染性关节炎所致。可见对于难以用"一元论"解释的病情，临床医生应当根据患者的疾病背景仔细甄别，寻找病情变化的原因是否为其他病因所致。

（胡拯源　孙飞　张洁）

参考文献

[1]　MATHEWS C J，KINGSLEY G，FIELD M，et al. Management of septic arthritis：a systematic review[J]. Ann Rheum Dis，2007，66：440-445.

[2]　MATHEWS C J，COAKLEY G. Septic arthritis：current diagnostic and therapeutic algorithm[J]. Curr Opin Rheumatol，2008，20：457-462.

案例15　青年男性－寡关节炎－抗环瓜氨酸肽抗体阳性－关节结构破坏

案例摘要

患者男性，30岁，主因"右膝关节肿痛2年，左侧髋关节痛6个月"来诊。

现病史：患者2年前无明显诱因出现右膝关节疼痛，伴肿胀和活动困难，无晨僵、发热、皮疹。就诊于当地医院，诊断为"类风湿关节炎"，接受"甲氨蝶呤、昆仙胶囊"治疗，右膝关节疼痛肿胀可减轻。6个月前患者无明显诱因出现左侧髋关节疼痛和活动受限，晨起加重，伴腰背痛，活动后加重，无发热、足跟痛、胸口痛。

个人史、婚育史、家族史无特殊。

体格检查

脊柱未见明显侧弯畸形，弯腰后伸活动可，左髋外展、内旋及屈曲受限，左侧"4"字试验阳性，余四肢关节未见明显肿胀压痛。

实验室检查

HLA-B27阴性，抗CCP抗体阳性，RF阴性，ESR 29 mm/h，CRP 13 mg/L。

影像学检查

髋关节CT（图15-1）：左侧髋关节间隙变窄，关节面欠光滑，髋臼关节面下可见囊性变（箭头）。

髋关节MRI：左髋关节积液伴滑膜增生，左髋关节关节面下弥漫性骨髓水肿（图15-2），左侧闭孔内肌和耻骨肌炎症信号（图15-3）。

骶髂关节CT（图15-4）：双侧骶髂关节关节面下骨侵蚀、骨硬化改变（箭头）。

右膝关节MRI（图15-5）：右侧股四头肌附着点炎改变（箭头）。

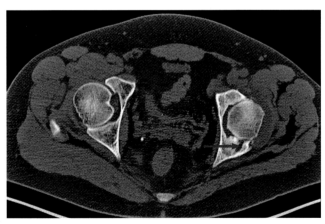

图 15-1　髋关节 CT

治疗及随访

　　入院后行超声引导下髋关节穿刺，抽取关节液进行微生物学培养及宏基因组测序，均为阴性结果。患者青年男性，出现腰背痛、骶髂关节炎和左髋关节炎，并出现附着点炎及炎症指标的升高，诊断为强直性脊柱炎（AS）合并髋关节受累，予以阿西美辛、柳氮磺吡啶、甲氨蝶呤治疗，患者髋关节疼痛有所减轻，但仍有关节活动受限。6个月后患者左髋关节疼痛和活动受限较前有所缓解，复查髋关节MRI（图15-6）可见髋关节滑膜炎、骨髓水肿较前减轻。

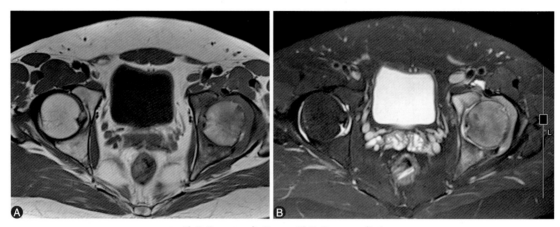

A. 横轴位 T_1WI 序列；B. 横轴位 STIR 序列。

图 15-2　髋关节 MRI

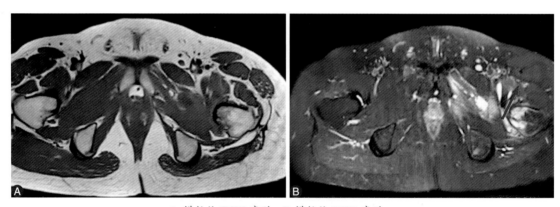

A. 横轴位 T_1WI 序列；B 横轴位 STIR 序列。

图 15-3　髋关节 MRI 显示左侧闭孔内肌和耻骨肌炎症信号

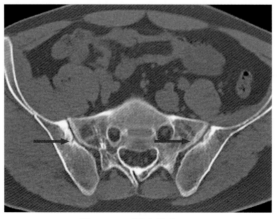

图 15-4　骶髂关节 CT

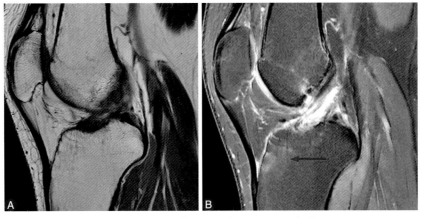

A. 矢状位 T₁WI 序列；B. 矢状位 STIR 序列。

图 15-5　右膝关节 MRI

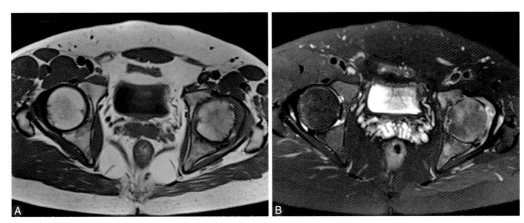

A. 横轴位 TIWI 序列；B. 横轴位 STIR 序列。

图 15-6　6 个月后复查髋关节 MRI

最终诊断

强直性脊柱炎，左髋关节受累。

案例述评

本例患者为青年男性，病程2年，以下肢非对称的关节炎起病。患者的鉴别诊断主要涉及单侧髋关节炎的病因鉴别（表15-1）。虽然患者存在抗CCP抗体的阳性及膝、髋关节滑膜炎表现，在6个月的病程中迅速出现了髋关节的结构破坏，表现出类风湿关节炎的一些疾病色彩，但类风湿关节炎多见于中老年女性，其核心临床表现是对称性的小关节受累。本例患者没有小关节的受累，而是呈现出非对称性的大关节受累表现，仅凭寡关节滑膜炎及抗CCP抗体阳性难以建立类风湿关节炎的诊断。

值得注意的是，患者在6个月的病程中迅速出现了髋关节明显的骨质破坏，并且髋关节MRI可见关节周围部分肌肉的炎症信号。对于短期内迅速出现关节结构破坏的单关节或寡关节炎，需要警惕感染性关节炎的可能。考虑到感染性关节炎治疗的迫切性及治疗延误所带来的灾难性后果，在治疗之初进行了经验性抗感染治疗，并进行了超声引导下关节腔穿刺以获取关节液进行相关的微生物学检验。由于患者没有发热、关节红肿热痛等典型的感染性关节炎的临床表现，为了排除低毒性病原体及特殊病原体感染的可能，进一步开展了微生物宏基因组测序鉴定。关节液的病原学化验对于明确诊断及后续治疗方向有着非常重要的作用：如果拟诊炎性关节炎，后续治疗涉及激素、免疫抑制剂和生物制剂的使用，而在感染性关节炎诊断存疑的情况下，上述药物的使用存在感染加重的潜在风险。传统微生物培养阳性检出率偏低，基于NGS的宏基因组测序可以直接对临床标本中的微生物核酸进行高通量测序，因此可在较短时间内获得标本中的核酸序列，并通过生物信息学判读分析病原体种类及丰度等信息。宏基因组测序技术不依赖培养，对常见病原微生物检验阴性的病原学诊断具有独特价值。本例患者关节液培养及微生物宏基因组测序结果均为阴性，微生物学检验并未发现感染性关节炎的证据。

在目前类风湿关节炎和感染性关节炎诊断依据不充分的情况下，尚需要考虑其他病因的可能性。患者为青年男性，有慢性腰背痛和下肢非对称的关节炎，接受非甾体抗炎药的治疗后髋关节疼痛有所改善，这种情况需要考虑AS的可能性。虽然HLA-B27结果为阴性，但CT所发现的放射学阳性的骶髂关节炎及MRI所发现的附着点炎均支持强直性脊柱炎的诊断。不同于类风湿关节炎外周关节受累的残毁性特征，AS的外周关节受累多为非致残性，但髋关节的受累则不同——不仅出现率高且容易致残。值得注意的是，本例患者所受累的左髋关节出现周围部分肌肉的炎症信号，仔细观察可以发现这是股内收肌群附着于耻骨联合处的附着点炎所致：AS的附着点炎的MRI影像表现不仅出现肌腱、韧带附着点处的骨髓炎症信号，炎症明显时也可以出现肌腱及周围软组织呈淡薄或片状的炎症信号。6个月后关节疼痛和活动困难症状有所减轻，复查髋关节MRI可见炎症有所减轻，以上均支持强直性脊柱炎的诊断。

表15-1　本例患者鉴别诊断主要涉及的疾病

	类风湿关节炎	感染性关节炎	强直性脊柱炎
好发人群	中老年女性	免疫抑制状态人群	青年男性
关节炎的特点	对称性的小关节受累	单关节或寡关节，急性或亚急性起病，局部红、肿、热、痛症状明显	骶髂关节炎，下肢非对称性大关节受累
病理生理特点	滑膜炎和血管炎	感染所致关节结构破坏	附着点炎和滑膜炎
关节外症状	可有低热、体重下降、血管炎、类风湿结节、血液系统受累等表现	细菌感染时常伴高热、畏寒、寒战等全身中毒症状	炎性腰背痛、虹膜炎、银屑病、炎性肠病
炎症指标	ESR、CRP	ESR、CRP升高及PCT、相应感染指标升高	ESR、CRP升高
特异性化验	RF、抗角蛋白抗体谱	关节液白细胞升高，中性粒细胞为主，关节液中培养出病原体	HLA-B27阳性
外周关节炎的影像学特点	X线片可见关节端骨质疏松，关节面下囊性变，关节间隙狭窄。关节超声可见滑膜炎表现	常可见关节囊肿胀，关节积液、滑膜增生，感染后期可见骨和软骨破坏，关节间隙狭窄。MRI可见关节周围跨越解剖界限的软组织弥漫性炎症信号	髋关节受累X线片可见关节面下骨破坏、增生硬化及关节间隙狭窄。其他外周关节受累超声可见滑膜炎和附着点炎的表现

（胡拯源　万月华　张洁）

参考文献

[1] 中华医学会检验医学分会. 高通量宏基因组测序技术检测病原微生物的临床应用规范化专家共识[J]. 中华检验医学杂志，2020，43（12）：1181-1195.

[2] 金红花，程若勤，王化敏，等. 强直性脊柱炎所致活动性附着点炎的MRI分析[J]. 放射学实践，2013，28（10）：1066-1068.

案例16 腰背痛－多关节肿痛－发热

案例摘要

患者男性，28岁，主因"腰痛半年，多关节疼痛伴发热1月余"来诊。

现病史：患者半年前出现腰痛，夜间疼痛明显，伴晨僵，未重视。1个月前出现右膝关节肿痛，伴发热，体温最高达39 ℃，考虑"关节炎"，予以"散列通"降温止痛，膝关节肿痛无改善，体温可降至正常。后依次出现左肩、左踝、左膝、右踝关节疼痛，左踝、左膝关节肿胀，仍有每日下午发热，体温波动在38～38.5 ℃，伴出汗，否认咽痛、流涕、咳嗽、咳痰等症状，每日服用"散列通"，关节疼痛略改善。后就诊于我科门诊，左膝关节超声显示大量积液，有中度较新鲜滑膜增生和纤维分隔，诊断"外周型脊柱关节炎"。

既往史、个人史、婚育史、家族史无特殊。

体格检查

左肩关节压痛，活动受限，无肿胀。双膝关节肿胀、压痛，浮髌试验阴性。左踝红肿、压痛，皮温升高。

实验室检查

CRP 6.72 mg/dL、ESR 73 mm/h、HLA-B27阳性。血常规、肝肾功能、凝血功能、呼吸道病原体、尿培养、抗核抗体、自身抗体谱、T-SPOT. TB、术前8项等未见明显异常。

影像学检查

脊柱X线片（图16-1）：脊柱轻度侧弯。

骶髂关节MRI（外院）：双侧骶髂关节间隙未见明显增宽或变窄，关节软骨面尚光滑；STIR序列未见明显骨髓水肿信号。

左肩关节MRI（图16-2）：左肩关节腔、肩峰下－三角肌下滑囊、喙突下滑囊及肱二头肌长头腱腱鞘内见长T_2信号，考虑腱鞘内积液。

左踝关节MRI（图16-3）：左踝关节腔及周围、跟后滑囊及胫骨后肌、趾长屈肌、拇长屈肌腱鞘周围少量长T_2信号，考虑关节积液。

双膝关节超声（图16-4）：双侧膝关节少量积液；双侧膝关节轻度滑膜增生。

成纤维细胞活化蛋白抑制剂（FAPI）PET-CT（图16-5）：左侧第10肋骨、左侧肩周、双侧膝关节及双侧踝关节多发异常FAPI高表达（箭头），考虑炎性改变。

治疗及随访

入院后间断发热，给予"塞来昔布0.2 g bid"，给予双膝关节腔内注射"复方倍他米松7 mg、重组人Ⅱ型肿瘤坏死因子受体–抗体融合蛋白25 mg"，各关节症状明显改善，出院后加用"重组人Ⅱ型肿瘤坏死因子受体–抗体融合蛋白50 mg 皮下注射 每周1次"。2个月后随访，各关节无明显肿痛。

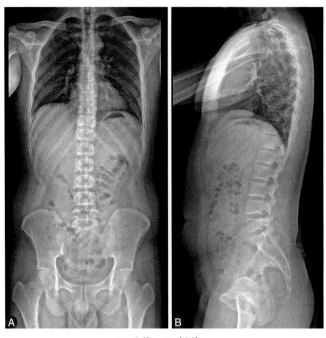

A. 正位；B. 侧位。

图 16-1　脊柱 X 线片

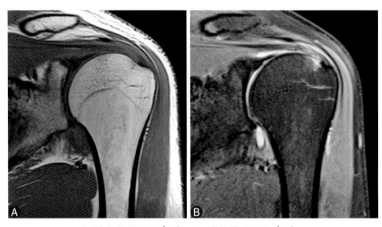

A. 冠状位 T_1WI 序列；B. 冠状位 STIR 序列。

图 16-2　左肩关节 MRI

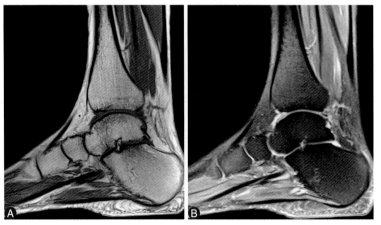

A. 矢状位 T_1WI 序列；B. 矢状位 STIR 序列。

图 16-3　左踝关节 MRI

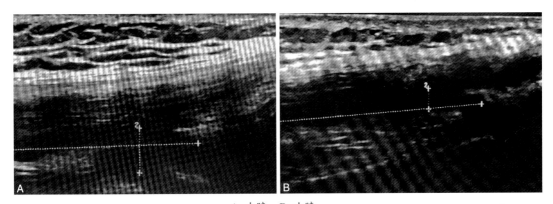

A. 左膝；B. 右膝。

图 16-4　双膝关节超声

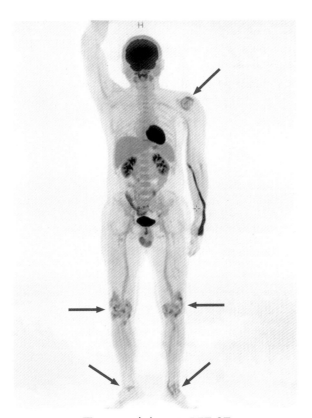

图 16-5　全身 FAPI PET-CT

最终诊断

外周型脊柱关节炎。

案例述评

脊柱关节炎（SpA）是一组慢性炎症性疾病，主要累及中轴关节，但也有外周关节和其他系统受累的表现。外周型脊柱关节炎（pSpA）的病因和发病机制尚不完全清楚。遗传因素在其中起着重要作用，HLA-B27与pSpA的发病密切相关。此外，环境因素如感染、外伤等也可能诱发或加重疾病。pSpA的主要表现为关节滑膜和韧带附着点的炎症，可导致关节肿痛和功能障碍。

ASAS提出了pSpA分类标准：关节炎，或附着点炎，或指（趾）炎，加上以下至少1项：①葡萄膜炎；②银屑病；③炎性肠病；④前期感染；⑤HLA-B27阳性；⑥骶髂关节影像学改变。或加上以下至少2项：①关节炎；②附着点炎；③指（趾）炎；④既往有炎性腰背痛；⑤SpA家族史。本例患者为青年男性，既往有腰背痛，表现为左肩、双膝、双踝关节肿痛、活动受限，HLA-B27阳性，符合该分类标准。

应用镓68（⁶⁸Ga）标记的FAPI作为示踪剂的PET-CT在关节炎局部摄取增加，并与临床表现相关。本例患者应用⁶⁸Ga-FAPI PET-CT检测到了全身多关节的滑膜炎症，显示了该示踪剂在全面识别pSpA的关节受累方面具有潜力。

pSpA的治疗原则主要包括控制炎症、缓解疼痛、保护关节功能和提高患者生活质量，治疗方法包括药物治疗、物理治疗和必要时的手术干预等。药物治疗是基础，通常首选NSAIDs以减轻疼痛和炎症，对于反应不佳的患者，可能需要使用DMARDs或生物制剂，如TNF-α抑制剂和IL-17抑制剂，这些生物制剂在控制炎症和防止关节损伤方面显示出较好的效果。物理治疗如热疗、冷疗和适度运动可以帮助改善关节灵活性和肌肉力量。对药物治疗反应不佳的患者可能需要考虑手术治疗。

（冀肖健　万月华　赵征）

参考文献

[1] RAMIRO S, NIKIPHOROU E, SEPRIANO A, et al. ASAS-EULAR recommendations for the management of axial spondyloarthritis: 2022 update[J]. Ann Rheum Dis, 2023, 82（1）: 19-34.

[2] DANVE A, DEODHAR A. Treatment of axial spondyloarthritis: an update[J]. Nat Rev Rheumatol, 2022, 18（4）: 205-216.

[3] LUO Y, PAN Q, ZHOU Z, et al. ⁶⁸Ga-FAPI PET/CT for Rheumatoid Arthritis: a prospective study[J]. Radiology, 2023, 307（3）: e222052.

与脊柱关节炎有类似表现的其他风湿性疾病

案例17　间断腰痛 – 胸锁关节肿痛 – 掌跖脓疱病

案例摘要

患者女性，67岁，主因"间断腰痛52年，加重17天"入院。

现病史：患者52年前摔伤后出现下腰部疼痛，活动后加重，外院诊断"外伤、腰椎间盘突出"，间断接受中药、理疗、小剂量激素、NSAIDs治疗，疼痛缓解。21年前无诱因出现左胸锁关节肿痛，表面皮肤发红、皮温高，应用NSAIDs有效，此后间断发作。14年前外院查全身骨ECT显示左锁骨、脊柱、右骶髂多发异常病变，考虑"转移性病变"，左胸锁关节活检显示无菌性炎症。13年前腰背痛加重，外院考虑"强直性脊柱炎及SAPHO综合征不除外"，给予"复方倍他米松注射液7 mg肌肉注射，口服NSAIDs"，症状好转。因咳嗽、打喷嚏、按摩后腰痛加剧，外院检查显示"重度骨质疏松、椎体压缩性骨折"，于6年前和5年前先后2次接受椎体成形术，术后间断口服依托考昔。于4年前开始规律接受"唑来膦酸钠5 mg（每年1次×4次）静滴"治疗。17天前腰背痛加重，平躺时减轻，变换体位时加重，外院腰椎核磁提示腰4-5椎间盘突出。

体格检查

双手掌可见脓疱疹，双足底无皮疹，腰椎部分棘突压痛，弯腰受限，左侧胸锁关节肿胀伴压痛，右侧骶髂关节区域压痛。

个人史、婚育史、家族史无特殊。

实验室检查

CRP 4.24 mg/dL，ESR 56 mm/h，IL-6 8.81 pg/mL，血磷0.74 mmol/mL。感染指标（布鲁氏菌凝集试验、G试验、GM试验、EBV、CMV、结核、血培养）均为阴性。HLA-B27阴性，自身抗体阴性。免疫球蛋白、补体均正常。

骨穿刺活检：骨小梁纤维脂肪组织增生，穿刺活检组织培养阴性，未见肿瘤细胞成分。

影像学检查

左侧胸锁关节超声：可见滑膜炎和胸锁关节骨质破坏。

骨盆X线片（图17-1）：右侧骶髂关节骨质密度增高。

骶髂关节CT平扫（图17-2）：双侧骶髂关节骨质密度增高，右侧为著，伴关节间隙狭窄。

骶髂关节MRI平扫（图17-3）：右侧骶髂关节局部骨质信号异常，呈长T_1长T_2信号，骨髓腔内片状长T_1短T_2信号影，伴周围软组织受累。

胸部CT平扫（骨窗，图17-4）：左侧胸锁关节骨质破坏，密度增高，并呈增生性改变。

骨ECT（图17-5）：脊柱多节椎体、胸骨、双侧骶髂关节、右侧第8肋放射性浓聚。

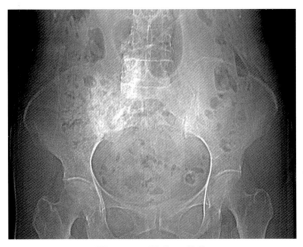

图 17-1　骨盆 X 线片

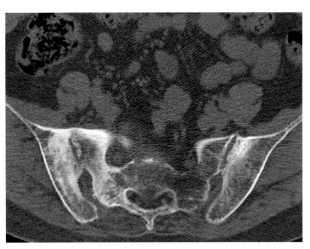

图 17-2　骶髂关节 CT 平扫

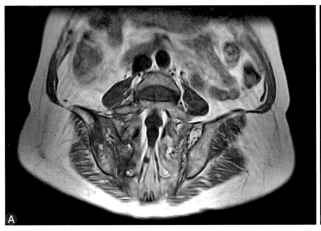

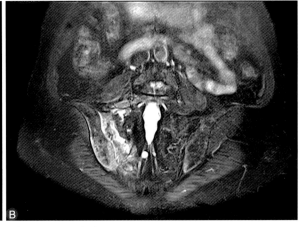

A. 斜冠位 T_1WI 序列；B. 斜冠位 STIR 序列。

图 17-3　骶髂关节 MRI 平扫

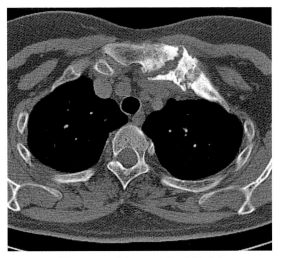

图 17-4　胸部 CT 平扫（骨窗）

与脊柱关节炎有类似表现的其他风湿性疾病

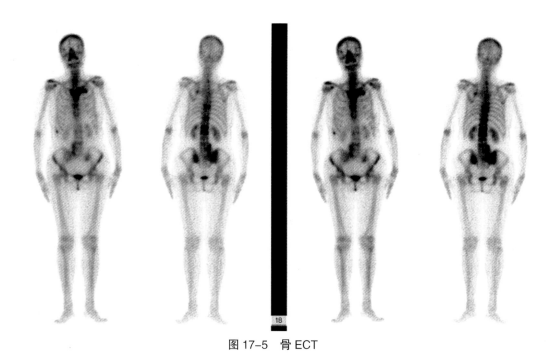

图 17-5 骨 ECT

治疗及随访

入院后给予完善相关检查，在进行充分鉴别诊断，尤其是感染和肿瘤的重点排查后，给予口服足量的NSAIDs（塞来昔布）和DMARDs（柳氮磺吡啶），1个月后患者的疼痛症状明显减轻，6个月后复查骶髂关节核磁提示右侧骶髂关节炎症病变较前明显吸收。

最终诊断

SAPHO综合征。

案例述评

本例患者为67岁老年女性，慢性病程，病史52年，主要表现为间断腰痛，近17天有加重。临床鉴别主要考虑以下疾病：腰椎间盘突出；腰椎骨质增生；脊柱关节炎（强直性脊柱炎）；感染（如结核）；骨肿瘤或转移瘤；骨质疏松；代谢性骨病。

腰椎间盘突出、骨质增生及骨质疏松：通过患者的高龄状态、腰椎的影像学检查、既往的骨密度检查结果及多次腰椎压缩性骨折病史很容易就可以确诊。

脊柱关节炎（强直性脊柱炎）：虽然化验CRP、ESR炎症指标升高，但因患者临床表现为机械性腰背痛特点，化验HLA-B27阴性，骶髂关节核磁病变主要局限于单侧，并伴有周围软组织受累，因此本病诊断依据不充分。

代谢性骨病：因化验血磷低，需要鉴别是否为代谢性骨病（低磷骨软化症），考虑到血钙、碱性磷酸酶水平正常，自身抗体全阴性，化验甲状旁腺激素水平正常，也无长期口服阿德福韦酯和肿瘤的病史，因此低磷骨软化症诊断依据不足。

感染（如结核）：骶髂关节单侧病变，并累及周围软组织需要考虑感染。患者病程长，查布鲁氏菌凝集试验、G试验、GM试验、EBV、CMV、结核、血培养等感染指标均为阴性，且骶髂关节骨穿刺活检培养阴性，予以排除。

骨肿瘤或转移瘤：老年患者，单侧的骶髂关节病变，病变跨越骶髂关节解剖间隙需要重点考虑肿瘤。但患者病程长，无恶病质等消耗症状，肿瘤标志物均为阴性，骶髂关节骨穿刺活检未见肿瘤细胞成分，因此予以排除。

SAPHO综合征：追问病史得知患者曾有明显的掌跖脓疱病，病程中有左胸锁关节肿痛，应用NSAIDs治疗有效，CT可见胸锁关节病变，骨ECT可见"牛头征"，外院左锁骨活检曾示无菌性炎症，因此最终诊断为SAPHO综合征。

SAPHO综合征得名于早期报告所示临床表现的首字母缩写，即滑膜炎（synovitis）、痤疮（acne）、脓疱病（pustulosis）、骨肥厚（hyperostosis）和骨髓炎（osteomyelitis）。这是一种累及骨、关节和皮肤的罕见炎症性疾病，在1987年首次称为SAPHO综合征。本病通常引起患处疼痛、肿胀和压痛，多个部位可能受累，特别是前胸壁、其他部分的中轴骨（包括骶髂关节和脊柱）、下肢的中等关节及大关节。影像学改变包括骨肥厚、硬化性病变、骨质溶解、骨膜反应、附着点骨增生等。本例患者为67岁老年女性，慢性病程，病史52年，病程中有左胸锁关节肿痛，超声检查提示有滑膜炎，查体见双手掌脓疱病，CT及核磁可见左侧胸锁关节和右侧骶髂关节骨质肥厚、右侧骶骨和髂骨骨髓水肿，即骨髓炎，且在充分排除感染和肿瘤性疾病的前提下，最终诊断为SAPHO综合征。

本案例给我们的启示：①SAPHO综合征是一类骨与关节、皮肤的炎症性疾病谱，可以有各种临床表现和影像学表现，甚至跨越解剖结构；②SAPHO综合征是模仿大师，易模拟感染、肿瘤等疾病，因此鉴别诊断很重要，尽可能完善活检和病理检查。

（孙飞 万月华 赵伟）

参考文献

[1] 金京玉，孙飞，王刚，等.误诊为脊柱关节炎的低磷软骨病26例临床分析[J].中华内科杂志，2014，53（11）：847-851.

[2] 王刚，王炎焱，朱剑，等.感染性骶髂关节炎21例临床分析[J].中华内科杂志，2015，54（5）：420-425.

[3] 赵征，王炎焱，金京玉，等.34例骶髂关节异常误诊为脊柱关节炎的磁共振成像分析[J].中华内科杂志，2014，53（9）：724-729.

[4] 王炎焱，赵征，张江林，等.骶髂关节炎509例临床资料分析[J].中华内科杂志，2013，52（11）：924-927.

[5] BENHAMOU C L，CHAMOT A M，KAHN M F. Synovitis-acne-pustulosis hyperostosis-osteomyelitis syndrome（SAPHO）. A new syndrome among the spondyloarthropathies? [J]. Clin Exp Rheumatol，1988，6：109.

案例 18　胸痛－手足脓疱－慢性髋关节痛

案例摘要

患者男性，49岁，主因"前胸壁疼痛、手足脓疱疹半年，双髋痛6天"来诊。

现病史：患者于半年前出现前胸壁疼痛，活动时明显，双手、双足红斑，后出现脓疱疹，破溃后可见脱屑、蜕皮。外用"卤米松"等药物治疗后双手、双足红斑及脓疱疹未见明显改善。患者于6天前出现前胸壁疼痛加重，以活动时及右侧卧位明显，伴双髋关节疼痛，活动时明显。无腰背痛、发热等不适。

既往史、个人史、婚育史、家族史无特殊。

体格检查

颜面部可见散在痤疮。双手掌、足底散在脓疱疹，伴脱屑和红斑（图18-1）。

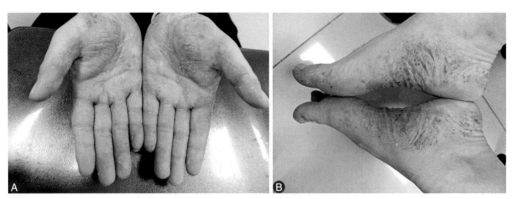

图 18-1　双手掌、足底散在脓疱疹

实验室检查

血常规、肝肾功能未见明显异常，HLA-B27为阴性，抗CCP抗体为阴性，自身抗体谱为阴性。ESR 35 mm/h，CRP 17 mg/L。

影像学检查

胸部CT（图18-2）可见双侧胸锁关节关节面骨侵蚀及骨增生肥厚改变（箭头）。

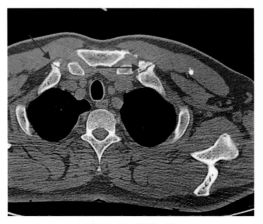

图 18-2　胸部 CT

骶髂关节CT（图18-3）提示双侧骶髂关节关节间隙狭窄、骨增生改变。

骶髂关节MRI提示右侧活动期骶髂关节炎改变（图18-4箭头），以及第5腰椎骨炎改变（图18-5箭头）。髋关节MRI未见明显异常。

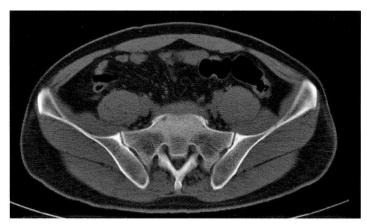

图 18-3　骶髂关节 CT

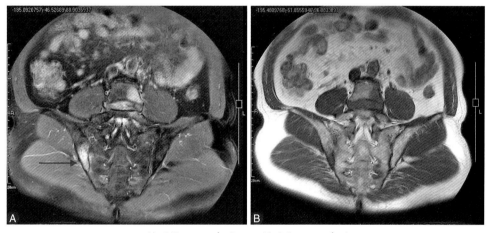

A. 斜冠位 STIR 序列；B. 斜冠位 T₁WI 序列。

图 18-4　骶髂关节 MRI

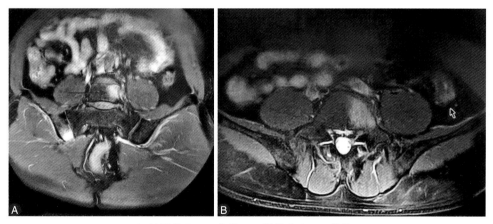

A. 斜冠位 STIR 序列；B. 横轴位 STIR 序列。

图 18-5　骶髂关节 MRI

治疗及随访

　　患者在掌跖脓疱病的基础上出现了胸锁关节滑膜炎和骶髂关节炎、痤疮、多处骨增生及腰椎和左侧髂骨骨髓炎改变，SAPHO综合征诊断明确。予以"阿西美辛、阿达木单抗、甲氨蝶呤和柳氮磺吡啶"治疗。1个月后患者关节疼痛症状明显缓解，手足的皮疹脱屑较前明显好转，偶有瘙痒感。

‖ 最终诊断

　　SAPHO综合征。

案例述评

　　SAPHO综合征即滑膜炎、痤疮、脓疱病、骨肥厚和骨髓炎5种表现的综合征。SAPHO综合征是一种罕见的自身炎症性疾病，其临床表现多样，皮肤和骨关节病变发生的时间顺序不确定，有时仅有骨关节受累的表现而皮疹滞后出现，这种情况对诊断的建立提出较高的挑战。目前，SAPHO综合征的诊断主要依靠典型的皮损表现和骨关节受累症状及影像学证据，但合并典型皮肤改变的患者仅占一半左右，有部分患者仅表现为骨关节受累，因此正确认识SAPHO综合征的骨关节受累特点对疾病的诊断具有重要的意义。

　　SAPHO综合征最常见的骨关节受累部位为前上胸壁（65%~90%），特别是胸锁关节和胸肋关节，其次是脊柱、外周关节和骶髂关节。受累骨关节的主要病理改变为局部骨肥厚、滑膜炎和骨髓炎，具体临床表现为受累部位骨关节反复发作的疼痛、压痛、活动受限，伴或不伴周围软组织肿胀。症状可持续数月至数年，迁延不愈。骨关节受累部位与患者年龄相关，成年人易累及前胸壁和脊柱，儿童和青少年更易累及长骨。有研究认为，SAPHO综合征的骨髓水肿代表病变的急性期，脂肪沉积及骨质破坏代表疾病由急性期向慢性期转化，骨质硬化代表疾病的慢性期及病变修复期。与此病理生理过程相对应的，在疾病的初期，受累部位影像学检查可仅表现为骨髓炎或滑膜炎甚至无明显异常改变，随着疾病的进展，病变部位可呈现溶骨性或硬化性改变。本例患者有SAPHO综合征常见的骨关节受累表现：胸锁关节的滑膜炎、骶髂关节炎和腰椎椎体骨炎，此外可看到胸骨和髂骨的明显骨增生硬化改变，但髋关节MRI未见明显的炎症改变。

　　SAPHO综合征常需要与强直性脊柱炎及银屑病关节炎进行鉴别，实际上这种鉴别有时非常困难。有研究认为SAPHO综合征与强直性脊柱炎及银屑病关节炎的可能发病机制均为附着点炎。SAPHO综合征的椎体受累包括椎角炎及终板炎、骨髓水肿、骨质破坏及硬化，这些表现与强直性脊柱炎的骨关节受累表现非常相似。但有研究报道SAPHO综合征的骶髂关节病变以骶骨侧受累为著，或骶髂关节两侧均有受累，而强直性脊柱炎的骶髂关节炎病变多以髂骨侧更为显著。

　　SAPHO综合征的治疗目前尚无共识性的治疗方案，临床实践中可参照脊柱关节炎的治疗方案来治疗其骨关节症状。非甾体抗炎药常作为一线用药改善患者症状，改善病情抗风湿药物如甲氨蝶呤、羟氯喹、来氟米特可能对皮疹及外周关节炎的改善有一定作用。对于NSAIDs治疗后中轴症状（如骶髂关节炎、脊柱炎、椎间盘炎）未能充分缓解的患者，可以考虑使用肿瘤坏死因子（TNF-α）抑制剂。当上述治疗无效时，指导治疗选择的循证医学证据较为有限。可以根据疾病的具体表现和严重程度，尝试使用双膦酸盐、抗IL-1、抗IL-12、抗IL-23或抗IL-17治疗。双膦酸盐不仅可以诱导破骨细胞凋亡，抑制破骨性骨吸收，而且可以下调IL-1、TNF-α和IL-6的表达，具有一定抗炎作用。

（胡拯源　罗贵　李艳）

参考文献

[1] 高爽，邓晓莉，李鑫，等. SAPHO综合征骨受累特点综述[J]. 中华风湿病学杂志，2019，23（4）：269-272.

[2] 王恩成，孙晓光，孟德刚. SAPHO综合征1例报道及文献综述[J]. 医学影像学杂志，2010，20（12）：1903-1905.

[3] 徐文睿，李忱，邵暇荔，等. SAPHO综合征患者骶髂关节病变的MRI表现[J]. 磁共振成像，2017，8（6）：441-445.

[4] 刘曦，徐文睿，邵暇荔，等. 伴慢性背部疼痛SAPHO综合征患者全脊柱及骶髂关节MRI表现[J]. 中华临床免疫和变态反应杂志，2021，15（2）：159-165.

案例19　右髋痛－骨肥厚－痤疮－脓疱病

案例摘要

患者男性，21岁，主因"右髋疼痛12年余"来诊。

现病史：12年前患者受凉后出现右髋刺痛，伴右侧腹股沟疼痛，活动后加重，休息可减轻，疼痛时口服"双氯酚酸钠25 mg"，症状可缓解。6年前军训之后上述症状加重，夜间因疼痛无法入睡，伴右髋活动受限，静脉输注激素、抗生素，症状可缓解，后续反复发作。4年前于外院就诊，炎症指标升高，髋关节CT显示右侧髂骨骨质膨胀、硬化，多发穿凿样骨质破坏，周围软组织肿胀，累及右侧骶髂关节。右髋关节间隙稍窄。骨盆MRI显示右侧髂骨骨质破坏，周围软组织肿胀，骶骨关节面下骨髓水肿，恶性病变不能除外。行右侧髂骨活检，病理报告：（右髂骨）反应性增生性骨小梁，骨小梁间隙内血管增生，骨膜纤维组织增生，骨旁为横纹肌、血管、脂肪及纤维组织，伴间质黏液变性。接受对症止痛治疗，时有反复，右髋关节活动进一步受限，且逐渐出现左髋不适，活动时需挂拐。1年前再次就诊，炎症指标正常，骶髂关节CT显示双侧骶髂关节面欠光整、关节面稍骨质硬化，关节面下小囊变，右侧为著，右侧关节间隙狭窄，不除外炎症改变。骨盆MRI显示右侧髂骨近髋臼上方弥漫大片异常信号，右侧骶骨片状T$_2$压脂高信号，炎症改变可能，右侧髂骨翼多发囊性灶；右侧髋关节积液，左髋关节少量积液；双侧腹股沟区多发小淋巴结。再次行右髋骨组织活检，右髋臼病灶病理报告：少许碎骨及骨髓组织。右侧髂骨组织培养：细菌、真菌均无菌生长，抗酸杆菌染色阴性。口服非甾体抗炎药治疗，髋部疼痛较前减轻。病程中颜面反复痤疮，手掌及足底出现脓疱疹。

既往史、个人史、婚育史、家族史无特殊。

体格检查

口周、下颌可见痤疮样皮疹，后背可见散在红色丘疹。Schober试验7 cm，枕壁距0 cm，右侧髋部压痛及叩痛（－），右髋部内旋、外旋、外展受限，"4"字试验阳性，只能完成45°，Thomas征阳性，最大踝间距87 cm。无胸锁关节压痛，未见关节肿胀，未见鳞屑样皮疹，未见腊肠指（趾）。

实验室检查

（4年前外院）ESR 48 mm/h，CRP 1.80 mg/dL。

（1年前外院）ESR 3 mm/h，CRP 0.35 mg/dL，碱性磷酸酶、血钙及血磷正常，HLA-B27阴性，RF及抗CCP抗体、APF、AKA阴性，抗核抗体阴性。

（此次本院）ESR 2 mm/h，CRP＜0.05 mg/dL。HLA-B27阴性。骨代谢：骨钙素22.46 ng/mL，1,25羟基维生素D$_3$ 8.4 ng/mL↓，β-胶原降解产物0.647 ng/mL。1,3-β-D葡聚糖检测（G试验）、曲霉菌半乳甘露聚糖检测（GM试验）、EBV DNA、CMV DNA、T-SPOT. TB、布鲁氏菌IgG抗体均为阴性。

影像学检查

骶髂关节CT平扫（图19-1）：右侧骶髂关节间隙变窄，部分消失，关节面模糊，右侧髂骨多发穿凿样骨质破坏（图19-1A箭头）；右侧髂骨侧可见明显骨质硬化，骨质膨胀（图19-1B箭头）。考虑右侧骶髂关节改变，感染性病变。

　　髋关节MRI（图19-2）：右侧骶骨片状T$_2$压脂高信号（图19-2A、图19-2B粗箭头），右侧髂骨翼多发囊性灶（图19-2A、图19-2B细箭头）；右侧髂骨近髋臼上方弥漫不均质T$_2$压脂高信号（图19-2C、图19-2D粗箭头）。考虑右侧髂骨异常信号感染性病变可能性大。

　　骶髂关节MRI（图19-3）：右侧骶骨、髂骨、髋臼内多发不均质片状长T$_1$长T$_2$信号，边界欠清。考虑：①右骶骨、右髂骨及髋臼异常信号，考虑炎性。②双髋关节腔少量积液。

　　骨ECT（图19-4）：右侧髂骨、右侧骶髂关节、双肩、双膝关节放射性浓聚。

　　病理（图19-5）：（右侧骶髂关节）可见一些无定型组织，少量骨组织（图19-5A）；高倍镜下可见骨组织内浆细胞和淋巴细胞浸润（图19-5B）。考虑炎性病变。

　　髂骨组织送检病原宏基因二代测序结果为阴性。

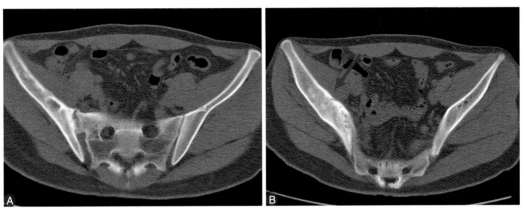

图 19-1　骶髂关节 CT

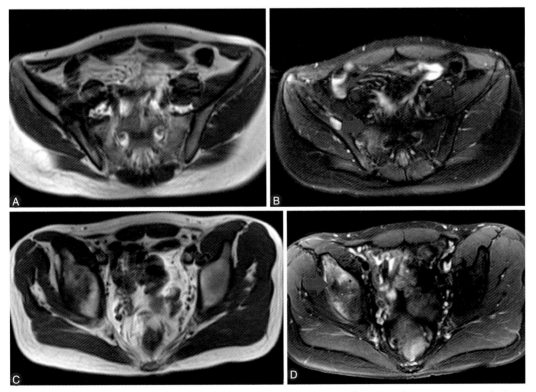

A. 斜冠位 T$_1$WI 序列；B. 斜冠位 T$_2$WI 压脂序列；C. 横断位 T$_1$WI 序列；D. 横断位 T$_2$WI 压脂序列。

图 19-2　髋关节 MRI

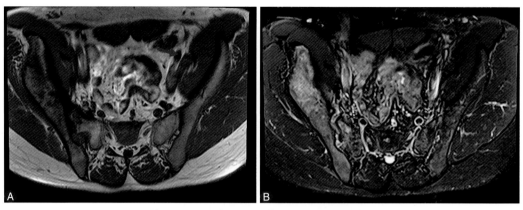

A. 横断位 T_1WI 序列；B. 横断位 T_2WI 压脂序列。

图 19-3　骶髂关节 MRI

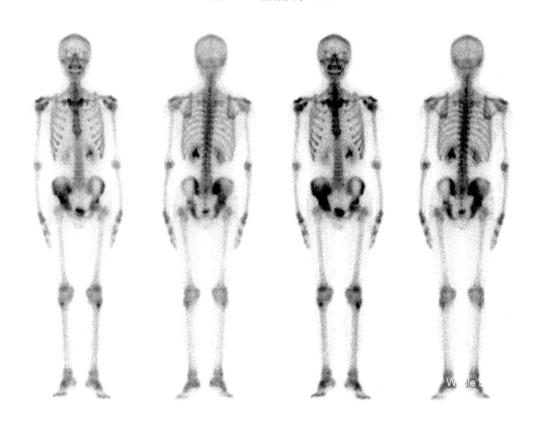

图 19-4　骨 ECT

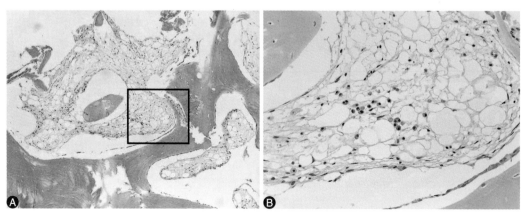

图 19-5　右侧髂骨活检病理

治疗及随访

口服"柳氮磺吡啶1 g bid"后疼痛较前减轻，仍有明显活动受限。发现住院期间患者痤疮样皮疹仍有反复，并出现足底脓疱（图19-6）。

结合上述检查结果，诊断考虑为"慢性无菌性骨髓炎"，给予NSAIDs、柳氮磺吡啶、阿仑膦酸钠治疗。

半年后患者疼痛减轻，步行未见明显跛行，查体右侧"4"字试验外展可达60°，最大踝间距达115 cm。

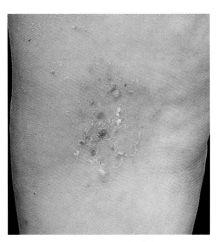

图 19-6　足底脓疱

最终诊断

慢性无菌性骨髓炎。

案例述评

本例患者幼年发病，累及右髋关节，患者虽然有夜间痛，但主要表现为活动后加重，休息后减轻的特点，并不符合脊柱关节炎的炎性疼痛特点。因为病程长，贯穿了患者的幼年及青春发育期，其疼痛表现有时容易误诊为生长痛、运动后损伤。颜面及胸背的痤疮很难和青春期毛囊炎相鉴别。而反复出现的掌跖脓疱因其可以自行消退，因此容易被患者及家属忽略。骶髂关节CT显示除了在骶髂关节面出现骨破坏外，在髂骨翼也出现多发穿凿样破坏，而这并不符合脊柱关节炎的影像学表现特点。骶髂关节的CT和MRI均显示，与左侧对比，右侧髂骨明显的骨肥厚、骨硬化。患者为青年男性，幼年发病，起病隐匿。主要表现为右髋肿胀、刺痛，活动受限。病程中有反复发作的手掌足底脓疱疹。实验室检查提示炎症指标升高，多次的影像学检查可见骨质破坏，骨质硬化，骨质膨胀等动态变化及多种表现并存。骨组织病理未见肿瘤性改变，骨组织培养及NGS检查均为阴性。综上所述，考虑诊断为慢性无菌性骨髓炎（CNO）。

CNO是一种罕见的自身炎症性疾病，和SAPHO综合征构成了一组慢性复发性炎性骨关节疾病，经常伴有皮肤爆发，如掌跖脓疱病和聚合型痤疮，其影像学特征为骨炎和/或骨质增生。有学者认为CNO是SAPHO综合征的儿科形式，可延展至成年，其发病高峰为8～12岁，其病理特征是无菌性骨病变。该疾病主要影响长骨、骨盆、椎骨和锁骨的干骺端。CNO的诊断分为主要标准、次要标准和确诊标准。主要标准：①放射学证实的溶骨性/硬化性骨病变；②多灶性骨病；③掌跖脓疱病或银屑病；④有炎症和/或纤维化、硬化迹象的无菌骨活检。次要标准：①正常的血细胞计数和良好的总体健康状况；②CRP和ESR轻度至中度升高；③病程超过6个月；④骨肥厚；⑤合并除掌跖脓疱病或银屑病以外的其他自身免疫性疾病；⑥一级或二级亲属患有自身免疫性或自身炎症性疾病或非细菌性骨炎。确诊标准：符合2个主要标准或1个主要标准和3个次要标准。

骶髂关节或骨盆受累影像特点：成年SAPHO综合征患者发生骶髂关节炎的风险增加，通常为单侧。儿童/青少年CNO通常表现为骶髂关节、三角软骨或坐骨耻骨联合附近盆腔骨的炎性骨性改变。骶髂关节糜烂性改变和邻近髂骨或骶骨广泛硬化是SAPHO/慢性复发性多灶性骨髓炎（CRMO）病变的特征，有助于将其与脊柱关节炎的骶髂关节炎区分开来。明显的变化可以通过X线观察到，但早期活动性病变和慢性病变中的活动性炎症区域可能需要MRI来检测。儿童/青少年的病变其特征是最初的骨溶解愈合伴硬化，有时也伴有骨质增生。

目前CNO的发病机制尚未研究清楚，有研究表明可能是免疫细胞的细胞因子表达失衡的结果，导致破骨细胞分化和活化加速，进一步致骨重塑和炎性骨丢失加速。CNO易感性怀疑有遗传因素的参与，目前有研究认为可能与*LPIN2*、*IL1RN*、*FBLIM1*基因相关，主要影响IL-1β的产生和RANKL表达。在CNO患者中，白细胞的细胞因子表达发生改变：IL-6、IL-1β和TNF-α水平升高发挥促炎作用，而IL-10和IL-19水平下降则降低抗炎作用。

目前初始治疗多为每日标准剂量的非甾体类抗炎药，若4～6周尝试性治疗后仍有持续活动症状及MRI异常表现，补充治疗包括改善病情抗风湿药物，如柳氮磺吡啶、TNF抑制剂和/或双膦酸盐，以诱导缓解和减少骨损害。

（万月华　孙飞　赵征）

参考文献

[1] HEDRICH C M，MORBACH H，REISER C，et al. New insights into adult and paediatric chronic non-bacterial osteomyelitis CNO[J]. Curr Rheumatol Rep，2020，22（9）：52.

[2] BUCH K，THUESEN A C B，BRØNS C，et al. chronic non-bacterial osteomyelitis：a review [J]. Calcified Tissue International，2019，104（5）：544-553.

[3] JANSSON A，RENNER E D，RAMSER J，et al. Classification of non-bacterial osteitis retrospective study of clinical，immunological and genetic aspects in 89 patients[J]. Rheumatology，2007，46（1）：154-160.

[4] ZHANG P，JIA X Y，ZHANG Y，et al. Chronic recurrent multifocal osteomyelitis beginning with a solitary lesion of the ilium[J]. BMC Musculoskeletal Disorders，2017.

[5] NEPAL P，ALAM S I，SAJID S，et al.Rare presentation of chronic recurrent multifocal osteomyelitis of the Iliac wing mimicking Ewing's sarcoma[J]. South African Journal of Radiology，2021，25（1）：1027-1202.

[6] JURIK A G，KLICMAN R F，SIMONI P，et al. SAPHO and CRMO：the value of imaging[J]. Semin Musculoskelet Radiol，2018，22（2）：207-224.

案例20 腰痛－左腿疼痛－右锁骨区疼痛－双手皮疹

案例摘要

患者女性，56岁，主因"腰部、左腿、右锁骨区疼痛伴双手皮疹1年余"来诊。

现病史：患者19个月前无明显诱因出现腰痛，活动后加重，不伴晨僵，口服"布洛芬"治疗后腰痛可减轻。17个月前腰痛加重，伴左侧大腿外侧、左膝关节、右侧锁骨周围疼痛，局部皮肤无发红、发烫，同期出现午后低热，体温最高37.3 ℃，伴夜间盗汗。16个月前就诊于当地医院化验ESR升高，结核T-SPOT.TB阴性，布鲁氏菌凝集试验阴性，肺部CT未见异常，腰椎MRI显示腰1椎体椎角炎、腰5椎体上部骨髓水肿、腰4椎体终板炎，髋关节CT显示左侧股骨上段骨质改变，股骨MRI显示左侧股骨上段骨髓水肿，邻近肌肉组织水肿，胸部MRI显示右侧第1前肋骨髓水肿，邻近软组织水肿。化验结核分枝杆菌IgG抗体（蛋白芯片法）弱阳性，考虑"结核感染"，开始接受"异烟肼、利福平、吡嗪酰胺、乙胺丁醇四联抗结核"治疗。1个月后查PET-CT显示右侧第1前肋、邻近肋软骨及左侧股骨高代谢。左股骨活检病理回报少量死骨及骨髓组织，见血管瘤样增生，未见转移癌及结核病变。继续抗结核治疗，自觉疼痛减轻。14个月前间断出现双手拇指、食指末节指腹、手掌、脚掌水泡样皮疹，每次2～3个水泡，脱皮后愈合，未重视。9个月前仍有多部位疼痛，故行第2次左侧股骨上段切开活检术，术后病理不考虑肿瘤或结核，停用所有抗结核药物，卧床休息3个月，其间无明显疼痛。6个月前逐渐恢复正常活动，再次出现腰痛、右侧锁骨周围疼痛，活动量增大或天气变化时加重，并出现右侧下颌骨疼痛。1个月前出现左侧臀区痛，活动后加重。

既往史、个人史、婚育史、家族史无特殊。

体格检查

右侧下颌骨、右侧锁骨区压痛、无肿胀，左侧大腿上段、左侧臀区压痛，双侧"4"字试验阴性，四肢关节无肿胀、压痛。

实验室检查

CRP 0.64 mg/dL，T-SPOT.TB阴性，肿瘤标志物均为阴性。

影像学检查

腰椎MRI（图20-1）：腰1椎体椎角炎（红色箭头），腰5椎体上部骨髓水肿（白色粗箭头），腰4椎体终板炎（白色细箭头）；腰椎骨质增生；腰3-4椎间盘膨出，腰4-5椎间盘膨出并突出。

髋关节CT（图20-2）：左侧股骨上段骨质改变。

股骨MRI（图20-3）：左侧股骨上段骨髓水肿，邻近肌肉组织水肿。

胸部MRI（图20-4）：右侧第1前肋骨髓水肿，邻近软组织水肿。

PET-CT（图20-5）：右侧第1前肋、邻近肋软骨（图20-5A箭头）及左侧股骨（图20-5B箭头）高代谢，SUVmax 4.65。

全身骨ECT（图20-6）：右侧下颌骨、右侧第1肋、腰3-5椎体、左侧骶髂关节、左侧股骨上段放射性浓聚。

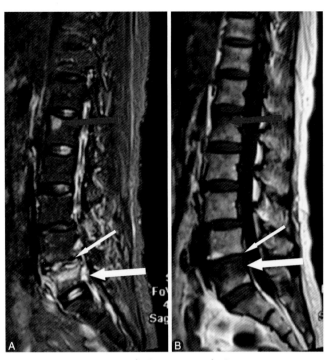

A. STIR 序列；B. T₁WI 序列。

图 20-1　腰椎 MRI

图 20-2　髋关节 CT

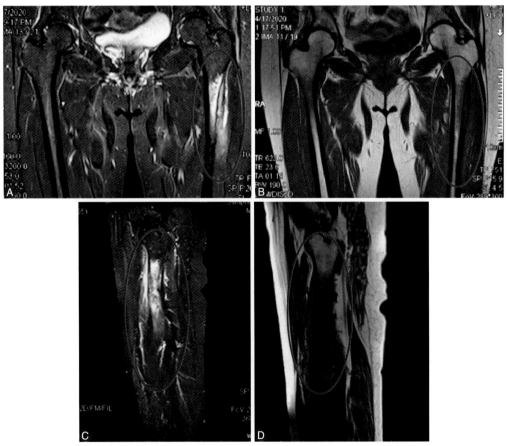

A. 冠状位 STIR 序列；B. 冠状位 T₁WI 序列；C. 矢状位 STIR 序列；
D. 矢状位 T₁WI 序列。

图 20-3　股骨 MRI

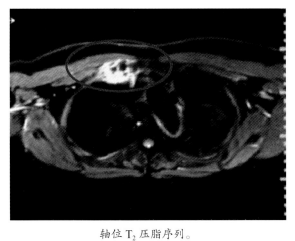

轴位 T$_2$ 压脂序列。

图 20-4 胸部 MRI

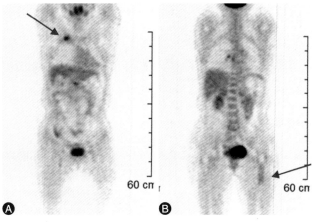

图 20-5 PET-CT

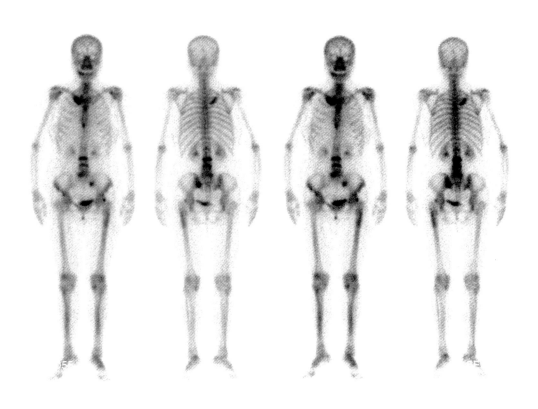

图 20-6 全身骨 ECT

治疗及随访

考虑SAPHO综合征，给予依托考昔、沙利度胺、阿达木单抗治疗，各部位疼痛好转。3年后电话随访，右侧臀区偶有疼痛，其余各部位疼痛均缓解，后更换为托法替布、甲氨蝶呤治疗，臀区痛缓解，复查ECT仅遗留右侧胸锁关节区放射性浓聚。

▌最终诊断

SAPHO综合征。

案例述评

本例患者为中年女性，以腰痛起病，后逐渐出现左侧大腿外侧、左膝关节、右侧锁骨周围疼痛，伴随午后低热，化验炎症指标升高，外院查结核分枝杆菌IgG抗体（蛋白芯片法）弱阳性，故考虑结核感染，接受抗结核治疗看似好转，实则与住院期间休息有关。我院住院后阅片发现为腰椎及股骨干、肋骨周围骨炎，追问病史曾有手掌、足底脓疱疹，且股骨干2次活检可排除结核及肿瘤，最终考虑为SAPHO综合征。

SAPHO综合征即滑膜炎、痤疮、脓疱病、骨肥厚和骨髓炎。除皮肤表现为，骨髓炎、骨肥厚相对特异，其中前胸壁受累最常见，可累及胸锁关节、胸肋关节、肋锁韧带，是SAPHO综合征的典型表现，局部可出现红肿疼痛，双侧受累在ECT上可表现为"牛头征"。骶髂关节也是常见受累部位，单侧受累多见，而双侧受累时容易误诊为脊柱关节炎，不同之处在于除骨炎外，SAPHO综合征更多见骨硬化，还可有骨肥厚表现，另外可结合HLA-B27、皮疹及其他骨关节受累情况谨慎鉴别。SAPHO综合征也可累及脊柱，表现为椎角炎、椎间盘炎、骨硬化、骨破坏或骨赘形成。四肢长骨受累可表现为骨炎伴骨质增生，可同时存在溶骨性与硬化性改变，此时易误诊为骨肿瘤。既往文献中也有报道下颌骨受累，更多见于青年女性多见。此外需要注意的是，部分骨炎可伴随周围软组织受累，T_2WI序列可见炎症信号跨越组织结构，容易误诊为感染性病灶，需结合患者整体情况综合判断，必要时完善组织穿刺培养。

本患者有腰椎椎体骨髓炎、左侧股骨、右侧第1肋骨骨炎表现，伴周围软组织炎性病灶，同时因低热、结核指标升高而被误诊为结核感染。结核性脊柱炎更多见胸椎下段和腰椎上段受累，病变通常由椎间关节前部开始，从前韧带后方播散至邻近椎体，最后侵犯椎间盘间隙，感染部位常形成"冷脓肿"。结核性骨髓炎还可累及肋骨、骨盆、四肢长骨、颅骨等几乎所有骨骼，但骨髓炎多为单病灶。结核性关节炎可发生于所有关节，膝、髋最常见，同样为单关节受累常见。骨结核、关节结核确诊时不一定伴随活动性肺结核，一项大样本研究报道发病率仅2.7%，故不能仅根据无肺结核而排除骨结核、关节结核。本患者多部位病灶，2次活检均未见肉芽肿性改变，规律抗结核治疗7个月疼痛无改善，可排除结核感染。

本患者股骨、肋骨病灶需要与骨恶性肿瘤如骨肉瘤或转移癌鉴别，骨肉瘤等原发骨肿瘤一般为单病灶，而转移癌可找到原发肿瘤，肿瘤早期可无全身症状，影像学不能鉴别时可完善PET-CT、骨活检等协助诊断。本患者多部位病灶，完善PET-CT未发现肿瘤病灶，且2次骨活检未见肿瘤细胞可排除肿瘤性疾病。

（赵倩倩　万月华　张洁）

参考文献

[1] WANG M，LI Y，CAO Y，et al. Mandibular involvement in SAPHO syndrome：a retrospective study[J]. Orphanet J Rare Dis，2020，15：312.

[2] DEPASQUALE R，KUMAR N，LALAM R K，et al. SAPHO：what radiologists should know[J]. Clin Radiol，2012，67：195.

[3] LI S W S，ROBERTS E，HEDRICH C. Treatment and monitoring of SAPHO syndrome：a systematic review[J]. RMD Open，2023，9（4）：e003688.

案例21　发热-多关节肿痛-骨破坏-白细胞减少

案例摘要

患者女性，53岁，主因"间断发热伴多关节肿痛8月余"来诊。

现病史：患者于入院前8个月出现左侧腋下肿物，直径约4 cm，当地行肿物切除术。术后1周出现发热伴寒战，最高体温达39 ℃，左侧伤口处沿缝线部位流出少量脓性分泌物，伤口清创处理及抗生素治疗效果不佳，仍反复发热。后逐渐出现双手近指间关节、掌指关节肿胀、疼痛、活动受限，颈部疼痛，入院前5个月左腋下伤口处痊愈（图21-1），后出现左侧胸痛，曾接受"莫西沙星、头孢哌酮舒巴坦、亚胺培南、阿米卡星、阿奇霉素、米诺环素"等抗生素及非甾体抗炎药治疗，发热及多关节疼痛无明显改善。行全身骨ECT（图21-2）及颈椎MRI（图21-3）检查未明确诊断。入院前4个月周身大小关节疼痛加重，颈、肩背部刺痛，右侧第4近指间关节肿痛，行PET-CT检查（图21-4）。入院前2个月仍发热，双手近指间关节肿痛、双踝肿痛、行走困难，右侧锁骨区疼痛，贫血及白细胞低，后行右侧锁骨活检及骨髓穿刺活检。入院前1个月仍发热、全身多关节肿痛，四肢活动受限、颈椎僵硬加重，生活不能自理。行胸部CT（图21-5）及颈椎CT（图21-6）检查后，外院诊断为"脊柱关节炎，不明原因发热"，口服"洛索洛芬钠、曲马多、米诺环素"等治疗症状无改善。为进一步诊治来我院。患者发病以来精神状态欠佳，体力下降，食欲下降，近5个月体重下降约10 kg。

个人史、婚育史、家族史无特殊。

体格检查

痛苦面容，左腋下肿物切除后瘢痕（图21-1），右侧锁骨活检后遗留瘢痕（图21-7），右侧第4近指间关节肿胀、皮肤破溃有脓性分泌物（图21-8）。双腕、双手掌指关节、近指间关节肿胀压痛（图21-9）。颈部、双肩、双肘关节压痛、活动受限，双踝关节及足肿胀、触痛、活动受限（图21-10）。

实验室检查

8个月前左腋下肿物病理：皮下化脓性炎。

2个月前右锁骨活检病理：镜检部分区域骨小梁稀疏，小梁间纤维组织内见散在浆细胞，灶性区域成熟浆细胞数量大于3%。

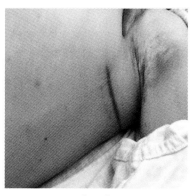

图21-1　左腋下肿物切除后瘢痕

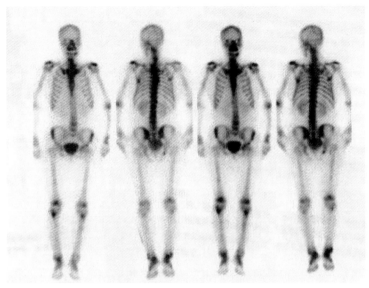

图 21-2　全身骨 ECT（5 个月前）

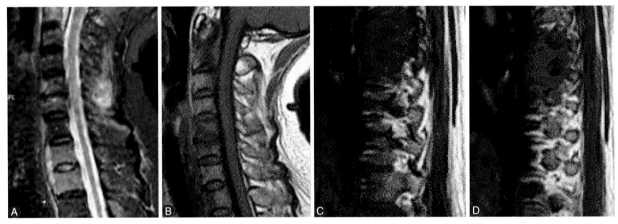

A. 颈椎 MRI STIR 序列；B. 颈椎 MRI T_1WI 序列；C. 胸腰椎 STIR 序列；D. 胸腰椎 T_1WI 序列。

图 21-3　患者 5 个月前颈椎及胸腰椎 MRI

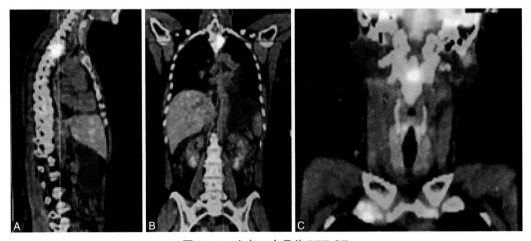

图 21-4　患者 4 个月前 PET-CT

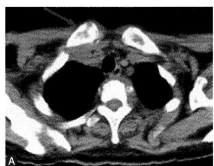
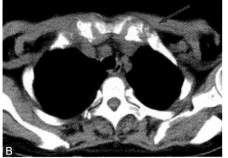
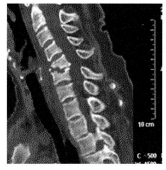

图 21-5　患者 1 个月前胸部 CT　　　　　　　　图 21-6　患者 1 个月前颈椎 CT

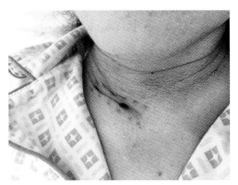
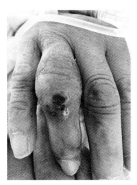

图 21-7　右侧锁骨活检后遗留瘢痕　　　　图 21-8　右侧第 4 近指
　　　　　　　　　　　　　　　　　　　间关节肿胀、皮肤破溃

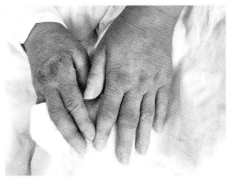
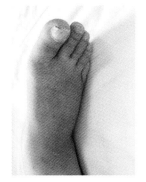

图 21-9　双手关节肿胀　　　　　图 21-10　右足踝肿胀

　　骨髓穿刺检查提示：骨髓增生减低，粒、红二系相对增生活跃，巨核细胞12个，血小板聚集分布。骨髓活检提示：粒系明显增生；巨核细胞有异常及网状纤维组织增生较明显，骨髓增生性肿瘤不能完全排除。染色体核型报告：47XX+8[20]，镜下分析20个中期分裂相，均存在8号染色体三体。

　　入院后实验室检查：ESR 127 mm/h，CRP 14mg/dL。血常规：白细胞计数3.0×10^9/L，血红蛋白71 g/L，血小板计数198×10^9/L，HLA-B27、抗核抗体、抗CCP抗体均为阴性，血清清蛋白27 g/L，血清铁蛋白1974 ng/mL，结核T-SPOT. TB、G试验、GM试验、血培养、EBV DNA、CMV DNA均为阴性，血免疫电泳正常、尿免疫电泳正常。入院后行右侧第4近指间关节皮肤破溃化脓处局部切开引流，脓性分泌物及坏死物质送检分泌物涂片及培养均为阴性；右膝关节腔穿刺抽液，送检关节液涂片及培养均为阴性。全外显子组测序分析回报：发现NLRP12基因1个与家族性冷因性自体发炎综合征2型（OMIM：611762）相关性较高的变异。

影像学检查

5个月前全身骨ECT（图21-2）：全身骨ECT放射性分布不均匀，脊柱多处、右侧坐骨、右侧第1前肋多发异常浓聚。考虑全身多发骨转移，血液系统疾病不除外。

脊柱MRI（图21-3）：颈、胸、腰多个椎体及附件、双侧锁骨胸骨端部分骨质破坏，周围软组织肿胀。

4个月前PET-CT（图21-4A～图21-4C）：寰枢关节、双侧第2胸肋、左侧第2肋椎、右侧第6及第7肋椎关节关节间隙增宽、邻近骨质破坏，内见点状"死骨"影，周围软组织肿胀，病灶呈放射性摄取异常增高，SUVmax 7.94，FDG代谢异常增高，延迟显像代谢轻度降低，考虑炎性病变。建议进一步检查除外结核。

1个月前胸部CT（图21-5）：双侧胸锁关节及第1胸肋关节多发骨质破坏、肿胀，双侧胸锁关节及第1胸肋关节多发骨质破坏、肿胀；颈椎CT（图21-6）：骨质破坏。

入院后双手正位X线片（图21-11）：双手各骨未见骨质改变，关节间隙及关节面未见异常。

胸椎MRI（图21-12）：多发椎体及附件长T_1长T_2信号，T_2压脂呈高信号，增强后明显不均匀强化，以胸1、胸2、胸5-7椎体为著，椎旁软组织异常强化。

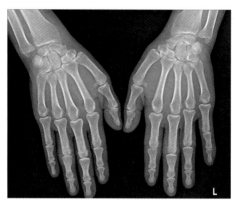

图 21-11　患者入院后双手正位 X 线片

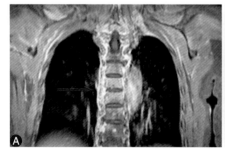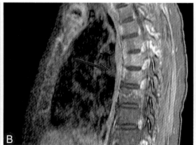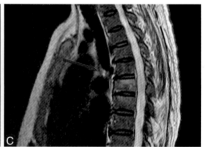

A. T_1FSE 序列；B. STIR 序列；C. T_1WI 序列。

图 21-12　患者入院后胸椎 MRI

治疗及随访

结合患者临床表现，诊断考虑SAPHO综合征，给予"甲泼尼龙、英夫利昔单抗、唑来膦酸钠、米诺环素"等治疗，多关节肿胀疼痛明显减轻。复查血常规：白细胞计数6.3×10^9/L，血红蛋白106 g/L，血小板计数170×10^9/L，CRP 0.03 mg/dL，ESR 5 mm/h，病情好转出院。住院治疗4周后随访，胸椎MRI（图21-13）：胸椎椎体信号不均匀，多发椎体及附件长T_1长T_2信号，T_2压脂呈高信号，增强后明显不均匀强化，以胸1、胸2、胸5-7椎体为著，其椎旁软组织异常强化，病变较前范围缩小。

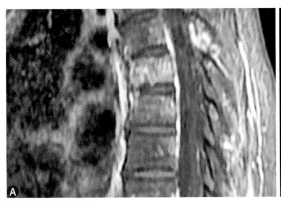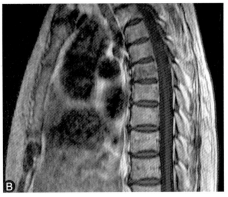

A. STIR 序列；B. T₁WI 序列。

图 21-13　患者治疗 4 周后复查胸椎 MRI

出院16个月随访：病情稳定，多关节疼痛缓解，可自由活动，无发热，行动及关节活动自如，停用英夫利昔单抗，口服甲泼尼龙及来氟米特、羟氯喹治疗。化验血常规：白细胞计数 $3.8 \times 10^9/L$，血红蛋白113 g/L，血小板计数 $142 \times 10^9/L$，CRP 0.4 mg/dL，ESR 14 mm/h。

最终诊断

SAPHO综合征，8号染色体三体，骨髓增生性肿瘤待随诊。

案例述评

本例患者病例特点为：①中年女性，慢性病程，近半年反复发热、多关节肿痛，累及双手小关节、胸壁、颈背等部位；②结核、肝炎、梅毒、人类免疫缺陷病毒（HIV）、布鲁氏菌病、EBV、CMV等感染指标筛查均为阴性；PCT正常；多次血培养、关节液培养、皮肤破损处分泌物培养阴性；③炎性指标：ESR、CRP明显增高；④血常规异常：白细胞偏低、贫血；⑤各种自身抗体阴性；⑥骨髓染色体：8号染色体三体；⑦ECT：全身多处骨质放射性浓聚；⑧PET-CT：多发骨质破坏伴软组织肿胀，FDG代谢异常增高；⑨右侧锁骨活检：骨小梁稀疏，小梁间纤维组织内见散在浆细胞，灶性区域成熟浆细胞数量大于3%；⑩全外显子组测序分析：发现*NLRP12*基因1个与家族性冷因性自体发炎综合征2型（OMIM：611762）相关性较高的变异；⑪多种抗生素治疗无效，经激素、肿瘤坏死因子抑制剂治疗恢复良好。最终诊断为：SAPHO综合征，8号染色体三体，骨髓增生性肿瘤待随诊。

SAPHO综合征是一种累及骨、关节和皮肤的自身炎症性疾病，特征为常常累及前胸壁的独特关节病，并且与一系列中性粒细胞性皮肤病变有关。遗传、感染（金黄色葡萄球菌、痤疮丙酸杆菌等）、免疫调节异常与其发病相关。

（1）皮肤病变在SAPHO综合征中可表现为痤疮、银屑病、化脓性汗腺炎和嗜中性皮病等。本例患者初始起病时表现为左侧腋下的化脓性汗腺炎，后逐渐出现了发热及骨、关节的炎症表现，提示感染在病情发生发展过程中起到了"点燃"的作用。由于遗传或分子缺陷影响了微生物的清除，产生的酶和代谢物影响宿主细胞，使负责清除细菌的蛋白受抑制，细菌激活补体导致促炎因子释放等因素诱发级联反应促使本病的发生。

（2）SAPHO综合征的骨和关节受累区域非常广泛，可累及胸锁关节、骶髂关节、脊柱、髋、膝、踝等周身大小关节，前胸壁受累是SAPHO综合征的特征性表现，患者有典型的右侧锁骨区疼痛，CT显示胸锁关节受累表现，提示此病诊断。大约一半的患者出现中轴受累，胸腰段脊柱受累最为常见。从患者的MRI及CT表现看，颈椎、胸腰椎均有累及，需要与脊柱关节炎进行相应鉴别。此病累及上肢关节相对较少，如本例患者累及双手小关节，并有典型滑膜炎表现，临床表现非常类似于类风湿关节炎。

（3）当出现溶骨性病变时，可类似于感染与肿瘤。本例患者颈椎出现溶骨性病变，曾疑诊结核感染，行PPD试验、T-SPOT. TB等结核筛查均为阴性，疑诊感染曾行关节腔穿刺抽液培养未发现病原菌，反复因发热抗感染治疗无效，不支持感染性骨破坏。曾行ECT及PET-CT检查，行锁骨活检及髂骨的骨髓活检，均未发现实体瘤及血液系统肿瘤依据。

（4）因全身炎症反应会引起发热、消瘦等表现，且病情活动时常会伴随ESR、CRP这些炎症指标增高及白细胞、血小板计数增高，容易被诊断为感染性发热。本例患者在8个月的既往病程当中因反复发热，曾应用多种抗生素治疗无效，曾进行血培养、关节液培养及各种细菌、真菌、病毒等检查均为阴性，提示为非感染性发热。研究显示大多数化脓性汗腺炎相关SAPHO病例使用肿瘤坏死因子抑制剂可使皮肤和关节症状得到实质性改善。本例患者经激素联合肿瘤坏死因子抑制剂治疗后，病情得到了有效控制，后序贯免疫抑制剂治疗，病情控制稳定。

（5）患者反复出现白细胞减低及贫血表现与炎症性疾病特征不甚相符，骨穿染色体检查提示8号染色体三体，与正常细胞相比，8号染色体增加可提高抗凋亡基因的表达，相比正常造血前体细胞可能具有选择优势。在人类中，额外染色体的变化会影响肿瘤的进展，8号染色体三体有时与慢性粒细胞白血病、急性髓细胞白血病、骨髓增生异常综合征的发生相关。对于本例患者来讲，骨穿检查未显示以上血液系统疾病证据，但在炎症性疾病过程中出现反常的血细胞减少现象可能与染色体异常相关，在炎症充分控制以后白细胞和血红蛋白均恢复正常，以后有待于继续随访其血液系统问题的转归。

SAPHO综合征由于缺乏特征性临床表现，没有特异性的抗体与其相关，容易导致延误诊断及治疗。当出现炎症性疾病基因背景与血液系统疾病基因背景重叠时，临床表现往往更为复杂多样，给临床带来很大挑战。临床医生要抽丝剥茧，充分理清思路，寻找线索，得到答案。

（赵玉荣　孙飞　张洁）

参考文献

[1] DEMIRCI Y T, SARI İ. SAPHO syndrome：current clinical, diagnostic and treatment approaches[J]. Rheumatol Int, 2024, 44（11）：2301-2313.

[2] MARONESE C A, MOLTRASIO C, MARZANO A V. Hidradenitis suppurativa-related autoinflammatory syndromes：an updated review on the clinics, genetics, and treatment of pyoderma gangrenosum, acne and suppurative hidradenitis（PASH）, pyogenic arthritis, pyoderma gangrenosum, acne and suppurative hidradenitis（PAPASH）, synovitis, acne, pustulosis, hyperostosis and osteitis（SAPHO）, and rarer forms[J]. Dermatol Clin, 2024, 42（2）：247-265.

[3] IWABUCHI A, OHYASHIKI K, OHYASHIKI J H, et al. Trisomy of chromosome 8 in myelodysplastic syndrome. significance of the fluctuating trisomy 8 population[J]. Cancer Genet Cytogenet, 1992, 62（1）：70-74.

案例22　踝痛－臀区痛－腰背痛

案例摘要

患者男性，24岁，主因"发作性关节肿痛5年，腰背痛、臀区痛5个月"来诊。

现病史：患者5年前食海鲜饮啤酒后出现右踝关节红肿，晨起明显，疼痛拒按伴行走困难，10天左右自行好转。3年前无明显诱因右踝肿痛再发1次，当地给予"秋水仙碱"等药物后好转，但患者未重视，间断服药。2年前关节肿痛加重，逐渐累及左踝关节、左肘、双肩、双膝及双手近指间关节。5个月前出现左侧臀区疼痛及腰背痛，有夜间痛醒，无晨僵及翻身困难，遂来诊。病程中有足跟痛，否认发热、皮疹、眼炎等不适。

个人史：生于新疆，久居本地，曾于青岛居住4年，无吸烟史，偶有饮酒，无酗酒史。

既往史、婚育史、家族史无特殊。

体格检查

脊柱正常生理弯曲，各方向活动无受限，"4"字试验阴性，直腿抬高试验阴性。右手第1、第5近指间关节及左手第5近指间关节处可触及直径约1 cm质硬包块，双肘、双侧跟腱各触及一直径约4 cm质硬包块，双膝浮髌试验阴性，右膝可触及骨擦感。

实验室检查

血常规：血红蛋白144 g/L，白细胞计数7.42×10^9/L，血小板计数323×10^9/L。

血生化：肝肾功能、电解质正常范围，血尿酸667.6 μmol/L。

炎症指标：CRP 0.498 mg/dL，ESR 2 mm/h。

免疫相关指标：抗核抗体、APF、抗角蛋白抗体、抗CCP抗体均为阴性，HLA-B27阴性。

骨代谢：骨钙素6.53 ng/mL，全段甲状旁腺激素35.6 pg/mL，1,25羟基维生素D_3 4.4 ng/mL，总Ⅰ型胶原氨基端延长肽27.45 μg/L，β-胶原降解产物测定0.397 ng/mL。

影像学检查

骶髂关节CT（图22-1）：左侧髂骨关节面下见小破坏性病灶（图22-1A～图22-1C）；腰5双侧椎板、椎弓根、小关节突见蜂窝膨胀性骨质破坏（图22-1D、图22-1E）。

踝关节超声（图22-1F）：踝关节内侧骨表面可见"双轨征"。

治疗及随访

行CT引导下骶髂关节骨穿刺活检，术后病理提示正常骨组织周围多量粉染无结构物质伴多核巨细胞反应，局灶纤维组织增生。

穿刺组织行偏振光显微镜检查提示尿酸盐结晶阳性。

至此，患者确诊为痛风累及骶髂关节。给予患者秋水仙碱及别嘌醇口服后出院，但患者依从性较差，出院后不能坚持治疗，6年时随访患者仍有关节肿痛间断发作。

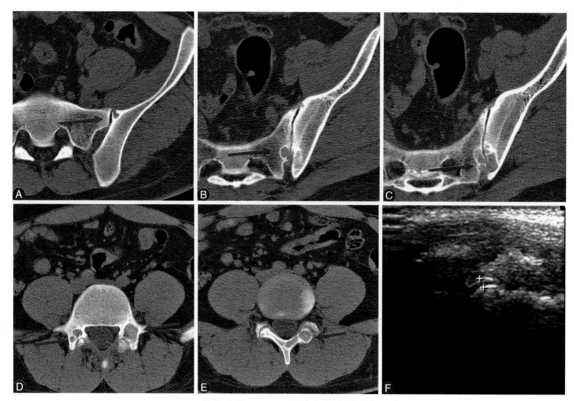

A～E. 骶髂关节 CT；F. 踝关节超声"双轨征"。

图 22-1　骶髂关节 CT 及踝关节超声"双轨征"

最终诊断

痛风累及骶髂关节。

案例述评

本案例呈现了1例具有发作性关节炎、多关节炎及腰背痛等多种关节炎特征的患者。对于青年男性，出现腰背痛、骶髂关节炎破坏的表现，脊柱关节炎（SpA）通常是医生能想到的第1个可能诊断。虽然影像学骶髂关节炎是SpA的一个特征表现，但骶髂关节炎也可见于其他疾病，如感染、晶体性关节炎、致密性骨炎等。本例患者为青年男性，虽然是SpA的好发年龄，但是患者既往关节炎呈现发作性特点，尿酸高，考虑痛风诊断明确（表22-1）。因此，后期出现腰背痛时应注意鉴别。

痛风最常见的表现为急性发作的单关节炎，发作关节通常在下肢，以第1跖趾关节最常见。该组疾病好发于中老年男性或绝经后女性，但近些年的研究发现痛风发病年龄有年轻化趋势。痛风虽可累及中轴关节，但仍是少见表现，当患者同时合并发热等症状时，容易误诊为脊柱感染或者SpA。目前，针对中轴痛风的研究多以病例报告为主。回顾性研究显示，基于64例具有中轴影像资料的痛风住院患者分析发现有14%患者出现中轴痛风表现，与无中轴表现的患者相比，患者在性别、年龄及血尿酸水平方面并无明显差异。随着痛风发病率增加及影像学检查手段的提高，中轴痛风的发生率亦有升高趋势。中轴痛风受累的部位仍以椎体为主，其中腰椎尤其是下腰椎是最常见受累部位，其次是颈椎及胸椎，骶髂关节与椎体相比，受累则更加少见。临床症状方面中轴痛风的患者可表现为颈部僵硬、背痛、神经根病及神经压迫的相应症状。对于骶髂关节痛风，部分患者无症状，部分患者则表现为急性骶髂关节炎相关的背痛、臀区痛或者髋痛。因此，通过临床表现、血尿酸水平等指标，难以区分中轴痛风与SpA及感染，本例患者最

表22-1 骶髂关节痛风与中轴型脊柱关节炎的区别

	骶髂关节痛风	中轴型脊柱关节炎
发病年龄	中老年男性，有年轻化趋势，绝经后女性	通常小于40岁
疼痛特点	发作性或无症状	隐袭起病，持续大于3个月
与活动关系	与活动无明显相关	休息时减轻，活动后缓解
尿酸	多数升高	多数正常
外周关节	部分可有痛风石表现	下肢为主，单侧多见
HLA-B27	多数阴性	阳性比例高
影像学表现		
CT	关节旁侵蚀、有硬化的边缘且侵蚀的边缘向外凸起	侵蚀数量较多，但侵蚀宽度及长度较小
MR	急性期可出现骨髓水肿	急性期可表现为骨髓水肿
X线	穿凿样骨质破坏	"虫蚀样"侵蚀、强直
超声	中轴显示欠佳，可见外周关节结晶	外周关节炎、附着点炎
影像学鉴别*		
CT	++	++
MRI	−	−
X线	+	+

* 不同影像学方法对中轴痛风及脊柱关节炎的鉴别能力：−，尚不能区分；+，可区分，多在疾病晚期；++，区分度较好。

终通过骶髂关节穿刺组织偏振光显微镜晶体分析确诊。

　　基于痛风与SpA发病机制的差异，两种疾病在骶髂关节可呈现不同的影像学表现，有助于协助诊断。痛风的病理学涉及尿酸盐晶体沉积，从而导致滑液、关节软骨、滑膜、关节囊和关节周围组织的急性和慢性炎症。尿酸盐晶体累及软骨下骨组织时，可出现骨侵蚀、囊变和骨硬化表现。典型的X线表现为皮质侵蚀，边缘硬化的穿凿样表现，但X线敏感性较差，导致诊断延迟。MRI可观察到骶髂关节骨髓水肿，但该表现为非特异性，难与其他疾病鉴别。双能CT检查可特异性地识别关节和关节周围的尿酸盐沉积，还可区分尿酸盐与钙沉积，有助于痛风的诊断，但该技术尚未普及并且可能出现伪影干扰诊断。CT在显示骨侵蚀方面则优于X线及MRI，Panwar等从骨侵蚀数量、单个侵蚀长宽比及骨侵蚀的形态特征等维度对比痛风及SpA的CT影像学，结果显示SpA患者骶髂关节骨侵蚀数量更多，痛风骨侵蚀的长度及宽度较大，且侵蚀多在关节旁、有硬化的边缘且侵蚀的边缘向外凸起，这些特征有助于鉴别诊断。回顾本例患者骶髂关节CT，可见髂骨、椎板、椎弓根、小关节突部位边缘硬化的骨侵蚀改变，可与SpA鉴别。

（周博　杨金水　张洁）

参考文献

[1] CHEN W, WANG Y, LI Y, et al. Gout mimicking spondyloarthritis: case report and literature review[J]. Journal of Pain Research, 2017, 10: 1511-1514.

[2] KONATALAPALLI R M, DEMARCO P J, JELINEK J S, et al. Gout in the Axial Skeleton[J]. The Journal of Rheumatology, 2009, 36（3）: 609-613.

[3] PANWAR J, SANDHYA P, KANDAGADDALA M, et al. Utility of CT imaging in differentiating sacroiliitis associated with spondyloarthritis from gouty sacroiliitis: a retrospective study[J]. Clinical Rheumatology, 2018, 37（3）: 779-788.

案例 23　发作性关节肿痛 − 腰痛 − 高尿酸血症

案例摘要

患者男性，57岁，主因"发作性关节肿痛20余年、腰痛10年"就诊。

现病史：患者20年前饮酒后出现双足第1跖趾关节肿胀、疼痛，表面皮肤发红，局部皮温高，当地查尿酸高（具体不详），诊断"痛风"，接受"秋水仙碱1 mg bid"3天后，红肿热痛症状好转，自行停药。后双足第1跖趾关节症状皆于饮酒后反复出现，每年发作2~3次，并渐出现双膝、双踝、双肘、双手指间关节红肿热痛，并在双肾、双踝关节皮肤下发现结石。10年前开始出现饮酒后腰痛，呈间歇性，活动后加重，休息时好转。关节症状出现时口服"双氯酚酸钠"对症，症状消失后停药。病程中无足跟痛，无腊肠趾，无眼炎、皮疹、口腔溃疡等不适。

既往史、个人史、婚育史、家族史无特殊。

体格检查

双足第1跖趾关节、右足背侧、双手指间关节皮下可触之大小不等结节，质硬，边界不清。双腕、双肘、右膝、左踝肿胀及压痛，无皮温升高，双手、双肘和双膝关节伸直受限。右侧"4"字试验阳性。弯腰、下蹲可，指地距0 cm，各棘突无压痛。

实验室检查

HLA-B27阴性，肌酐142 μmol/L，血清尿酸618.7 μmol/L。

影像学检查

双足X线片（图23-1）：双足第1跖趾关节骨质破坏并肿物形成，考虑痛风骨质破坏并结石形成；双足第5趾骨局部可见痛风石形成。

骶髂关节CT平扫（图23-2）：右侧骶髂关节间隙变窄，关节面下骨质见穿凿样改变，骨质边缘骨质增生。骨皮质不连续。

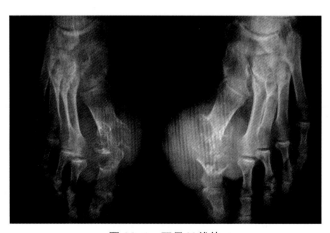

图 23-1　双足 X 线片

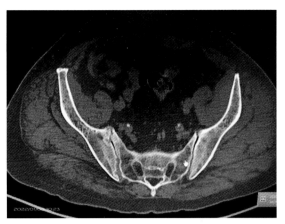

图 23-2　骶髂关节 CT

治疗及随访

因入院后查患者肝功能异常，治疗上予以"甲泼尼龙4 mg q8h"改善疼痛，"非布司他片20 mg qd"降尿酸及保肝治疗后，患者关节疼痛及腰痛缓解。复查尿酸455 μmol/L。

█ 最终诊断

痛风累及骶髂关节。

案例述评

患者中年男性，慢性病程，呈间歇性反复发作，间歇期完全缓解，发作前有饮酒诱因；首发于第1跖趾关节，红肿热痛表现，后受累关节增多；血尿酸高，痛风诊断明确。对于痛风患者出现腰背痛时，需结合病程、起病时的诱因、腰背痛的性质和特点、HLA-B27、血尿酸、骶髂关节CT或有条件完善骶髂关节双能CT来综合判断骶髂关节病变是否与痛风相关。

痛风是尿酸单钠结晶沉积病，其生化特点是细胞外液中尿酸盐浓度达到饱和，在血液中表现为高尿酸血症，即血清或血浆中的尿酸盐浓度超过6.8 mg/dL，当尿酸单钠结晶沉积关节和软组织中可出现关节炎表现。该病好发于中老年男性和绝经后女性。痛风的临床表现包括反复发作的炎症性关节炎、慢性关节病、尿酸盐结晶累积形成痛风石、尿酸性肾结石等。多种情况可诱发痛风发作，最常见的为饮酒和高嘌呤饮食。痛风急性发作期，多表现为单关节炎，主要累及下肢，且以第1跖趾关节常见，但实际上任何四肢关节，包括中轴、骶髂关节或脊柱的任何节段及其组成部分（椎体、椎弓根、椎板、韧带、软骨等）均可受累。Kersley等于1950年首次报道脊柱尿酸单钠结晶沉积，其后个案报道较多，据报道痛风引起腰椎和骶髂关节受累的患病率在13%～17%。痛风累及骶髂关节时，临床表现无特异性，如腰痛和髋部疼痛。因此，骶髂关节痛风患者的症状类似于感染、脊柱关节炎或骨关节炎，容易被误诊。本例患者痛风长期未控制，腰痛在病程中出现，发病前有饮酒诱因，呈间歇发作，与强直性脊柱炎的炎性腰背痛特点不符。痛风累及骶髂关节时，影像学检查无特异性。CT优于常规X线和MRI。与低灵敏度的常规X线相比，CT表现为皮下及深部组织痛风石，关节面糜烂。MRI可检测皮下或深部组织痛风石，骶髂关节处骨髓水肿通常是非特异性的，骨髓水肿的分布和强度只能在一定程度上帮助诊断，但不能直接鉴别尿酸盐结晶。双能CT（DECT）可直接显示尿酸盐晶体沉积，对＞3 mm的尿酸盐结晶具有较高的灵敏度和特异度，已经被逐渐开展用于鉴别痛风。因此，在2015年美国风湿病学会和欧洲抗风湿病联盟（ACR/EULAR）痛风分类标准中纳入了DECT显示的尿酸盐晶体沉积。然而，CT引导下对受累的骶髂关节进行针吸活检才是诊断痛风的金标准，但因骶髂关节解剖位置使得该项技术的开展具有一定的挑战性。骶髂关节出现尿酸盐结晶沉积并不仅在痛风患者中出现。虽然中轴型脊柱关节炎与痛风是两类疾病，但研究发现中轴型脊柱关节炎同样可以在骶髂关节处检出尿酸盐结晶。Zhu等对不合并痛风的186例中轴型脊柱关节炎患者行横断面调查发现，平均血尿酸362.7 μmol/L，在DECT上分别有29.8%、40.3%、33.9%在骶髂关节、髋关节和耻骨联合处发现有尿酸盐结晶，且骶髂关节处尿酸盐结晶平均体积为（0.29±0.99）cm^3。本例患者骶髂关节CT呈穿凿样改变，该影像学改变常出现在痛风晚期。

当痛风患者出现腰痛时，还需考虑是否累及到腰椎。痛风脊柱受累可以出现在疾病的急性、亚急性或慢性阶段，通常表现出脊柱疼痛、神经症状和/或体征，患者可以出现不同程度的神经根病、感觉丧失、运动无力、肠/膀胱功能障碍或四肢瘫。文献回顾报道，在整个脊柱节段中，腰椎（61%）是尿酸盐结晶最常见的沉积部位，其次是颈椎（29%）和胸椎（21%）。所以，对于痛风患者出现腰痛时除了考虑有骶髂关节受累外，还需要鉴别是否有合并腰椎受累。椎骨、椎板、椎间盘、棘突、黄韧带、前后纵韧带、棘间韧带、横韧带、棘上韧带甚至是软组织（竖脊肌）、脊柱后部结构（椎小关节等）都可以出现尿酸盐沉积。

（廖思敏　孙飞　张洁）

参考文献

[1] KERSLEY G D, MANDEL L, JEFFREY M R. Gout an unusual case with softening and subluxation of the first cervical vertebra and splenomegaly result of acth administration and eventual post-mortem fingdings[J]. Ann Rheu Dis, 1950, 9: 282.

[2] MONU J U, POPE T L JR. Gout: a clinical and radiologic review[J]. Radiol Clin North Am, 2004, 42: 169-184.

[3] ZHU J, LI A, JIA E, et al. Monosodium urate crystal deposition associated with the progress of radiographic grade at the sacroiliac joint in axial SpA: a dual-energy CT study[J]. Arthritis Res Ther, 2017, 19: 83.

[4] TOMMY A N, FARHAD B, DONNY W W, et al. Understanding spinal gout: a comprehensive study of 88 cases and their clinical implications[J]. J Craniovertebr Junction Spine, 2024, 15: 133-140.

案例 24　多关节肿痛－颈部疼痛－巩膜蓝染

案例摘要

患者女性，50岁，主因"多关节肿痛8年，加重1年"来诊。

现病史：患者8年前出现右侧第3近指间关节肿痛伴双侧腕关节无力，当地考虑"类风湿关节炎"，间断接受药物治疗症状未缓解，后出现右膝、左踝关节肿胀，自行服用保健品治疗效果不佳。近5年逐渐出现双手手指关节畸形、伴行走困难，需他人搀扶。后间断外用药涂抹，疼痛稍缓解。近3年间断服用"偏方"至今，逐渐出现满月脸、水牛背、向心性肥胖，伴巩膜蓝黑色、视物模糊，持续服用偏方制剂，关节仍持续肿胀、疼痛，未见明显缓解。近1年颈部僵硬，活动明显受限。病程中有颞颌关节疼痛、张口受限、多关节肿痛变形，不能独立行走，长期坐轮椅，翻身起床困难需家属协助，逐渐生活不能自理、收住我科。

个人史、婚育史、家族史无特殊。

体格检查

巩膜蓝染（图24-1）；满月脸，小下颌畸形（图24-2）；双腕关节活动受限，左手第2～第5指"天鹅颈样"畸形，右手第2、第3指"纽扣花样"畸形、第5指"天鹅颈样"畸形，双手2、3掌指关节肿胀、压痛（图24-3）；双膝肿胀、活动受限，压痛明显，左下肢摔伤后大范围淤斑（图24-4）。

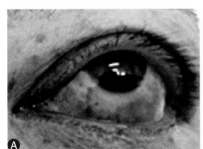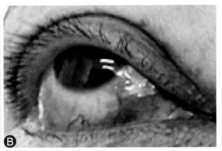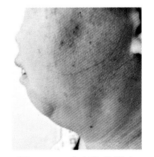

图 24-1　患者体格检查眼部情况　　　　图 24-2　患者体格检查
面部情况

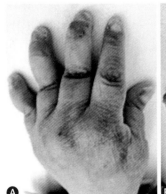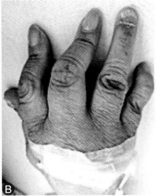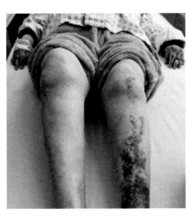

A. 左手；B. 右手。　　　　　　　　图 24-4　患者体格检查下肢情况

图 24-3　患者体格检查手部情况

实验室检查

ESR 36 mm/h，CRP 0.3 mg/dL，RF 4020 IU/mL，抗核抗体1：1000阳性，抗CCP抗体896 U/mL，全段甲状旁腺激素33 pg/mL，1,25羟基维生素D_3 16 ng/mL，总 I 型胶原氨基端延长肽24 μg/L，β-胶原降解产物0.3 ng/mL，尿培养（大肠埃希菌）10万以上菌落/mL。骨密度：髋关节T值-4.0；腰椎T值-2.7。

影像学检查

双手正位X线片（图24-5）：双手及腕关节骨纹理稀疏，皮质变薄。双腕间隙变窄，关节面硬化。部分掌、指关节面硬化，间隙变窄，部分指间关节及掌指关节畸形。

膝关节正侧位X线片（图24-6）：双侧股骨下端、胫骨内外侧髁边缘硬化增白，髌骨边缘及髁间隆突骨质变尖。关节面硬化增白，关节间隙变窄。

颈椎CT平扫+三维重建（图24-7）：颈椎生理曲度变直，诸椎体边缘毛糙、变尖，颈2-3、颈3-4、颈4-5、颈5-6、颈6-7椎间盘后缘局灶向后突出，硬膜囊轻度受压，诸椎间小关节略尖，寰枢关节及齿突骨质增生，局部关节面毛糙，骨质似有吸收破坏。

颈椎MRI（图24-8）：枢椎齿状突形态失常，颈2-3、颈3-4、颈4-5、颈5-6、颈6-7椎间盘后突，硬膜囊受压，椎管未见明显狭窄，脊髓信号未见明显异常。

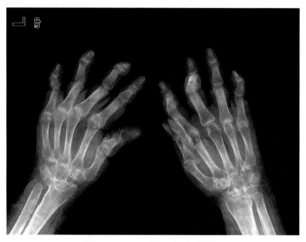

图 24-5　双手正位 X 线片

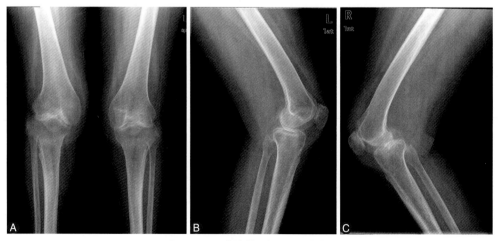

图 24-6　膝关节正侧位 X 线片

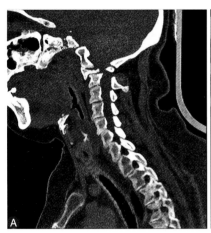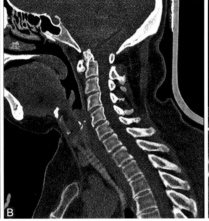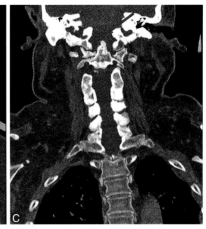

图 24-7　颈椎 CT 平扫 + 三维重建

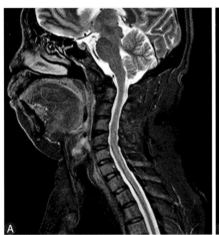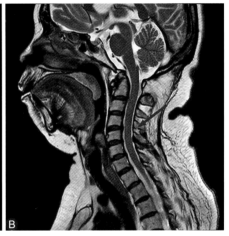

A.STIR 序列；B.T$_1$WI 序列。

图 24-8　颈椎 MRI

治疗及随访

入院后治疗方案：①控制病情：（DAS28评分4.6）给予小剂量激素、甲氨蝶呤、来氟米特，局部关节腔注射药物改善症状。②抗骨质疏松：维生素D、钙剂、双膦酸盐。③眼科会诊考虑巩膜变薄，巩膜炎的眼保护。④寰枢关节受累：颈部姿势指导，佩戴颈托。⑤关节变形与肌肉萎缩：关节肌肉康复锻炼。⑥针对尿路感染给予抗生素治疗。经治疗后患者多关节肿痛症状减轻出院。

出院3个月随访，患者已能自行站立；6个月随访，能扶助力器行走；10个月随访，能脱离助力器行走。

最终诊断

类风湿关节炎伴寰枢关节受累。

案例述评

本例患者为一长病程的类风湿关节炎患者，病史8年，多年来未正规治疗，逐渐出现多关节变形、行动不便、生活不能自理，入院评估DAS28评分4.6，提示病情活动。除典型的双手小关节及双膝关节变形等关节表现外，关节外表现为巩膜炎后遗留的巩膜蓝染，近1年出现颈部疼痛与活动受限，结合影像学提示寰枢关节受累。

颈椎由椎间盘、关节和错综复杂的韧带组成。在类风湿关节炎和有放射影像学特征的确诊中轴型脊柱关节炎患者中，均有可能发生寰枢关节受累甚至半脱位。后者当中近一半患者的主要症状包括颈痛，并可能发生有临床意义的自发性寰枢关节（颈1-2）半脱位，如未识别和固定，会导致脊髓受压。不同于脊柱关节炎的颈椎受累，类风湿关节炎导致的枢椎齿状突的骨侵蚀、滑膜炎及韧带松弛等共同作用可引起寰枢椎的结构不稳甚至半脱位，即使在这个生物制剂兴起的时代，类风湿关节炎的寰枢椎受累仍然普遍，临床医生应引起重视。

在类风湿关节炎患者中严重寰枢关节受累的患病率约为2.1%（1.5%～2.5%），男性、长病程、抗CCP抗体阳性和关节外表现与其相关。初始可能没有相应症状，如出现颅神经压迫会导致枕部、颈部、头部、面部或耳部疼痛。当患者出现寰枢椎受累的症状时，通常会出现严重的影像学表现。MRI和CT扫描可作为敏感和特异的成像方式。早期识别和及时的炎症控制作为主要治疗目标。伴有严重寰枢椎关节受累的类风湿关节炎患者应考虑对相关颈椎不稳进行可能的支具或手术治疗。

影响颈椎的炎症级联反应最常见的并发症是寰枢椎半脱位，并伴有颈1和颈2椎骨之间的不稳定。寰枢椎半脱位在解剖学上可分为前、后和垂直寰枢椎半脱位。后者可导致齿状突向枕骨大孔内的过度迁移，导致所谓的颅骨沉降，如出现枕大神经和枕小神经受压时，通常出现颈部弯曲时背部的电击感。

寰枕关节和寰枢关节是唯一没有椎间盘的椎骨节段，因此类风湿关节炎如累及寰枕关节和寰枢关节，可导致颈椎半脱位甚至截瘫风险，临床上应密切监测予以发现，这些发现可及时引导临床医生对患者进行保护性治疗策略，积极控制原发病的同时，对关节位置和功能的保护提供指导。对于长病程的类风湿关节炎患者，早诊断早治疗是改善预后的关键所在。

本例患者除类风湿关节炎的关节表现外，还应关注以下合并症。

（1）患者因关节活动明显受限，长期卧床生活不能自理、卫生习惯差等因素是容易导致感染的原因，而感染本身会加剧关节炎症状。患者入院时尿白细胞镜检阳性，尿亚硝酸盐阳性，提示尿路感染可能性，后行尿培养检查发现大肠埃希菌10万以上菌落/mL，尿路感染诊断明确。在控制类风湿关节炎原发病的同时给予抗生素控制感染后关节肿痛症状减轻，提示对于此类患者注意在评估类风湿关节炎疾病活动度的同时筛查感染因素是必要的。

（2）患者因关节变形活动受限、长期卧床带来失用性肌萎缩，日晒减少及活动减少、绝经后激素水平紊乱带来的继发性骨质疏松等问题也应予以重视，患者骨代谢显示1,25羟基维生素D_3低，骨密度提示骨质疏松，提供康复指导并给予防治骨质疏松治疗。

（赵玉荣　孙飞　张江林）

参考文献

[1] LEBOUILLE-VELDMAN A B，SPENKELINK D，ALLAART C F，et al. The association between disease activity score and rheumatoid arthritis-associated cervical deformity：radiological evaluation of the BeSt trial[J]. J Neurosurg Spine，2023，38（4）：465-472.

[2]　DI MUZIO C，CONFORTI A，BRUNO F，et al. The assessment of atlantoaxial joint involvement in patients with rheumatoid arthritis，results from an observational "real-life" study[J]. Sci Rep，2023，13（1）：20146.

[3]　SIEMPIS T，TSAKIRIS C，ANASTASIA Z，et al. Radiological assessment and surgical management of cervical spine involvement in patients with rheumatoid arthritis[J]. Rheumatol Int，2023，43（2）：195-208.

案例25　肘关节活动受限－膝痛－髋痛

案例摘要

患者女性，52岁，主因"间断多关节肿痛11年，加重1年"来诊。

现病史：患者11年前无明显诱因出现多关节肿痛，累及双膝、双踝、双腕、双手近指间关节、掌指关节、双肘、双肩、双颞颌关节，伴晨僵，时间大于2小时，活动后好转。无发热、消瘦、盗汗、咳嗽、咳痰、腹痛、腹泻等。诊断"类风湿关节炎（RA）"，应用"来氟米特20 mg qd、甲泼尼龙8 mg qd"，效果欠佳。10年前开始应用"注射用重组人Ⅱ型肿瘤坏死因子受体-抗体融合蛋白25 mg 每周2次"治疗关节肿痛可好转，但减至"25 mg 每10日1次"时关节肿痛加重，遂应用8个月后停用生物制剂，自行应用"甲氨蝶呤10 mg 每周1次×1月"，复查出现血小板减少后停用。8年前就诊于我院，调整治疗方案为"甲泼尼龙2 mg q8h+硫酸羟氯喹片0.2 g bid+来氟米特片10 mg qd+注射用重组人Ⅱ型肿瘤坏死因子受体-抗体融合蛋白50 mg 每周1次"治疗，后激素规律减量。"注射用重组人Ⅱ型肿瘤坏死因子受体-抗体融合蛋白"治疗时间约1年半，由于注射后唾液分泌明显减少、口干严重停用，长期维持"来氟米特20 mg qd、甲泼尼龙2 mg qd"治疗，并于关节肿痛加重时行关节腔局部注药治疗，自觉关节肿痛控制尚可。1年前渐出现左肘关节肿胀疼痛，伴局部包块，并逐渐出现活动受限，当地医院行开放性滑膜切除术，术后病理提示肉芽肿性炎症，给予抗结核药物治疗，但服药后出现呕吐，难以耐受停用所有药物。肘关节肿痛未见好转并逐渐出现双手尺偏畸形，遂来诊。

既往史、个人史、婚育史、家族史无特殊。

体格检查

生命体征平稳，消瘦，贫血貌。双手手指尺侧偏斜，双手第5指呈"天鹅颈"畸形，双手第2、第3掌指关节肿胀压痛，双腕关节肿胀压痛活动受限。左肘关节活动受限，呈半屈曲状态。右髋关节外侧压痛、右侧"4"字试验阳性，右膝关节局部皮温高，压痛。

实验室检查

血常规：血红蛋白95 g/L，白细胞计数 4.65×10^9/L，血小板计数289×10^9/L。

生化：肝肾功能正常范围，血清清蛋白32.6 g/L，血尿酸605.1 μmol/L，钾3.48 mmol/L。

炎症指标：CRP 2 mg/dL，ESR 99 mm/h。

抗核抗体1：1000阳性（颗粒均质）；APF阳性，AKA阳性，抗CCP抗体1581.47 U/mL。

痰培养：草绿色链球菌，白念珠菌，痰涂片镜检结核分枝杆菌为阴性。

结核菌抗体检测：免疫印记弱阳性。

T-SPOT. TB抗原A 17 SFC，抗原B 11 SFC。

影像学检查

膝关节CT（图25-1）：双侧髌骨、股骨下段、右侧胫骨上端骨质不规整，见"虫蚀样"骨质破坏。

髋关节MRI（图25-2）：双侧髋关节对称；右侧大转子及坐骨结节异常信号，伴周围软组织渗出

（箭头处）。

肺部CT可见双肺散在少许条索灶（图25-3B）。

治疗及随访

行超声引导下右股骨大转子周围软组织穿刺术，术后引流出脓性液体约50 mL，穿刺液送检结核分枝杆菌及耐药基因检测结果显示：结核分枝杆菌阳性，利福平耐药基因阴性；涂片查抗酸杆菌阳性。

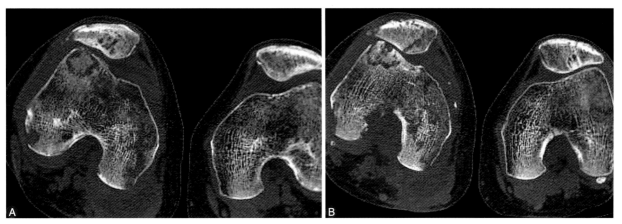

图 25-1　膝关节 CT

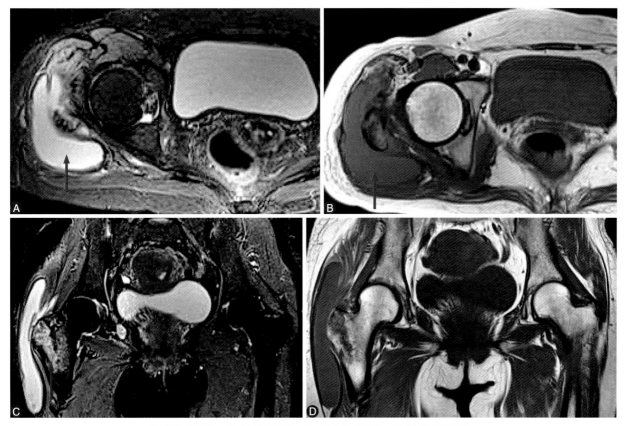

A. 轴位 STIR；B. 轴位 T_1WI；C. 冠状位 STIR；D. 冠状位 T_1WI。

图 25-2　髋关节 MRI

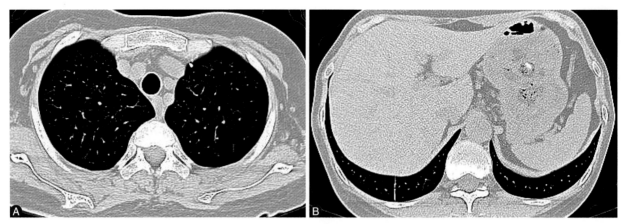

图 25-3　肺部 CT

至此，综合患者关节炎特点、影像学及微生物送检，考虑RA合并右股骨大转子、右膝、左肘关节结核。患者接受规律抗结核治疗并调整RA治疗方案为"甲泼尼龙2 mg q8h、来氟米特10 mg qd"。

5个月后随访关节肿痛较前明显好转，体重逐渐恢复，乏力好转。

最终诊断

类风湿关节炎；骨关节结核。

案例述评

本例患者中年女性，病史11年，临床表现为对称性多关节肿痛，结合受累关节部位、特点及实验室检查考虑类风湿关节炎（RA）诊断明确。近1年关节肿痛加重，呈现对称性，伴多关节畸形出现，均提示RA控制欠佳，容易走入疾病控制欠佳的误区，而忽略其他疾病诊断。但患者查体发现髋关节周围肿胀，在RA中相对少见，进一步髋关节MRI检查可见右侧股骨大转子及坐骨结节异常信号并累及皮下组织，此时关节炎性质发生改变，结合后续的微生物检查明确骨关节结核的诊断。

关节结核具有发生率较低、起病隐匿等特点，因此容易漏诊或误诊。Al-Sayyad等对13例单关节结核患者分析显示，该组患者延迟诊断的平均时间为2年。结核性关节炎通常表现为慢性疼痛、关节肿胀及关节功能的逐渐受限，因此其临床症状与RA有相似性，容易误诊为RA。中轴的脊柱、肋骨、髋关节及外周的膝关节为骨关节结核的好发部位。

明确结核诊断后，我们对患者其他受累关节的关节炎性质进行鉴别诊断。膝关节CT发现呈现多发骨质破坏的表现，但是该骨破坏与RA骨侵蚀分布部位不同，同时可见"死骨"形成，推测为结核所致。后续膝关节穿刺同样可见脓性关节液，证实为膝关节结核。患者肘关节滑膜病理为肉芽肿性炎症，非RA滑膜炎表现，考虑诊断肘关节结核。患者近1年出现双手腕关节、掌指关节肿胀及手指尺偏、"天鹅颈"畸形则考虑为RA控制欠佳，推测其近1年停用所有抗风湿病药物是RA控制欠佳的原因之一。

TNF-α抑制剂的应用使RA的治疗及预后明显改善。但由于RA疾病治疗的长期性，在药物治疗过程中，由药物治疗带来的感染等方面的问题也需要医生格外关注。本中心的1项Meta分析结果显示，与安慰剂相比，应用TNF-α抑制剂的RA患者结核感染的风险要显著升高。从开始应用生物制剂到出现结核感染的平均时间为12～104周。但结核感染以肺结核为主，肺外结核相对少见，而肺外结核中最常见的表现为淋巴结结核。本例患者既往应用重组人Ⅱ型肿瘤坏死因子受体–抗体融合蛋白为TNF-α抑制剂，与后期结核的出现可能存在相关性。

（周博　胡拯源　李坤鹏）

参考文献

[1] AL-SAYYAD M J，ABUMUNASER L A. Tuberculous arthritis revisited as a forgotten cause of monoarticular arthritis [J]. Ann Saudi Med，2011，31（4）：398-401.

[2] PLEȘEA I E，ANUȘCA D N，PROCOPIE I，et al. The clinical-morphological profile of bone and joints tuberculosis - our experience in relation to literature data [J]. Rom J Morphol Embryol，2017，58（3）：887-907.

[3] JI X，HU L，WANG Y，et al. Risk of tuberculosis in patients with rheumatoid arthritis treated with biological and targeted drugs：meta-analysis of randomized clinical trials [J]. Chin Med J （Engl），2022，135（4）：409-415.

案例26　颈后区疼痛－外周关节疼痛

案例摘要

患者男性，68岁，主因"反复关节疼痛20年余"来诊。

现病史：患者20年前运动后出现双膝关节剧烈疼痛，以左膝为著，无红肿、皮温升高，休息后好转，但于劳累后反复发作。8年前，左膝关节疼痛加重伴明显肿胀，并出现腰背部、颈后区、双肩、双肘、双腕关节疼痛，至当地医院就诊，诊断为"骨关节炎"，接受"地塞米松1.5 mg qd 口服"治疗，关节疼痛稍缓解。此后，关节疼痛逐渐加重，并出现行走困难及抬臂受限。

既往史、个人史、家族史无特殊。

体格检查

双膝关节轻压痛，可触及骨擦感，活动受限，无明显红肿，浮髌试验阴性；双肩、双肘、双腕关节轻压痛，活动稍受限，无红肿；颈椎旋转活动受限，无压痛；余关节无明显压痛、红肿及活动受限。

实验室检查

ESR 30 mm/h。CRP 0.584 mg/dL。生化：碱性磷酸酶91.1 U/L，葡萄糖16.96 mmol/L，尿酸261.3 μmol/L，钙2.45 mmol/L，磷1.01 mmol/L，镁0.35 mmol/L。体液免疫：C3 154 mg/dL，C4 36.2 mg/dL，IgM 188 mg/dL，IgG 687 mg/dL。RF、APF、AKA、抗CCP抗体、ANA均为阴性。血清皮质醇：0 am<25.7，8 am<25.7，4 pm<25.7。血清ACTH：0 am<1.1，8 am<1.1，4 pm<1.1。

影像学检查

双手X线片（图26-1）：左手第2、第3掌指关节及第2远端指间关节、右手第3远端指间关节关节间隙明显变窄，多处软骨边缘钙化。

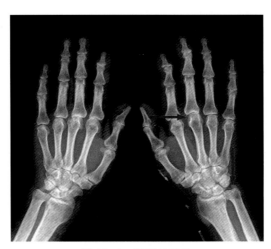

图 26-1　双手 X 线片

双膝关节X线片及超声（图26-2）：图26-2A显示双膝关节边缘钙质沉着及软骨表面钙化。图26-2B显示双侧股骨下端骨面毛糙，有较明显退行性病变，左侧股骨下端软骨内见与骨面近平行的强回声线；双侧膝关节少量积液，右膝轻度滑膜增生，左膝重度较新鲜滑膜增生；左侧髌韧带鞘膜积液。

颅脑CT检查（图26-3）：齿突后方存在两条平行的线状高密度影（图26-3A）；齿突后方可见线状高密度影（图26-3B）。

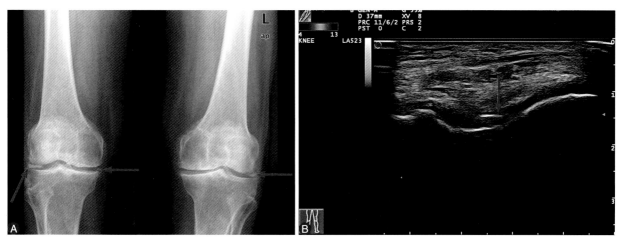

图 26-2　双膝关节 X 线片及超声

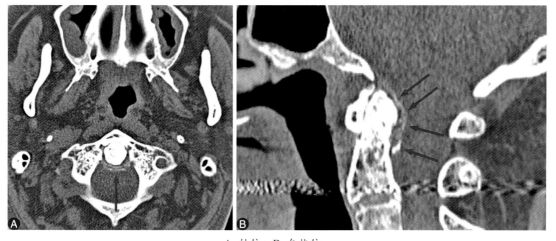

A. 轴位；B. 矢状位。

图 26-3　颅脑 CT 检查

治疗及随访

患者存在明显的垂体-肾上腺轴功能抑制，需继续接受糖皮质激素替代治疗，故将"地塞米松"调整为"甲泼尼龙8 mg qd 口服"治疗，同时建议患者在颈部疼痛剧烈时加用"秋水仙碱0.5 mg bid 口服"治疗，并予以护胃等对症支持治疗。治疗1个月后，患者颈部疼痛症状明显缓解。

▌ 最终诊断

焦磷酸钙晶体沉积病，齿突加冠综合征。

案例述评

本例患者为老年男性，病程20余年，以反复关节疼痛为主要症状：起初表现为累及双膝关节的非对称性、劳累后加重的寡关节痛，后逐渐进展为累及双膝、双肩、双肘、双腕关节的多关节痛伴腰背部、颈后区疼痛，有时表现为剧烈疼痛，无明显肿胀及发红、发热，休息后可稍缓解。在诊疗过程中需注意以下几点。

本例患者的诊断依据：①骨关节炎：患者老年男性，慢性病程，以双膝关节疼痛为主，无关节红肿，休息后缓解，活动后加重，RF、抗CCP抗体均为阴性，骨关节炎可能性最大。②焦磷酸钙晶体沉积病（CPPD）：病程后期逐渐累及颈后区、双肩、双肘、双腕关节、腰背部、双膝关节，双手及双膝关节X线检查提示关节边缘钙质沉积，双膝关节超声提示关节软骨内部钙质沉积，且反复多次尿酸检测均无异常。因此，结合临床表现及辅助检查，诊断为CPPD。③齿突加冠综合征（CDS）：患者存在明显的颈部疼痛，CT显示齿突周围钙质沉积，应考虑为焦磷酸钙晶体导致的CDS。

寰枢椎的CT检查是CDS的金标准。CT检查可清晰的显示齿突形态及钙质沉积，并能分辨钙质沉积的体积、形状及与相邻结构的关系。在冠状位上，钙质沉积通常位于齿突上方和侧方，常呈曲线状，多对称分布，可呈单层或双层，似皇冠（crowned-shape）或光环（halo-shape）。一项纳入了40例CDS患者的横断面研究提示钙质沉积虽然可位于齿突周围的任何位置（滑膜、关节囊或韧带），但是90%患者的钙质沉积位于齿突的后部。通常情况下，钙质沉积与周围结构分界清晰，但如果体积较大，可向后部压迫脊髓前方，并可导致寰枢关节连接处及附近解剖部位受压移位。除了具有较高的敏感度，CT的另一个优势在于可帮助进行鉴别诊断，并排除齿突骨折等关节损伤。X线检查可显示齿突区域的高密度影，但是敏感性欠佳，而且不能清晰显示与周围解剖学结构的关系。膝关节等外周关节的X线检查可提示沉积于纤维软骨或透明软骨中的点状和线状不透射线影，较少情况下这种钙质沉积也可出现在韧带和关节囊内，均提示外周关节CPPD，可为CDS的诊断提供更多临床线索。

目前暂无CDS的诊断标准，可以2023年EULAR提出的CPPD分类标准作为参考。但需强调的是CDS为临床影像学诊断概念，应结合临床表现及影像学检查综合诊断，其与无症状的齿突周围钙质沉积是不同的概念。

诊断CDS时需考虑以下因素：是否为老年患者；是否有急性发作的颈部剧烈疼痛，伴明显的颈部活动受限（尤其是旋转受限）；有无ESR、CRP升高；CT检查有无齿突周围钙质沉积；是否存在其他关节晶体沉积的证据；是否已排除其他炎性疾病及肿瘤、外伤等疾病。详细询问病史很关键，患者同时伴有或此前发现的其他关节晶体沉积症是诊断该病的重要线索。

无症状的齿突周围钙质沉积不需要治疗，但需首先排除代谢性疾病（包括血色病、原发性甲状旁腺功能亢进症及低镁血症）或家族性遗传性疾病。目前，CDS相关研究多为病例系列或病例报道研究。这些研究发现，多数患者的症状可在接受NSAIDs、秋水仙碱及糖皮质激素治疗后数周内明显缓解，一般不需要长期药物治疗。但少数患者可反复发作，此时可参考EULAR针对CPPD的治疗指南进行适当预防性治疗，预防性治疗药物包括：NSAIDs、秋水仙碱、小剂量糖皮质激素、甲氨蝶呤和硫酸羟氯喹。需要注意的是，由于CDS常见于老年患者，治疗（尤其是长期治疗）时需注意肝肾功能不全等不良反应及其他并发症。

（王一雯　罗贵　李坤鹏）

参考文献

[1] GOTO S，UMEHARA J，AIZAWA T，et al. Crowned Dens syndrome[J]. J Bone Joint Surg Am，2007，89（12）：2732-2736.

[2] MATSUMURA M，HARA S. Images in clinical medicine. Crowned dens syndrome[J]. N Engl J Med，2012，367（23）：e34.

[3] ABHISHEK A，TEDESCHI S K，PASCART T，et al. The 2023 ACR/EULAR classification criteria for calcium pyrophosphate deposition disease[J]. Ann Rheum Dis，2023，82（10）：1248-1257.

需与脊柱关节炎相鉴别的感染性疾病

案例 27 臀区疼痛－腰背痛－发热

案例摘要

患者男性，25岁，主因"双臀区及腰背痛半年，加重1个月伴发热1周"来诊。

现病史：患者半年前无明显诱因出现左臀区疼痛，至当地医院骨科就诊，诊断为"坐骨神经痛"，接受"膏药"等治疗，4～5天后疼痛完全缓解。1个月前出现右臀区疼痛，1～2日后出现腰背部疼痛，后左臀区疼痛加重，程度剧烈，晨僵明显，伴有步行困难，之后多次出现夜间痛醒，遂至某医院风湿免疫科就诊，诊断为"脊柱关节炎"，接受"阿西美辛90 mg bid、柳氮磺吡啶0.5 g bid"口服治疗，并接受1次"重组人Ⅱ型肿瘤坏死因子受体–抗体融合蛋白50 mg 皮下注射"治疗。治疗后左臀区及腰背部疼痛基本缓解，但右臀区疼痛逐渐加重，步行困难，余关节无明显不适。1周前开始每日约晚8时出现发热，体温最高达39.6 ℃，伴有畏寒、寒战，持续至晚12时至凌晨2时左右可逐渐缓解，其间伴有大量出汗，停用"重组人Ⅱ型肿瘤坏死因子受体–抗体融合蛋白及柳氮磺吡啶"治疗，加用"益肝灵及头孢类抗生素"治疗。病程中无腹痛、腹泻、眼部发红、皮疹，无口干、眼干、口腔溃疡、光过敏、脱发、指端遇冷变色，无咳嗽、咳痰、尿频、尿急。

既往史、个人史、家族史无特殊。

体格检查

体温38 ℃，脉搏100次/分，呼吸18次/分，血压134/89 mmHg。右侧"4"字试验阳性，左侧"4"字试验阴性。外周关节无明显红肿、压痛、活动受限。

实验室检查

CRP 5.85 mg/dL，ESR 26 mm/h。生化：丙氨酸氨基转移酶50.3 U/L、碱性磷酸酶130.4 U/L、γ-谷氨基转移酶113.7 U/L，胆红素、肾功能、电解质未见异常。HLA-B27阴性。血培养、结核3项、T-SPOT. TB未见异常，PPD试验阴性。

生殖系统超声报告：左侧附睾头囊肿；左侧精索静脉曲张。

影像学检查

骨盆正位X线片（图27-1）：骨盆骨质未见异常，骶髂关节及髋关节无明显破坏，关节间隙可。

骶髂关节MRI（图27-2）：双侧骶髂关节可见骨髓水肿（T_1WI低信号，STIR高信号），以右侧为著，病变超过骶髂关节解剖区域，累及周围肌肉软组织（箭头）。

追问患者病史，曾于1年前至黑龙江过年居住2个月，家中饲养有羊，其间有密切接触史；其姐夫曾于9月前出现布鲁氏菌感染，接受左氧氟沙星抗感染治疗后好转。

患者双臀区及腰背痛半年，加重1个月，1周前于接受肿瘤坏死因子抑制剂后开始发热，左侧臀区疼痛似缓解，但右侧臀区疼痛加重，且发热时疼痛剧烈。因此，入院后完善布鲁氏菌凝集试验，后结果回报显示阳性，同时血培养、T-SPOT. TB及PPD试验均未见异常，诊断布鲁氏菌病，累及骶髂关节及生殖系统。

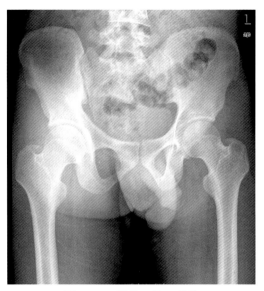

图 27-1　骨盆正位 X 线片

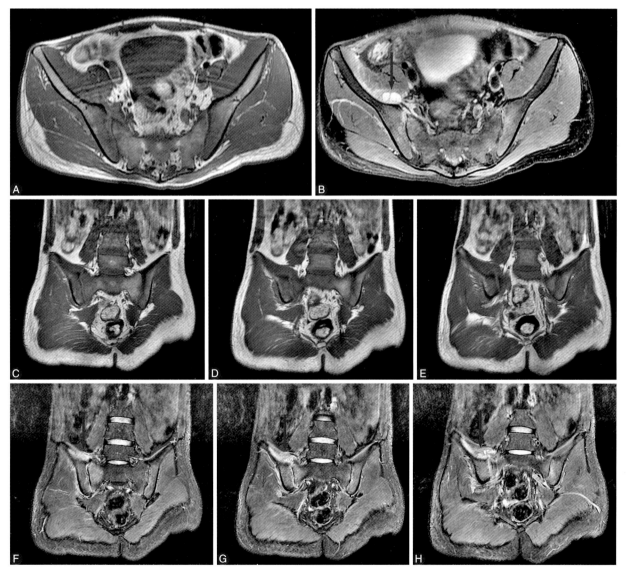

A、C ~ E. T₁WI；B、F ~ H. STIR。

图 27-2　骶髂关节 MRI

治疗及随访

入院后每日体温高峰38.8 ℃左右，诊断明确后予以"盐酸莫西沙星0.4g qd及盐酸米诺环素胶囊100 mg q12h"治疗，持续5日体温未见明显下降，考虑患者感染较重，上述抗感染治疗强度相对不足。将盐酸莫西沙星更换为"硫酸依替米星0.15g q12h"，并将盐酸米诺环素胶囊加量至"200 mg q12h"，3日内体温高峰逐渐下降至正常，后1周无发热，期间臀区疼痛及僵硬症状逐渐好转，行走受限明显减轻，1周后复查CRP 0.727 mg/dL、ESR 17 mm/h，均已正常。

最终诊断

布鲁氏菌病，骶髂关节受累。

案例述评

骨关节病是局灶性布鲁氏菌病最常见的形式，高达70%的布鲁氏菌病患者出现骨关节病，包括外周关节炎、骶髂关节炎和脊柱炎。其中，最常受累的部位是骶髂关节和脊柱关节，而骶髂关节炎是年轻成人的重要表现，约80%的患者累及单侧骶髂关节。我科室既往研究显示中轴型脊柱关节炎与累及骶髂关节的布鲁氏菌病的鉴别要点为病程、感染动物制品食用或接触史、前驱感染史、发热、腰痛特征、足跟痛、肌痛、手足小关节受累、其他系统受累、HLA-B27等，且在80%的累及骶髂关节的布鲁氏菌病患者中发现骶髂关节邻近肌肉受累（表27-1）。此外，在此项研究中，所有累及骶髂关节的布鲁氏菌病患者均有骶髂关节骨髓水肿，因此需再次强调骨髓水肿虽被引入中轴型脊柱关节炎分类标准，但它并不是中轴型脊柱关节炎的特异性表现，也可继发于感染或恶性肿瘤。

表27-1 中轴型脊柱关节炎及布鲁氏菌病累及骶髂关节鉴别要点

	中轴型脊柱关节炎	布鲁氏菌病累及骶髂关节
个人生活史	无特殊	未经高温或巴氏消毒的感染动物制品食用或接触史
前驱感染病史	可有，导致反应性关节炎或脊柱关节炎少见病程中病情加重	少见
发热	少见	多见，可能为峰形热伴寒战，或为反复、轻微或长时间发热
下腰背痛	可有典型炎性腰背痛表现	可有炎性腰背痛表现，但不典型
足跟痛	多见	少见
肌痛	少见	较多见
手足小关节受累	少见	较多见
其他系统受累	炎性肠病 银屑病 葡萄膜炎	泌尿生殖系统（前列腺炎和睾丸脓肿，输卵管卵巢脓肿），神经系统（如脑膜炎），心血管系统（如心内膜炎、心肌炎）
HLA-B27	阳性多见	常为阴性
脊柱影像学特点	椎角炎、椎体方形变、脊柱骨赘或骨桥、可累及椎体及周围肌肉软组织，可有椎旁脓肿胸椎后凸畸形、椎小关节炎	
骶髂关节影像特点	急性期可有骶髂关节面下骨髓水肿，病变不跨解剖结构	骶髂关节内骨髓水肿，可远离关节面，且可跨过解剖结构，累及周围肌肉软组织
治疗	非甾体抗炎药、生物制剂等	抗感染治疗

结合患者病情进行分析。

（1）诊断方面：患者为青年男性，病史半年，有腰背痛及臀区疼痛表现，需考虑脊柱关节炎诊断，其支持点与不支持点分别如下。

①支持点：腰背痛伴晨僵明显，伴有行走困难，自觉活动后稍好转，多次出现夜间痛醒，为炎性腰背痛，且伴有臀区疼痛，为脊柱关节炎常见临床表现；CRP及ESR升高；骶髂关节MRI可见双侧骶髂关节骨髓水肿表现；阿西美辛及肿瘤坏死因子拮抗剂治疗后左臀区疼痛似缓解。

②不支持点：HLA-B27阴性；病程进展特点，患者半年前开始出现腰背痛及臀区疼痛，接受局部物理治疗，数日后缓解，后未服用药物，数月间并无关节疼痛及腰背痛表现；骶髂关节MRI提示双侧骨髓水肿明显，仔细阅片，可见骨髓水肿并非为脊柱关节炎典型的沿骶髂关节面向两侧骶骨及髂骨蔓延形成，似为围绕一点扩散形成，并超过骶髂关节解剖区域，累及周围肌肉软组织；再次发病后，接受肿瘤坏死因子抑制剂治疗，于当天即出现发热，发热多于晚间出现，体温最高达39 ℃以上，伴有畏寒、寒战，全身大汗后体温可自行降至正常。其间右臀区疼痛逐渐加重，且发热时疼痛剧烈。

（2）治疗方面：单药方案及治疗<6周方案的复发率高，因此不适合治疗布鲁氏菌病。本例患者接受盐酸莫西沙星、硫酸依替米星、盐酸米诺环素抗感染治疗后体温恢复正常，且腰背痛、臀区疼痛及活动受限明显减轻，炎症指标降至正常，治疗有效。考虑到患者为亚急性布鲁氏菌病感染患者，世界卫生组织（WHO）推荐标准疗程为至少2个月，但患者布鲁氏菌病感染累及骶髂关节，结合目前循证医学证据，布鲁氏菌病累及骨关节系统者，病程时间较长，所需治疗疗程较长，因此建议总疗程应达至少3个月。

（王一雯　周博　王秀茹）

参考文献

[1] WANG Y，GAO D，JI X，et al. When brucellosis met the assessment of spondyloarthritis international society classification criteria for spondyloarthritis：a comparative study[J]. Clin Rheumatol，2019，38（7）：1873-1880.

[2] ZHAO Z，WANG Y，JIN J，et al. An analysis of abnormal magnetic resonance imaging of sacroiliac joints in patients misdiagnosed as spondyloarthritis[J]. Zhonghua Nei Ke Za Zhi，2014，53（9）：724-729.

[3] SIEPER J，VAN DER HEIJDE D，LANDEWÉ R，et al. New criteria for inflammatory back pain in patients with chronic back pain：a real patient exercise by experts from the assessment of spondyloarthritis international society （ASAS）[J]. Ann Rheum Dis，2009，68（6）：784-788.

案例28 反复发热－关节肿痛－非甾体抗炎药效果欠佳

案例摘要

患者男性，38岁，主因"反复发热，关节肿痛2年"来诊。

现病史：患者2年前无明显诱因出现发热，多为高热，体温峰值39 ℃以上，时有畏寒，服用"退热药（具体不详）"后体温可暂时降至正常，但仍有反复发热。1年半前服用"中药汤剂（具体不详）"治疗1周后体温恢复正常。9个月前再次出现高热，伴右踝关节肿痛，当地医院查X线片未见异常，未明确诊断，逐渐出现双髋关节、双膝关节肿痛，呈游走性，高热及活动时明显，休息及服用止痛药后减轻。近半年曾2次因发热及关节疼痛到当地医院住院，诊断"反应性关节炎"，经抗感染、"洛索洛芬钠"抗炎止痛治疗后关节肿痛好转，但仍有反复发热。病程中无皮疹、晨僵、口腔溃疡，无腰背痛、皮疹、腹痛、腹泻、眼红、眼痛，无盗汗、咳嗽、咳痰，无尿频、尿急。

个人史：无牧区居住史，工作为厨师，有生牛羊肉接触史，无生牛羊肉、奶制品食用史。

既往史、婚育史、家族史无特殊。

体格检查

左颌下可触及约1 cm×2 cm大小淋巴结，活动度可，轻微压痛。双肺呼吸音清，未闻及干湿性啰音及胸膜摩擦音，心律齐，各瓣膜听诊区未闻及杂音，左侧腕关节压痛、右髋轻微压痛，双侧"4"字试验阳性，双侧髋关节无叩痛，左膝关节轻微肿胀、压痛。

实验室检查

血常规：血红蛋白119 g/L、白细胞计数5.96×10⁹/L、中性粒细胞百分比38.1%，淋巴细胞百分比52.5%，血小板计数339×10⁹/L。凝血：血浆纤维蛋白原4.44 g/L、血浆D-二聚体测定0.95 g/L，余未见异常。CRP 0.967 mg/dL。生化：γ-谷氨基转移酶77.5 U/L、无机磷1.67 mmol/L，余未见明显异常。尿常规、便常规、血清术前8项、优生优育8项、GM试验、肿瘤标志物、血培养未见明显异常，HLA-B27、ANA、RF、抗CCP抗体、自身抗体11项均为阴性。布鲁氏菌凝集试验阳性。

影像学检查

髋关节MRI平扫（图28-1）：左侧髋臼股骨头异常信号（T_1WI低信号，STIR高信号，粗箭头），病变范围跨越关节物理结构，累及周围肌肉软组织（细箭头）。双髋关节滑膜炎，左侧髋关节腔少量积液。

骶髂关节CT（图28-2）：未见明显异常。

治疗及随访

予以"硫酸依替米星氯化钠注射液0.15 g 静脉滴注 qd、盐酸米诺环素胶囊100 mg 口服 q12h、盐酸莫西沙星0.4 g 静脉滴注 qd联合抗感染"治疗，双髋、双膝关节疼痛逐渐缓解。

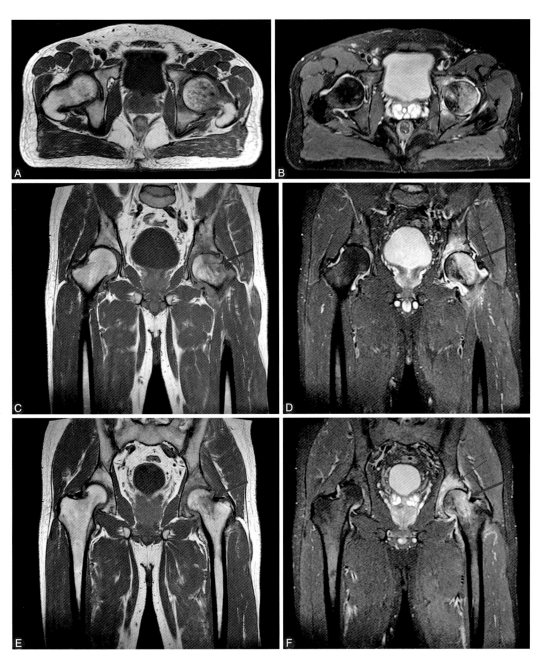

A、C、E. T$_1$WI；B、D、F. STIR。

图 28-1　髋关节 MRI 平扫

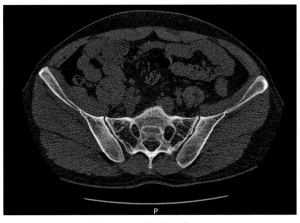

图 28-2　骶髂关节 CT

最终诊断

布鲁氏菌病，髋关节受累。

案例述评

本例患者为青年男性，慢性病程，病史2年，主要表现为反复高热及多关节肿痛，累及双髋、双膝及右踝关节，MRI检查提示左侧髋臼股骨头异常信号并累及周围肌肉软组织，炎症不仅限于关节囊内，已跨越关节物理结构。RF、HLA-B27均为阴性，服用非甾体抗炎药后仍反复发热及关节肿痛。在诊断及治疗时注意事项如下。

本例患者髋关节可见骨髓水肿及积液，且病变跨过解剖结构，累及髋臼外临近肌肉组织，首先考虑感染可能，需完善布鲁氏菌凝集试验、结核T细胞检测、血培养等病原学检查。

布鲁氏菌病患者在临床上常表现为发热、肌痛、关节痛、食欲不振、体重减轻、肝脾淋巴结肿大等非特异性症状。在该病慢性病程中，可出现多个系统和器官受累，其中骨关节病是局灶性布鲁氏菌病最常见的形式，在布鲁氏菌病患者中占比高达70%，通常表现为脊柱炎、骶髂关节炎、外周关节炎和骨髓炎，而滑囊炎和腱鞘炎则很少见。其中，髋关节炎的最初症状并不明显，但随着疾病的进展，疼痛加重，伴有下肢运动受限和畸形。体格检查显示病变部位有深部压痛和叩击痛，伴有Tomas征阳性和"4"字试验阳性，诊断和治疗具有挑战性，延迟治疗会导致严重的并发症，如股骨头脱位和缺血性坏死。本例患者影像学检查提示髋关节感染可能性大，结合患者慢性病程，有生牛羊肉接触史，需要考虑布鲁氏菌病可能，布鲁氏菌凝集试验结果支持该诊断，且抗感染治疗有效。

脊柱关节炎可有髋关节受累伴CRP升高，但本例患者无明显腰背痛、眼炎、肠炎、银屑病、趾炎等表现，无强直性脊柱炎家族史，有反复发热，且骶髂关节CT未见明显异常，HLA-B27阴性，不考虑强直性脊柱炎及银屑病关节炎、肠病性关节炎等，但反应性关节炎患者HLA-B27阴性较多见，且可仅以双下肢大关节受累为主要表现，需进行鉴别诊断。反应性关节炎是指在身体其他部位感染之后不久出现的关节炎，但未在病变关节中检出病原微生物，其具有2项主要临床特征：①前驱感染（以肠道或泌尿生殖道感染为主）和关节炎之间存在数日至数周间期；②典型的单关节或寡关节型关节炎特征，通常累及下肢，有时伴指/趾炎和附着点炎。能导致反应性关节炎的肠道和泌尿生殖系统病原体包括沙眼衣原体（*Chlamydia trachomatis*）、耶尔森菌（*Yersinia*）、沙门氏菌（*Salmonella*）、志贺氏菌（*Shigella*）、弯曲杆菌（*Campylobacter*）、艰难梭菌（*Clostridioides difficile*）及肺炎衣原体（*Chlamydia pneumoniae*）。此外，近年来有报道继发于新型冠状病毒感染的反应性关节炎。影像学检查可有炎症性滑膜炎及附着点炎或关节炎的影像学表现。患者双膝关节、双髋关节及右踝关节受累，影像学可见骨髓水肿，但髋关节MRI提示病变非单纯的关节炎及附着点炎表现，其病变累及临近肌肉组织，且布鲁氏菌凝集试验阳性，为布鲁氏菌病引起的感染性关节炎，而非反应性关节炎。因此，在诊断反应性关节炎之前需充分排除感染可能。

布鲁氏菌病最常见的传播途径是：摄入未经巴氏消毒的乳制品（尤其是生乳、软奶酪、黄油和冰激凌）。布鲁氏菌病常见于以下人群：牧羊人、屠宰场工人、兽医、乳品加工业专业人员和实验室人员（包括处理布鲁氏菌培养物的工作人员及制备动物用布鲁氏菌病疫苗的工作人员）。因此，在收治长病程且有关节受累表现患者时，需要注意询问相关个人史。本例患者为厨师，有生牛羊肉接触史，全面仔细询问病史能够为下一步诊疗计划提供线索，有助于明确诊断。

对于疑似布鲁氏菌病患者，应进行血培养和血清学检测，但在慢性疾病中，血培养常为阴性，临床意义有限。此外，骨髓培养比血培养更敏感。

与其他关节感染不同，布鲁氏菌病可导致全身多关节感染，甚至可导致骶髂关节受累，且可呈对称性分布，部分患者临床表现可与脊柱关节炎患者非常相似，在诊断时必须高度警惕。

（王一雯　赵玉荣　张江林）

参考文献

[1] JIN M，FAN Z，GAO R，et al. Research progress on complications of Brucellosis[J]. Front Cell Infect Microbiol，2023，13：1136674.

[2] LUCCHINO B，SPINELLI F R，PERRICONE C，et al. Reactive arthritis：current treatment challenges and future perspectives[J]. Clin Exp Rheumatol，2019，37（6）：1065-1076.

[3] VIČIĆ M，PRPIĆ MASSARI L. Reactive arthritis[J]. N Engl J Med，2022，386（21）：2035.

[4] SLOUMA M，ABBES M，MEHMLI T，et al. Reactive arthritis occurring after COVID-19 infection：a narrative review[J]. Infection，2023，51（1）：37-45.

[5] YAGUPSKY P，MORATA P，COLMENERO J D. Laboratory diagnosis of human Brucellosis[J]. Clin Microbiol Rev，2019，33（1）：e00073-19.

需与脊柱关节炎相鉴别的感染性疾病

案例29　臀区痛－发热－呼吸困难－骶髂关节炎

案例摘要

患者女性，26岁，主因"双臀区疼痛10年余，发热10天"来诊。

现病史：患者10年前无明显诱因出现双臀区疼痛，夜间疼痛，活动后稍缓解，外院诊断"强直性脊柱炎"，接受"塞来昔布0.2 g bid、柳氮磺吡啶肠溶片1 g bid"治疗，症状好转后未规律治疗。入院前10天无诱因出现发热，体温最高40 ℃，无明显时间规律，不能自行降至正常，发热时伴畏寒、寒战、双臀区疼痛加重，活动受限，无咳嗽、咳痰、胸闷、气短、腹痛、腹泻、尿频、尿急、尿痛，于外院接受"双氯芬酸钠50 mg tid"治疗，臀区疼痛可减轻，但仍间断发热，体温最高40.3 ℃，仍伴畏寒、寒战，并出现呼吸困难、胸闷、气短，为进一步诊治来我院。

既往史：本次入院前半年行剖宫产手术。

个人史、婚育史、家族史无特殊。

体格检查

体温38.6 ℃，脉搏105次/分，呼吸23次/分，血压112/78 mmHg，双臀区压痛，以左侧为著，伴活动受限，双肺可闻及湿啰音，心脏听诊未及杂音，腹部柔软，无压痛、反跳痛，无眼红、足跟及外周关节肿胀压痛，周身无皮疹。

实验室检查

感染指标：布鲁氏菌凝集试验、G试验、GM试验、EBV、CMV、T-SPOT. TB均为阴性。HLA-B27阴性，自身抗体均为阴性，免疫球蛋白、补体均正常，血生化检查无明显异常。因患者双臀区疼痛伴发热，入院后给予"双氯芬酸钠25 mg 口服 tid、新癀片"等对症治疗，臀区痛有所减轻，体温亦可降至正常，但体温反复升高，最高至40.3 ℃，伴明显畏寒、寒战，化验CRP 4.71 mg/dL、ESR 81 mm/h、PCT 0.279 ng/mL。血培养：金黄色葡萄球菌。

影像学检查

腰椎和骨盆X线片（图29-1）：腰椎见侧弯，韧带未见明显钙化，椎体形态正常，各椎间隙尚可。左侧骶髂关节间隙不清，关节面硬化。

骶髂关节CT平扫（图29-2）：左侧骶髂关节间隙变窄、融合，关节面不光滑，髂骨侧可见骨质硬化改变，周围软组织未见肿胀。

骶髂关节MRI平扫（图29-3）：左侧骶髂关节间隙消失。骶骨偏左侧部左侧髂骨骨质见稍长T_1稍长T_2信号，DWI序列呈高信号。腰5骶4水平椎管内及骶椎后方软组织内见条片状长T_1长T_2信号，边界不清晰，骶椎左前方可见约3 cm×4 cm大小团样长T_1长T_2信号。

腰骶椎MRI平扫（图29-4）：骶椎骨质见稍长T_1稍长T_2信号，腰5-骶4水平椎管内见条片状长T_1长T_2信号，骶椎前方及腰5、骶1水平左侧竖脊肌可见稍长T_2信号。

床旁胸部X线片（图29-5）：双肺透过性减低，胸膜无增厚及粘连，气管居中，纵隔居中，肋膈角锐利。

骶髂关节MRI平扫（图29-6）：左侧骶髂关节病变较前范围缩小。

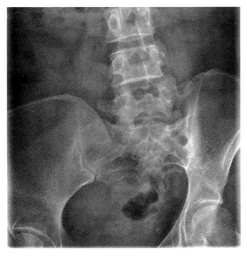

图 29-1　腰椎和骨盆 X 线片

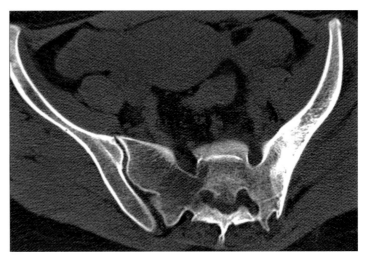

图 29-2　骶髂关节 CT 平扫

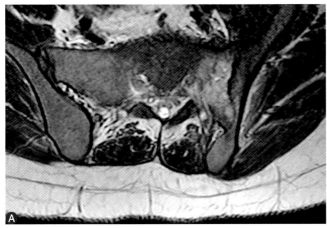

A. 斜冠位 T₁WI 序列；B. 斜冠位 STIR 序列。

图 29-3　骶髂关节 MRI 平扫

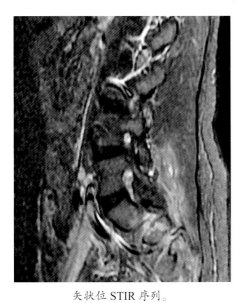

矢状位 STIR 序列。

图 29-4　腰骶椎 MRI 平扫

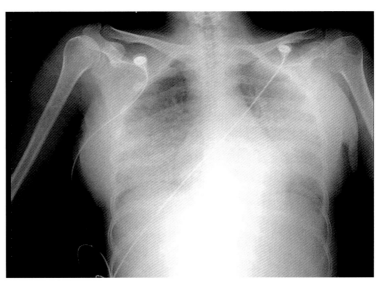

图 29-5　床旁胸部 X 线片

需与脊柱关节炎相鉴别的感染性疾病

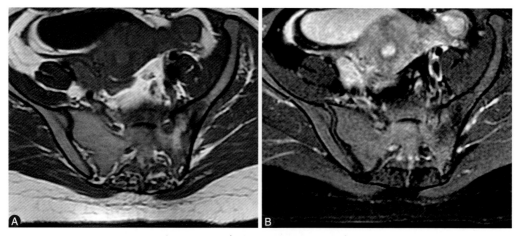

A. 斜冠位 T₁WI 序列；B. 斜冠位 STIR 序列。

图 29-6　骶髂关节 MRI 平扫

治疗及随访

　　患者于入院后第5天无明显诱因出现胸闷、乏力、呼吸困难、全身皮肤发黄、无力、呕吐、腹泻等症状，大便呈稀水样，血压明显下降至60/40 mmHg，床旁胸部X线片可见双肺大片实变，给予气管插管呼吸机辅助呼吸，持续床旁血滤、万古霉素抗感染治疗，后病情好转，拔除气管插管，万古霉素应用61天后出现过敏反应，改用替考拉宁继续抗感染治疗27天，病情好转出院后改用口服利奈唑胺6个月继续治疗，复查骶髂关节MRI较前明显好转。

最终诊断

　　感染性休克；脓毒症；骶髂关节感染；肺部感染；急性呼吸窘迫综合征。

案例述评

　　本例患者为26岁青年女性，慢性病程，病史10年余，主要表现为双侧臀区疼痛，但近10天有发热。根据症状学鉴别诊断思路，主要集中于臀区痛和发热两个方面。

　　臀区痛方面，患者表现为夜间疼痛，伴轻度晨僵，活动后稍缓解，骨盆X线片和骶髂关节CT见左侧骶髂关节间隙狭窄或融合，接受NSAIDs、DMARDs（塞来昔布、柳氮磺吡啶肠溶片）治疗后疼痛减轻，确实具备脊柱关节炎色彩。但患者为青年女性，非脊柱关节炎好发人群，病程中无足跟痛、外周关节肿痛及银屑病皮疹、反复腹痛腹泻、眼炎等关节外表现，无强直性脊柱炎/脊柱关节炎家族史，且HLA-B27阴性，细阅其影像学图片可获知其骨盆先天性发育不良，左侧骶髂关节明显畸形，病程10余年未接受系统治疗的情况下，脊柱X线无韧带骨赘形成，更无"竹节样"改变，因此综合分析其强直性脊柱炎/脊柱关节炎诊断不成立。另外，患者为26岁青年女性，病程中无明显体重下降、贫血、低蛋白血症等消耗性表现，化验血钙、磷、碱性磷酸酶、甲状旁腺激素水平、骨代谢指标、肿瘤标志物均正常，自身抗体全阴性，无长期口服阿德福韦酯病史和肿瘤病史，影像学检查未见明显骨质疏松、腰椎间盘突出和骨质增生表现，因此腰椎间盘突出、腰椎退变、代谢性骨病、骨质疏松、肿瘤性疾病诊断亦不成立。至此，臀区疼痛的鉴别诊断方面似乎进入了困境。但患者入院前10天无明显诱因出现发热，为后续诊疗打开了一扇窗户。

而发热方面，患者为青年女性，发热病程短，表现为40 ℃高热，伴畏寒、寒战，化验炎症指标高，尤其是血培养提示金黄色葡萄球菌，骶髂关节和腰骶椎MRI提示：左侧骶髂关节和腰骶椎骨质本身及跨越解剖结构的周围软组织炎症信号，并于短期内出现胸闷、乏力、呼吸困难、血压明显下降至休克水平，床旁胸部X线片可见双肺大片实变，诊断：感染性休克；脓毒症；骶髂关节感染；肺部感染；急性呼吸窘迫综合征明确，虽然未行骶髂关节局部组织穿刺活检，但经过积极抗感染治疗后，发热病情及复查骶髂关节MRI明显好转，从而更加印证了上述诊断。

感染性骶髂关节炎临床相对少见，诊断相对困难，常见化脓性骶髂关节炎、结核性骶髂关节炎、布鲁氏菌感染骶髂关节炎3大类，其中化脓性骶髂关节炎最为多见，但患病率也仅为1%~2%。感染性骶髂关节炎多为急性起病，以年轻人发病为主，20~30岁高发，在发病初期常被误诊为坐骨神经痛、椎间盘炎、慢性疼痛综合征或脊柱关节炎。本病的感染方式以血行感染多见，也可为开放性损伤、手术继发感染或从周围软组织感染蔓延而来，一般与盆腔感染、静脉滥用药物和妇科感染相关。致病菌多为金黄色葡萄球菌，其次为溶血性链球菌、肺炎双球菌和肠球菌等。有研究报道，感染性骶髂关节炎与妊娠及产褥期相关。孕期由于激素效应可使盆腔关节和韧带放松引起骨盆的活动度增大，产褥期的损伤尤其子宫下段剖宫产术易诱发感染的血源播散。感染性骶髂关节炎多为单侧，受累部位多为臀区及下腰痛，极少数有疼痛放射至全身的报道。临床表现多同时伴有发热、乏力等全身不适情况，很少出现外周关节炎，HLA-B27多为阴性，对非甾体抗炎药治疗反应欠佳，抗感染治疗有效。本例患者为26岁青年女性，发热病程短，表现为40 ℃高热，伴畏寒、寒战，化验炎症指标高，尤其是血培养提示金黄色葡萄球菌，MRI见左侧骶髂关节和腰骶椎骨质本身及跨越解剖结构的周围软组织炎症信号，结合患者骨盆先天性发育不良，左侧骶髂关节明显畸形，发病前有妊娠史，因此考虑产褥期的损伤尤其子宫下段剖宫产术诱发感染的血源播散可能性大，而最终抗感染治疗有效为上述分析提供了印证。

本案例给我们的启示：①疾病的鉴别诊断依然是基于症状学为主，当临床中遇到无法解释的问题时，应抽丝剥茧，避免漏诊或误诊。②临床中如果遇到短病程的腰背部或臀区痛患者，有发热表现，化验HLA-B27阴性，影像学提示单侧骶髂关节受累，尤其是累及周围肌肉软组织，并于短期出现明显骨破坏的情况下，应警惕骶髂关节感染。此时，完善感染指标筛查，尤其是骶髂关节局部组织穿刺活检尤为重要。但当无法获取病理学诊断依据时，密切结合临床，尤其是治疗反应结局也可以为我们提供依据。

（孙飞　胡拯源　冯莉霞）

参考文献

[1] KUCERA T, BRTKOVA J, SPONER P, et al. Pyogenic sacroiliitis: diagnosis, management and clinical outcome[J]. Skeletal Radiol, 2015, 44（1）: 63-71.

[2] PARK Y S, OWEN A M, ADNO A M, et al. pyogenic sacroiliitis due to group a streptococcus following uncomplicated pregnancy and vaginal delivery[J]. Case Rep Obstet Gynecol, 2013, 2013: 981474.

[3] 王炎焱，赵征，张江林，等. 感染性骶髂关节炎110例临床及影像学特点分析[J]. 中华内科杂志，2020，59（2）：134-139.

案例30　发热－颈痛－胸痛－背痛

案例摘要

患者女性，72岁，主因"发热伴全身疼痛40天"来诊。

现病史：患者40天前无明显诱因出现发热，体温最高达38.5 ℃，有畏寒无明显寒战。同时出现颈部、腰部、后背及上下肢疼痛，但双上肢抬举无明显受限，查肺部CT提示双肺感染性病变、双侧胸腔积液。应用"头孢哌酮舒巴坦钠、利奈唑胺"抗感染治疗后体温可下降，但仍有周身疼痛及胸部疼痛，应用氟比洛芬酯对症止痛效果不明显，但患者拒绝进一步检查，出院后继续口服"头孢呋辛250 mg bid"，体温正常，可从事一般的家务劳动。停用头孢呋辛后再次出现发热，伴有胸痛加重，遂就诊于我院。

既往史：糖尿病多年。

个人史及家族史无特殊。

体格检查

平车推入院，左侧前胸壁压痛，关节查体不能配合。

实验室检查

血常规：白细胞计数5.55×10^9/L，血红蛋白108 g/L，血小板计数51×10^9/L。

炎症指标：CRP 30.043 mg/dL，PCT 17.77 ng/mL。

T-SPOT. TB抗原A 0 SFC，抗原B 0 SFC。

血培养：金黄色葡萄球菌。

纤维支气管镜+肺泡灌洗结果回报：细胞分类上皮细胞<5%，中性粒细胞63%（正常值<3%），巨噬细胞30%（正常值>84%），淋巴细胞7%（正常值<13%），气管吸物培养：金黄色葡萄球菌。

影像学检查

PET-CT（图30-1）：颈7及胸1椎体见骨质密度增高影，放射性摄取增高，SUVmax 3.5（图30-1A），双肺见多发长径小于1.4 cm实性结节及斑片，部分见空洞，放射性摄取轻度增高，SUVmax 1.6（图30-1B）。

颈椎MRI平扫+增强（图30-2）：颈5椎体向前移位1/4个椎体宽度。颈6至胸1椎体及附件形态不规则，边界欠清，椎体边缘欠光整，增强扫描呈不均匀强化，颈后软组织可见稍短T_1稍长T_2信号，颈部脂肪间隙模糊，增强扫描呈不均匀环形强化。印象：颈5椎体不稳，颈6-胸1椎体及附件破坏，椎体前后缘及软组织改变，考虑感染性病变可能性大。

治疗及随访

至此，根据患者入院后临床特点及化验考虑菌血症（金黄色葡萄球菌），肺部空洞为金黄色葡萄球菌肺炎所致，椎体异常信号考虑椎体感染可能性大。入院后经验性给予"万古霉素+美罗培南"治疗，后患者体温降至正常，CRP呈下降趋势。血培养及气管吸物等结果回报后根据药敏结果调整抗生素为哌拉西林，抗感染治疗共7周后复查CRP、PCT已降至正常，再次完善血培养阴性，复查肺部CT可见肺部斑片影及空洞消失，颈椎MRI提示椎体高亮信号较前改善，软组织病变范围较前减少。抗生素进一步降级为头孢呋辛后患者出院，出院后嘱患者继续骨科就诊处理颈椎不稳问题。

半年时随访，患者一般情况可，未再发热，未再出现颈胸痛。

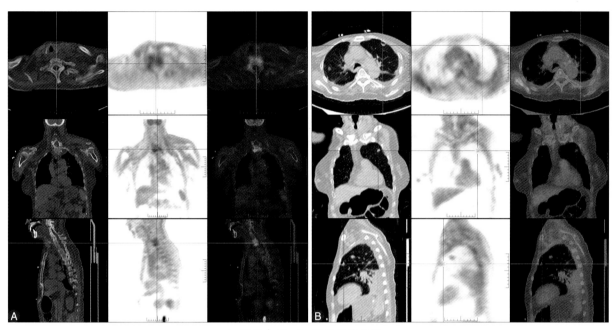

A. 椎体表现；B. 肺部结节空洞。

图 30-1 PET-CT

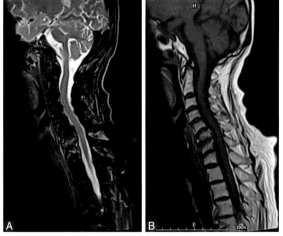

A. 颈椎 MRI STIR；B. 颈椎 MRI T₁WI。

图 30-2 颈椎 MRI 平扫 + 增强

最终诊断

菌血症，椎体感染（金黄色葡萄球菌）。

案例述评

本例患者老年女性，虽然有发热、腰背痛，但疼痛为非典型的炎性腰背痛；而患者发热、PCT、CRP

升高、抗生素治疗有效均提示存在感染的可能性，后续血培养阳性进一步证实金黄色葡萄球菌菌血症的诊断。

关于金黄色葡萄球菌感染，血培养阳性应始终视为具有临床意义。并且在发现血培养阳性时，尽快开始经验性治疗。另外，寻找细菌的可能来源、评估细菌转移情况及抗生素治疗时长是进一步需要明确的问题。

当菌血症来源不明确时，应尽可能详细询问病史以寻找可能的感染来源，如近期的皮肤、软组织感染及是否留有假体装置等。金黄色葡萄球入血后几乎可进入任何器官（如肺、骨、心脏瓣膜、肌肉）从而引发转移性感染。转移性感染通常有几种模式：应用注射药物者的感染通常是肺脓肿和右侧心内膜炎，这是由于细菌通过静脉系统传播所致。原位深层肌肉骨骼感染所谓的"热带"肌炎、化脓性肌炎或化脓性传染性肌炎在乌干达等东非热带气候国家中更为普遍。美国金黄色葡萄球菌感染相关肌炎的报告，与人体免疫缺陷病毒感染、糖尿病和血液系统恶性肿瘤等免疫功能低下状态有关。肌肉、皮肤和软组织感染在糖尿病中更常见，因为组织高血糖为细菌提供了理想的生长环境。

转移性感染具有发生比例高（可达40%）、多无局部症状等特点，并且无症状感染通常与更高的死亡率相关，需要临床医生高度警惕。因此，通过恰当的影像学方法寻找可能的感染部位则尤为重要。PET-CT有望评估转移性感染。目前，在感染性心内膜炎的新指南中推荐在需要明确感染部位的情况下可使用PET-CT。以色列一项单中心前瞻性队列研究显示，金黄色葡萄球菌感染患者行PET-CT检查可显著降低90天死亡率，推测可能的原因是PET-CT发现了更多的无症状病灶，使得患者治疗持续时间延长，并接受了更有效的局部治疗（如引流等）。

MRI可观察脓肿的部位和范围，是呈现椎体感染理想的影像学检查。椎体感染时通常在T_2WI上呈现与液体相同的高信号，伴有中心低信号区和环形增强区域。同时，椎体感染时还会出现椎旁软组织受累或者向内累及脊髓的情况。这些表现与脊柱关节炎典型的椎角炎表现不同，可作为鉴别要点。患者颈椎MRI可见颈6-颈7椎间盘、椎体正常结构消失，伴有椎旁软组织异常信号，均符合感染表现。

金葡菌菌血症抗感染治疗的时长取决于感染病因。对于合并有感染性心内膜、骨髓炎或者感染性关节炎等情况的复杂性金葡菌菌血症需给予2周以上的静脉治疗。而合并椎体骨髓炎或椎间盘感染的患者抗生素治疗通常在6周以上。

（周博　赵玉荣　冯莉霞）

参考文献

[1] GOODMAN A L, PACKHAM A, SHARKEY A R, et al. Advanced imaging for detection of foci of infection in staphylococcus aureus bacteremia- can a scan save lives?[J]. Seminars in Nuclear Medicine，2023，53（2）：175-183.

[2] MACKENZIE A R, LAING R B S, SMITH C C, et al. Spinal epidural abscess：the importance of early diagnosis and treatment[J]. J Neurol Neurosurg Psychiatry，1998，65（2）：209-212.

[3] DUNPHY L, IYER S, BROWN C. Rare cause of back pain：staphylococcus aureus vertebral osteomyelitis complicated by recurrent epidural abscess and severe sepsis[J]. BMJ Case Reports，2016：bcr2016217111.

案例 31　腰背痛-发热-骶髂关节炎

案例摘要

患者男性，19岁，主因"腰背痛7月余，发热半月"来诊。

现病史：患者7个月前无明显诱因出现腰背痛，活动后加重，休息时减轻，不伴晨僵，无足跟痛、外周关节肿痛及皮疹，卧床休息1天后明显好转，后偶尔出现腰背部轻微疼痛，未诊治。5个月前出现右臀区疼痛，活动后加重，休息时减轻，伴右侧大腿肿胀，不能自行起床及行走，当地医院诊断考虑"筋膜炎"，接受"输液（具体不详）"治疗，肿胀消退，可自行起床、缓慢行走，但仍有右臀区疼痛，查HLA-B27阴性，骶髂关节MRI提示右侧骶髂关节炎，诊断考虑"脊柱关节炎"，接受"洛索洛芬钠60 mg tid、柳氮磺吡啶1 g bid"治疗，右臀区疼痛未见明显好转。半个月前无明显诱因出现发热，体温最高38.2 ℃，伴畏寒，无寒战，发热无明显规律，无咳嗽、咳痰、腹痛、腹泻、尿频、尿急、尿痛，口服"布洛芬"退热效果差，伴右侧腰骶部及臀部疼痛加重，行走及弯腰受限，于当地医院接受"哌拉西林他唑巴坦、利巴韦林"抗感染治疗，体温高峰有下降趋势，最高体温<38 ℃，体重下降约1 kg，遂就诊于我院。

个人史、婚育史、家族史无特殊。

体格检查

体温37.8 ℃，余生命体征正常，右侧腰骶部及臀区压痛，行走及弯腰受限，双肺呼吸音清，未闻及干湿性啰音，心脏听诊未及杂音，腹部柔软，无压痛、反跳痛，无眼红、足跟及外周关节肿胀压痛，周身无皮疹。

实验室检查

炎症指标：CRP 3.6 mg/dL、ESR 28 mm/h。

感染指标：PCT 0.079 ng/mL，T-SPOT. TB抗原A 156 SFC、抗原B 225 SFC，布鲁氏菌凝集试验、G试验、GM试验、EBV、CMV、血培养均为阴性。

免疫方面：HLA-B27阴性，自身抗体均为阴性，免疫球蛋白、补体均正常。

影像学检查

胸部CT：未见明显异常。

右骶髂关节穿刺活检病理：骨小梁间纤维脂肪组织增生，内见多灶状上皮样肉芽肿形成，伴有坏死，抗酸染色（+），PAS（-），符合结核。

骶髂关节CT平扫（图31-1）：双侧骶髂关节间隙略增宽，局部融合伴骨质破坏，关节面不光滑，骶髂关节面下骨质可见硬化改变，周围软组织未见肿胀。

骶髂关节MRI（图31-2）：右侧骶髂关节面下可见弥漫的骨髓水肿，呈不均匀的长T_1长T_2信号，关节软骨受累，关节间隙模糊消失，临近的肌肉软组织受累。

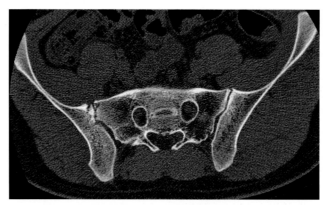

图 31-1 骶髂关节 CT 平扫

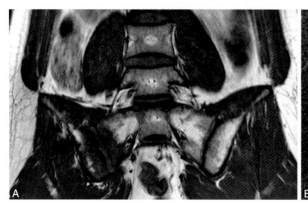 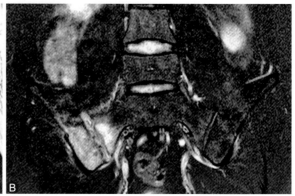

A. 斜冠位 T_1WI 序列；B. 斜冠位 STIR 序列。

图 31-2 骶髂关节 MRI

治疗及随访

入院后给予完善相关检查，尤其是完善右骶髂关节穿刺活检，病理提示：骨小梁间纤维脂肪组织增生，内见多灶状上皮样肉芽肿形成，伴有坏死，抗酸染色（+），PAS（-），符合结核。给予四联抗结核药物治疗（异烟肼、利福喷丁、左氧氟沙星、乙胺丁醇），1个月后患者的疼痛症状明显减轻，1年后复查骶髂关节MRI提示右侧骶髂关节病变较前明显吸收。

最终诊断

右侧骶髂关节结核感染。

案例述评

本例患者为19岁青年男性，慢性病程，病史7月余，主要表现为腰背痛，但近半月有发热。根据症状学鉴别诊断思路，集中于腰背痛和发热两个方面。其中，腰背痛方面，患者表现为活动后加重、休息时减轻的机械性疼痛特点，且不伴晨僵，无足跟痛、外周关节肿痛及银屑病皮疹，查HLA-B27阴性，对非甾体抗炎药和改善病情的慢作用药反应差，骶髂关节MRI提示单侧病变，不符合脊柱关节炎的疾病特点，因此脊柱关节炎诊断依据不足。追问病史，患者曾于外院行腰椎MRI检查，未见明显腰椎间盘突出和骨质增生，结合患者的年龄，腰椎间盘突出和腰椎退变的诊断亦不成立。另外，患者为19岁青年男性，病程中无明显体重下降、贫血、低蛋白血症等消耗性表现，化验血钙、磷、碱性磷酸酶、甲状旁腺激素水平、骨代谢指标、肿瘤标志物均正常，自身抗体全阴性，无长期口服阿德福韦酯和肿瘤的病史，影像学检查未见明显骨质疏松表现，因此代谢性骨病、骨质疏松、肿瘤性疾病诊断亦不成立。至此，腰背痛的鉴别诊断方面似乎进入了困境。但患者近半月无明显诱因出现发热，为后续诊疗打开了一扇窗户。

发热方面，患者为青年男性，体形消瘦，表现为中等热，虽然发热无明显规律，且无咳嗽、咳痰、腹痛、腹泻、尿频、尿急、尿痛等表现，但伴畏寒、寒战，化验CRP、ESR炎症指标高，于外院接受"哌拉西林他唑巴坦、利巴韦林"抗感染治疗后体温高峰有下降，也可降至正常，因此需警惕感染性疾病。尤其是T-SPOT.TB明显升高，追查PPD试验强阳性，发热时右侧腰骶部及臀部疼痛加重，行走及弯腰受限，骶髂关节CT可见单侧骨质破坏，MRI除累及骨质外，尚有跨越解剖结构的周围软组织受累，且在筛查布鲁氏菌凝集试验、G试验、GM试验、EBV、CMV、血培养均阴性的前提下，因此需重点筛查结核感染。而右骶髂关节穿刺活检病理提示骨小梁间纤维脂肪组织增生，内见多灶状上皮样肉芽肿形成，伴有坏死，抗酸染色（＋），PAS（－），符合结核，为我们证实了上述分析。

结核病是由结核分枝杆菌引起的一种慢性传染病，可以发生在除头发、指甲以外的身体任何部位，最常发生在肺部，称为肺结核，占结核感染的80%～85%，感染肺以外的组织器官称肺外结核，常累及淋巴结、消化道、神经系统、运动系统、泌尿生殖道等，占结核感染的10%～15%。结核病的临床表现复杂多样，轻重缓急不一，约20%患者可无症状或症状轻微而易被忽视，部分结核病患者可有不同程度的发热且常伴食欲不振、疲乏、盗汗、体重下降等症状。结核分枝杆菌可经血行到达肌肉附着较少而血管丰富的骨松质、关节滑膜内引起骶髂关节结核，另外亦可继发于附近骨关节结核，以腰椎结核为常见。结核病累及骶髂关节尽管临床不多见，但经常容易误诊，其临床表现除上述症状外，通常伴腰背痛、臀区痛，病程较短，伴发热，化验HLA-B27阴性，影像学提示单侧受累，且骶髂关节及周围肌肉软组织均受累，并可于短期出现明显骨破坏。其与SpA的MRI特点比较：①单侧病变多，骨髓水肿的强度更强，病变范围跨越骶髂关节解剖结构；②病程短期即可出现骨侵蚀；③出现脂肪浸润和骨硬化的比例较少。

本案例给我们的启示：骶髂关节结核感染可通过骶髂关节MRI单侧病变，骨髓水肿范围超出骶髂关节解剖结构进行初步识别。如果临床表现为背痛、臀区痛，病程比较短，伴有发热，HLA-B27阴性，影像学为单侧病变，骶髂关节及周围肌肉软组织均受累，且短期出现明显骨破坏的患者，应进行感染性骶髂关节炎的鉴别，尤其是结核感染，及时行血清学结核感染T细胞检测，必要时行局部组织病理学检查，以避免出现漏诊、误诊。

（孙飞　周博　张江林）

参考文献

[1] 王刚，王炎焱，朱剑，等.感染性骶髂关节炎21例临床分析[J].中华内科杂志，2015，54（5）：420-425.

[2] 赵征，王炎焱，金京玉，等.34例骶髂关节异常误诊为脊柱关节炎的磁共振成像分析[J].中华内科杂志，2014，53（9）：724-729.

[3] 王炎焱，赵征，张江林，等.感染性骶髂关节炎110例临床及影像学特点分析[J].中华内科杂志，2020，59（2）：134-139.

案例 32　肌痛－指端溃疡－右膝关节肿痛

案例摘要

患者女性，66岁，主因"肌痛29年，反复右膝关节肿痛4年余"来诊。

现病史：患者29年前出现四肢近端肌肉疼痛，伴发热、吞咽困难、四肢无力、全身脱屑样皮疹，完善肌活检后诊断"皮肌炎"，糖皮质激素和免疫抑制剂治疗后改善。24年前出现口干、眼干、牙齿脱落。14年前出现手指遇冷变色和指端多发性小溃疡，更正诊断为"重叠综合征；皮肌炎；系统性硬化症干燥综合征"，长期服用激素及免疫抑制剂。4年前出现右膝关节肿痛，伴低热，曾行针灸、理疗、关节腔抽液、关节腔内注射"重组人Ⅱ型肿瘤坏死因子受体–抗体融合蛋白 25 mg"，症状改善不佳。1年半前右膝关节肿痛加重，并逐渐出现右侧胫前直径约6 cm肿物。

既往史、个人史、婚育史无特殊。

体格检查

轮椅推入病房。双手手指皮肤硬化，左手示指近指间关节挛缩畸形，中指远端干性坏疽，右手小指远端缺如。全身多发皮下钙化（图32-1A、图32-1B）。右膝关节压痛，活动受限，右侧胫前可见直径约6 cm肿物，触之有波动感（图32-1C）。

实验室检查

右膝关节后外侧肿物活检（外院）滑膜重度慢性炎，纤维素样渗出。

血红蛋白100 g/L，白细胞计数5.86×10^9/L，CRP 0.692 mg/dL，ESR 27 mm/h，血清铁蛋白483.60 ng/mL，补体C3 87.1 mg/dL，IgG 1720 mg/dL。ANA 1∶1000（胞浆型）。抗SSA抗体、抗SSB抗体阳性、APF阳性。T-SPOT. TB抗原A 19 SFC，抗原B 25 SFC。CA724 16.3 U/mL。布鲁氏菌IgG抗体阴性。

影像学检查

右膝关节超声（图32-2）：右膝关节中等量积液，有轻度滑膜增生，右侧股骨下端骨面毛糙，有早期退行性病变，腘窝囊肿。

双手正位X线片（图32-3）：右手第5近节指骨及中节指骨部分缺如，左手第2近指间关节对位不良，临近骨质硬化，部分指骨边缘骨质增生，软组织影正常。

右膝关节CT（图32-4）：右侧胫腓骨上段及股骨下端多发斑片状骨质吸收区，右膝关节腔见大片状液性密度影，前方软组织多发结节样钙化灶；左膝关节前方软组织多发结节样钙化灶。

右膝关节MRI（图32-5）：右膝关节髌骨、股骨和胫骨见斑片状长T_1长T_2信号，关节面软骨局部不连续，可见大量增厚滑膜破入关节腔及髓腔，呈长T_1长T_2信号，提示右膝关节退行性病变、慢性重度滑膜炎，关节面下多发骨、软骨受累，关节周围组织间隙滑膜增生、多发滑囊积液。

治疗及随访

入院后完善右膝关节穿刺，穿刺液呈脓液状（图32-6），关节液常规：白细胞满视野，白细胞计数63.20×10⁹/L，抗酸染色、结核分枝杆菌和利福平耐药基因*X-pert*均为阴性。关节液NGS及关节液培养（图32-7）均提示堪萨斯分枝杆菌。诊断"重叠综合征；右膝关节堪萨斯分枝杆菌感染"，应用"异烟肼0.3 g qd、利福喷丁0.6 g 每周2次、吡嗪酰胺0.5 g tid、左氧氟沙星0.5 g qd、阿米卡星0.4 g qd"治疗。半年后随访，关节肿痛改善。

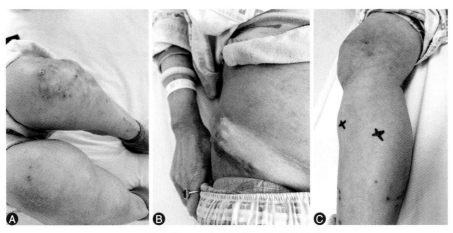

A. 双膝关节；B. 皮下钙化；C. 胫前肿物。

图 32-1　患者入院查体照片

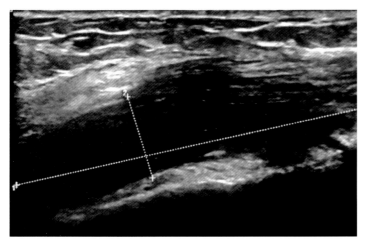

图 32-2　右膝关节超声

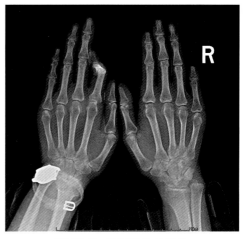

图 32-3　双手正位 X 线片

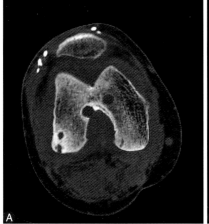
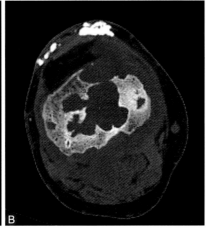
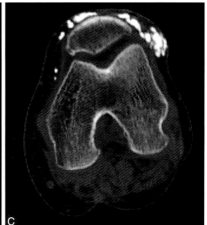

A、B. 右膝；C. 左膝。

图 32-4　双膝关节 CT

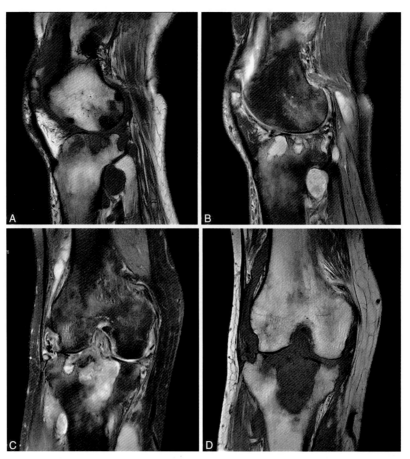

A. 矢状位 T₁WI 序列；B. 矢状位 STIR 序列；C. 冠状位 T₁WI 序列；D. 冠状位 STIR 序列。

图 32-5　右膝关节 MRI

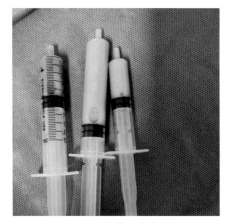

图 32-6　关节积液呈脓性

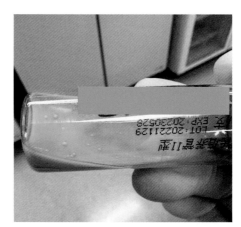

图 32-7　关节液培养

最终诊断

右膝关节堪萨斯分枝杆菌感染；重叠综合征。

案例述评

患者为老年女性，病史 29 年，慢性病程，既往明确诊断"重叠综合征"，长期服用激素及免疫抑制剂，入院后主要问题为右膝单关节肿痛的鉴别诊断。膝关节 MRI 和超声结果揭示了右膝关节的退行性病变和慢性重度滑膜炎，以及多处软骨、骨质受损。关节液NGS及培养检测到堪萨斯分枝杆菌（MKA）。

MKA属缓慢生长型非结核分枝杆菌，在非结核分枝杆菌病中属于治愈率最高的1种，主要通过吸入或接触到自然水源中的细菌而感染人体，能引起肺部、淋巴结、皮肤及软组织等多系统感染。在免疫受抑制的患者中，尤其是使用糖皮质激素、免疫抑制剂或患有慢性疾病而免疫功能受损的个体，更易发生感染。MKA感染的肺外病变较少，仅占8%~9%，常规检测方法阳性率低。因此，对于免疫受抑制的患者，尤其需要警惕这种不常见的感染。

MKA感染的诊断常具有挑战性，临床表现可以模仿其他类型的关节炎，既往有病历报道被诊断为幼年特发性关节炎。传统的微生物培养方法可能需要数周时间才能得到结果，且可能因样本处理不当而导致假阴性。在本例中，通过NGS技术检测到MKA，展示了这一技术在快速识别难以培养的病原体中的潜力。

MKA不像其他非结核分枝杆菌对大部分抗结核药物天然耐药，其治疗效果通常较好。MKA感染的一线治疗方案包括异烟肼、利福平和乙胺丁醇等抗结核药，疗程为18个月或培养转阴后12个月，包含利福平在内的治疗方案失败率极低（1.1%），长期复发率也低（<1%）。

综上所述，此案例揭示了在自身免疫性疾病的背景下鉴别感染性关节炎的重要性。对于长期接受免疫抑制治疗的患者，其免疫防御机制被削弱，临床医生应提高对不典型感染的警惕性。此外，本案例还充分展示了NGS技术在解决不明原因感染性疾病诊断难题中的价值和潜力，体现了精准医学在当今临床实践中的关键作用。通过精确识别感染并针对性地给予有效治疗，有助于改善患者生活质量，避免因误诊而导致治疗延误和不良后果。

（冀肖健　周博　李坤鹏）

参考文献

[1] HAWORTH C S，BANKS J，CAPSTICK T，et al. British thoracic society guidelines for the management of non-tuberculous mycobacterial pulmonary disease（NTM-PD）[J]. Thorax，2017，72（Suppl 2）：ii1-ii64.

[2] GRIFFITH D E，AKSAMIT T，BROWN-ELLIOTT B A，et al. An official ATS/IDSA statement：diagnosis，treatment，and prevention of nontuberculous mycobacterial diseases[J]. Am J Respir Crit Care Med，2007，175（4）：367-416.

[3] 任汝颜，于霞，黄海荣. 堪萨斯分枝杆菌鉴定及耐药机制研究进展[J]. 实用医学杂志，2022，38（6）：669-672.

案例33 双手遇冷变白－多关节疼痛－下肢无力

案例摘要

患者男性，49岁，主因"双手指遇冷变白7个月，多关节疼痛5个月，双下肢无力3月余"来诊。

现病史：患者7个月前出现双手手指遇冷发白，后逐渐出现右手中指及无名指指端发黑坏死。5个月前出现双腕关节、近指间关节肿痛，双膝、双踝关节疼痛伴双足麻木，外院考虑"上肢动脉粥样硬化性坏疽；雷诺现象"，予以"阿司匹林、利伐沙班、贝前列腺素钠、氨酚羟考酮"治疗，关节疼痛及指端坏疽改善。3个月前无明显诱因出现双下肢无力进行性加重，伴双足麻木、步态不稳、下蹲站起困难，活动后稍缓解，肌电图提示周围神经受损。1个月前出现间断夜间发热伴寒战，青霉素治疗后发热好转，后再次出现间断发热。体重近2个月下降10 kg。

既往史：曾诊断左侧半卵圆中心脑梗死。

个人史、家族史无特殊。

体格检查

右手第2、第3指端坏疽（图33-1）。双踝关节肿胀伴压痛。股二头肌肌力4级，腓肠肌肌力4级，趾长伸肌、趾长屈肌肌力3+级，闭目难立征试验睁眼稳、闭眼不稳，僵直步态，右膝反射减弱，双侧踝反射引不出，右侧巴宾斯基征可疑阳性。

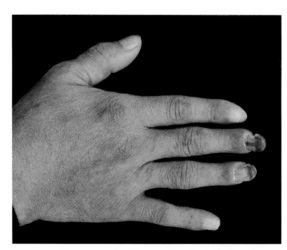

图33-1 右手第2、第3指端坏疽

实验室检查

血常规：白细胞计数正常，血红蛋白118 g/L，血小板计数403×10^9/L。自身抗体谱、RF阴性。梅毒快速血浆反应素（RPR）试验阴性，梅毒特异抗体阳性（7.06）。CRP 5.3 mg/dL，ESR 72 mm/h，血清铁蛋白765 ng/mL。

影像学检查

双手正位X线片（图33-2）：双腕部分腕骨（以双侧舟状骨、月状骨为著）及左侧桡骨远端骨质密度不均匀，其内似见类圆形密度减低影及小片状高密度影。

双踝关节侧位X线片（图33-3）：双侧踝关节骨质变尖，关节面硬化增白；提示双侧踝关节退行性病变。

双踝超声（图33-4）：左右两侧踝关节及足背跗骨关节少量关节积液，有轻度较新鲜滑膜增生。

双踝关节CT（图33-5）：双侧踝关节明显骨质疏松改变。

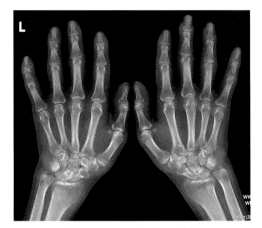

图 33-2　双手正位 X 线片

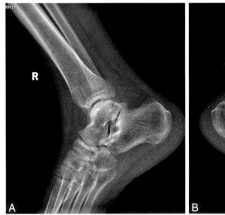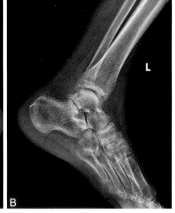

A. 右踝；B. 左踝。

图 33-3　双踝关节侧位 X 线片

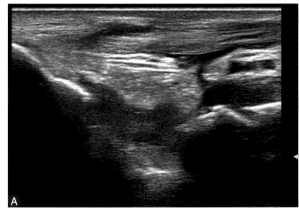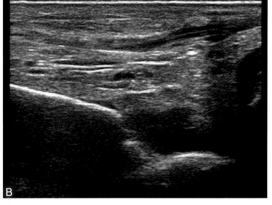

A. 右踝；B. 左踝。

图 33-4　踝关节超声

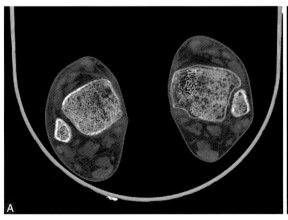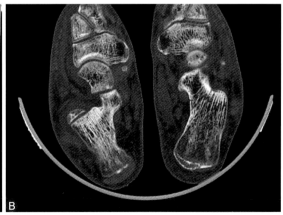

图 33-5　双踝关节 CT

　　右踝关节MRI（图33-6）：右踝关节胫骨、距跟骨关节软骨信号局限或弥漫的信号不连续，关节面软骨下可见絮状的骨质长T_2长T_1信号，提示右踝关节诸骨弥漫骨髓水肿，距跟骨及软骨损伤；右踝关节腔大量积液，右踝关节周围软组织水肿。

　　入院后完善右侧踝关节滑膜穿刺活检，病理提示：病变组织较多淋巴细胞及浆细胞浸润，上皮样肉芽肿形成，间质纤维黏液变性；考虑上皮肉芽肿改变（图33-7）。

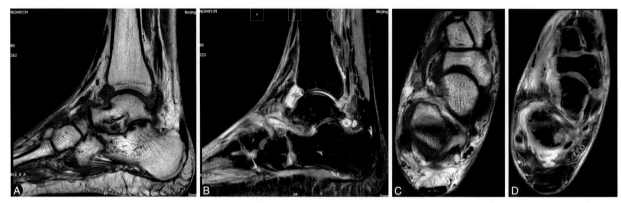

A. 矢状位 T_1WI 序列；B. 矢状位 STIR 序列；C. 横断面 T_1WI 序列；D. 横断面 STIR 序列。

图 33-6　右踝关节 MRI

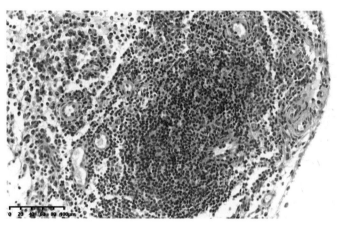

图 33-7　右踝关节滑膜穿刺病理

治疗及随访

　　结合患者梅毒特异抗体测定阳性及病理提示上皮肉芽肿改变，考虑为梅毒感染引起的关节炎，给予"头孢曲松钠2 g静脉滴注 qd"抗感染治疗，后改为"盐酸米诺环素胶囊100 mg 口服 q12h"，并给予营养神经及止痛药物，疼痛较前明显改善。同时患者踝关节多发骨质疏松，考虑同时合并"复杂区域疼痛综合征"。在原有治疗的基础上给予"甲泼尼龙32 mg 口服 qd"，并给予"碳酸钙D_3、骨化三醇胶丸"等药物治疗。半年后随访，患者关节疼痛改善。

▌最终诊断

　　三期梅毒，复杂区域疼痛综合征。

案例述评

本案例描述了一位49岁男性患者，存在雷诺现象、坏疽、外周神经损害、多关节肿痛，右侧踝关节滑膜病理提示上皮肉芽肿性改变，结合患者梅毒螺旋体颗粒凝集（TPPA）试验阳性，考虑为三期梅毒引起的关节炎性改变。患者有以下肢大关节为主的多关节肿痛，需要与外周型脊柱关节炎（pSpA）相鉴别。pSpA分类标准包括关节炎，或附着点炎，或指/趾炎，加上以下至少1项SpA特征：葡萄膜炎；银屑病；克罗恩病/溃疡性结肠炎；前驱感染；HLA-B27阳性；骶髂关节影像学改变。或加上以下至少2项其他SpA特征：关节炎；附着点炎；指/趾炎；既往炎性背痛病史；SpA家族史。本例患者无其他SpA特征，且pSpA无法解释外周神经损害、坏疽等表现，结合患者TPPA试验阳性及病理提示的肉芽肿改变，患者应诊断为三期梅毒。

三期梅毒导致关节炎的诊断主要依据以下特点：①关节肿胀、疼痛、活动受限等症状；②梅毒血清学检查阳性，如TPPA试验阳性；③关节滑膜病理检查显示慢性炎症性改变，可见淋巴细胞和浆细胞浸润，以及上皮样肉芽肿形成；④排除其他可能导致关节炎的病因，如RA、痛风等。患者的治疗方案包括：①抗感染治疗：针对梅毒感染的抗生素治疗，包括注射用头孢曲松钠和口服盐酸米诺环素胶囊；②疼痛管理：给予营养神经及止痛药物，以及甲泼尼龙来减轻由复杂区域疼痛综合征（CRPS）引起的疼痛和炎症；③骨质疏松治疗：使用碳酸钙D_3和骨化三醇胶丸等治疗，以提高骨密度，预防进一步的骨损伤。

本案例突出了在面对具有多系统受累的患者时，全面诊断和系统化治疗的重要性。三期梅毒是一种全身慢性破坏性感染，包括但不局限于关节、神经、血管等组织（表33-1）。梅毒感染所导致的关节炎多提示梅毒感染病程长，早期梅毒多以硬下疳、硬化性淋巴结炎、周身皮肤黏膜的皮疹为主，很少出现组织器官的破坏。如果在此时未及时发现及治疗，梅毒感染可能会转变为慢性病程，逐渐侵犯至全身各组织器官，传染性逐渐减弱。晚期梅毒的血清学表现为TPPA试验阳性，快速血浆反应素试验滴度逐渐降低，部分患者可转阴，全身多器官受累可能出现树胶肿样改变、神经梅毒、主动脉瘤等，多和梅毒抗原引起机体特异性反应相关。本例患者的病程长，关节破坏较重，治疗主要包括抗感染，对症支持。

表33-1　三期梅毒所致关节炎相关临床表现

肌肉骨骼表现	临床表现	感染期
炎性关节炎和关节痛	单关节和少关节，主要影响大关节	二期
神经病性关节病	关节的无痛肿胀和畸形，常累及膝、踝	三期
腱鞘炎/指炎	最常累及手和手腕，可能出现指炎和甲营养不良	二期
骨膜炎/骨炎/骨髓炎	骨痛，偶伴发热	二期/三期
肌炎	进行性肌无力和肌痛，下肢近端为主	二期
生物制剂免疫抑制条件下的梅毒再活化	银屑病样皮疹、骨损伤、发热	晚期

本案例也强调了识别和管理CRPS的重要性，这是一种常被忽视的疼痛性疾病。患者的治疗需要综合考虑疼痛管理和抗骨质疏松治疗，密切监测疗效和潜在副作用。

本案例具有以下几个特点。

（1）病程较长，提示梅毒感染转为慢性病程。患者出现手指遇冷发白、坏死，关节肿痛等症状，已持续数月，表明梅毒感染已从早期转为慢性病程。

（2）多系统受累，提示梅毒感染已侵犯全身多个组织器官。患者除关节受累外，还存在雷诺现象、外周神经损害等。

（3）关节滑膜病理提示上皮样肉芽肿病变，结合临床和实验室检查，考虑为梅毒感染引起的关节炎。

（4）梅毒感染和CRPS的治疗需要长期进行，过程中需要密切监测疗效，以及时调整治疗方案。同时，也要警惕抗生素、糖皮质激素等药物的潜在副作用，以确保治疗的安全性。

（冀肖健 周博 李坤鹏）

参考文献

[1] PEELING R W，MABEY D，CHEN X S，et al. Syphilis[J]. Lancet，2023，402（10398）：336-346.

[2] PEELING R W，MABEY D，KAMB M L，et al. Syphilis[J]. Nat Rev Dis Primers，2017，3：17073.

[3] CHEN S T，COCHRAN R L，JAIN S，et al. Case 15-2024：a 73-year-old woman with worsening rash[J]. N Engl J Med，2024，390：1803-1813.

需与脊柱关节炎
相鉴别的肿瘤性疾病

案例34　发热－臀区痛－全血细胞减少－淋巴结肿大

案例摘要

患者男性，22岁，主因"反复发热、右臀区疼痛2个月"来诊。

现病史：患者2个月前受凉后出现发热，最高体温39.8 ℃，伴鼻塞、流涕，无畏寒、寒战，口服"对乙酰氨基酚"，鼻塞、流涕改善，仍有反复发热。于1周后出现右臀区疼痛，伴夜间痛，体温升高时或活动后疼痛加重。辗转多家医院，骶髂关节CT提示：骶髂关节间隙未见明显异常，关节面光滑，髂骨侧未见明确骨质硬化及囊样改变。周围软组织未见肿胀。先后应用"青霉素、头孢哌酮、左氧氟沙星、阿莫西林"等抗生素，同时口服"洛索洛芬钠"，体温及臀区疼痛均无明显改善。后诊断考虑"脊柱关节炎"，口服"塞来昔布0.2 g bid、沙利度胺50 mg 每晚1次"，病程中无皮疹，无腹泻、尿频、尿痛，无其他关节肿痛或活动受限。病程中体重下降2.5 kg。

既往史、个人史、婚育史、家族史无特殊。

体格检查

脊柱侧弯，各方向活动受限，右侧臀部肌肉萎缩，双侧臀区内侧均有压痛，双侧"4"字试验阳性。未见外阴皮肤破溃或异常分泌物。右下颌与左锁骨上窝可触及肿大淋巴结，黄豆大小，质韧，无触痛。

实验室检查

血常规：血红蛋白77 g/L，白细胞计数3.23×10^9/L，中性粒细胞百分比5%，淋巴细胞百分比64%，血小板计数71×10^9/L。CRP 12.2 mg/dL，ESR 80 mm/h。RF阴性，HLA-B27阴性。血培养、尿培养均为阴性。

影像学检查

骶髂关节MRI（图34-1）：骶骨、髂骨及腰椎弥漫的骨髓呈长T_1长T_2信号；双侧骶骨面、髂骨面可见对称性异常信号，关节间隙模糊消失，关节面下骨髓呈絮状长T_2信号；提示骨髓异常转化。

病理：（右侧骶部）少许横纹肌组织，其间可见灶状急慢性炎细胞浸润。组织培养为阴性。

骨髓穿刺骨髓涂片：骨髓增生活跃，原始、幼稚淋巴细胞占96%。考虑急性淋巴细胞白血病。骨髓活检：骨髓增生极度活跃，白血病细胞呈弥漫性浸润造血基质，正常造血细胞少见。外周血基因检测：BCR/ABL融合基因阳性，ERG基因表达增高（中度）。

治疗和随访

患者转至血液科接受"VP+IOLP+甲磺酸伊马替尼"化疗方案，达到第1次完全缓解（CR1）。但后续患者出现肺部混合感染（真菌+细菌），预后不良。

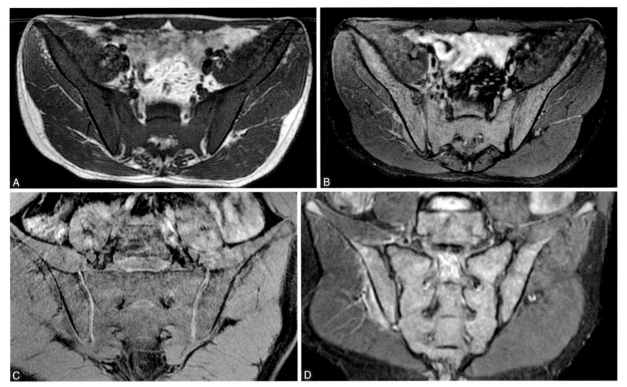

A. 横断位 T₁WI 序列；B. 横断位 T₂WI 压脂序列；C. 冠状位 T₁WI 序列；D. 冠状位 T₂WI 压脂序列。

图 34-1　骶髂关节 MRI

最终诊断

急性淋巴细胞白血病，骶髂关节浸润。

案例述评

本例患者青年男性，急性起病，发热伴臀区疼痛。实验室检查提示炎症指标升高，红细胞和血小板计数下降，中性粒细胞比例下降，淋巴细胞比例升高。影像学提示双侧骶骨和髂骨弥漫异常信号，伴有关节间隙模糊。

考虑其诊断：①感染性关节炎：细菌性关节炎的典型表现是2～5日内急发关节疼痛、发热、肿胀和活动受限。一般累及单个关节，下肢最常受累，以髋关节和膝关节为主。关节MRI还可能显示邻近骨和软组织异常，以及软骨破坏的范围。关节CT也可发现关节骨质破坏。分枝杆菌和真菌可引起慢性、渐进性单关节炎，影像学检查可见局部软组织肿胀、骨质减少及骨组织破坏（软骨间隙相对完好），随后还可出现骨结构塌陷、硬化性改变和软组织钙化。本例患者发热起病，1周后出现单侧关节疼痛，发热时关节症状加重，提示存在感染性关节炎可能。然而，在诊疗过程中多次进行血培养、尿培养，结果均为阴性。对骶髂关节进行影像学检查，未见关节骨质破坏，也未显示周围软组织感染灶。骶髂关节进行穿刺培养，结果为阴性。且先后应用多种抗生素，体温和关节疼痛均无改善。这些都可以和感染性关节炎相鉴别。②强直性脊柱炎：多在45岁前发病，男性更为多见，常表现为炎性腰背痛，其特点是发病年龄＜40岁，起病隐匿，夜间痛，活动后缓解，休息无改善。大多数强直性脊柱炎患者都携带HLA-B27。强直性脊柱炎X线片表现为骶髂关节异常，包括侵蚀、关节强直、关节间隙宽度改变或硬化。MRI表现为

STIR或T_2WI压脂序列骨髓水肿，典型部位包括软骨下或关节周围骨髓。本案例中虽有夜间痛，但活动后疼痛加重，并非炎性疼痛的特点。血清学检查HLA-B27阴性，而且患者的骶髂关节MRI则显示病变不局限于骶髂关节软骨下或关节面周围，而是弥漫分布于骶骨、髂骨，甚至腰椎同样有弥漫性异常信号，故而与强直性脊柱炎相鉴别。③白血病：白血病可表现为对称性或游走性的多关节炎/关节痛，以及骨痛和压痛。在儿童中，导致关节炎的白血病主要是急性淋巴细胞白血病；而在成人，急性和慢性淋巴细胞白血病及髓系白血病均可导致关节炎。结合患者血常规、骨穿结果，诊断急性淋巴细胞白血病明确。其骶髂关节病变，考虑为骨髓浸润所致。

肌肉骨骼受累是急性淋巴细胞白血病很常见的表现，30%患者的初始表现即为骨骼肌肉表现，症状从关节疼痛或肿胀到更持久的骨痛不等。通常临床表现是非特异性的，可能很难与炎性关节炎区分开来，骨骼肌肉放射学检查有助于临床工作中的诊断与鉴别。急性白血病骨髓浸润主要发生于中轴骨，腰椎和骨盆最为常见，骨髓中正常组织被肿瘤细胞取代，出现骨小梁变细、萎缩，幼稚细胞弥漫性浸润，含水量急剧增加，骨髓中水、脂肪比例变化，骨髓出现逆转换。骨髓的MRI信号常与同层面肌肉信号做对比，T_1WI：因为黄骨髓转化为红骨髓，脂肪成分减少，信号强度下降，呈长T_1信号，骨髓浸润灶呈弥漫状或斑片状。T_2WI压脂序列：高信号，呈长T_2信号。STIR：病变部位呈高信号，明显强于肌肉。患者骶髂关节MRI表现为双侧骶骨、髂骨出现弥漫性长T_1长T_2信号，对比于同层面的肌肉，提示了骨髓异常转化。临床工作中，发现弥漫性骨髓异常信号，需要考虑系统性疾病累及骨髓，尤其是血液系统疾病，需要进一步专科检查及治疗。

（万月华　赵玉荣　李坤鹏）

参考文献

[1] DUCASSOU S，FERLAY C，BERGERON C，et al. Clinical presentation, evolution, and prognosis of precursor B-cell lymphoblastic lymphoma in trials LMT96, EORTC 58881, and EORTC 58951[J]. Br J Haematol, 2011, 152：441.

[2] HANGAI M，WATANABE K，SHIOZAWA R，et al. Relapsed acute lymphoblastic leukemia with unusual multiple bone invasions：a case report[J]. Oncol Lett, 2014, 7（4）：991-993.

[3] CAO W，LIANG C，GEN Y，et al. Role of diffusion-weighted imaging for detecting bone marrow infiltration in skull in children with acute lymphoblastic leukemia[J]. Diagn Interv Radiol, 2016, 22（6）：580-586.

[4] LU C S，HUANG I A，WANG C J，et al. Magnetic resonance abnormalities of bone marrow in a case of acute lymphoblastic leukemia[J]. Acta Paediatr Taiwan, 2003, 44（2）：109-111.

[5] WANG J，ZHANG X，NIU J. Clinical significance of magnetic resonance imaging of bone marrow in patients with leukemia[J]. J Tongji Med Univ, 2001, 21（3）：242-245.

案例 35　腰背痛－关节痛－嗜酸性粒细胞增高－骶髂关节炎

案例摘要

患者男性，13岁，主因"腰背部疼痛、僵硬15天，加重8天"来诊。

现病史：患者15天前无明显诱因下出现腰背部僵硬感，清晨起床明显，活动约5分钟后僵硬感好转，轻度疼痛，可忍受，未在意。8天前劳累及受凉后觉腰背僵硬感加重伴疼痛，伴双膝关节、双踝关节疼痛，平躺时腰背部疼痛加重，静坐时腰背部疼痛不明显，活动后腰背部僵硬缓解，疼痛改善不明显，无关节肿胀、皮疹，无口腔溃疡，无畏寒、发热等不适，外院行血常规嗜酸性粒细胞增高，骶髂关节MRI检查提示双侧骶髂关节炎，HLA-B27阴性，ESR及CRP增高，考虑骶髂关节炎，给予"布洛芬颗粒"治疗，疼痛症状好转，病程中未出现眼炎、发热、尿频、尿急、尿痛、皮疹、腹泻、肢端遇冷变色、足跟疼痛、口腔溃疡、脱发等不适。

既往史：2年前因肛周瘙痒，肛周可见白色线形虫子，自行服用"驱虫药"症状缓解。5岁时有切除扁桃体手术史。

个人史、婚育史、家族史无特殊。

体格检查

生命体征平稳，心、肺、腹未见明显异常。腰背部轻度压痛，双膝、双踝关节轻度压痛，无关节肿胀、皮疹，无口腔溃疡、眼红，足跟无肿胀压痛。

实验室检查

CRP 1.05 mg/dL、ESR 11 mm/h，白细胞计数9.16×10^9/L，嗜酸性粒细胞百分比14%，中性粒细胞百分比43.7%；感染指标（布鲁氏菌凝集试验、抗链球菌溶血素O、G试验、GM试验、EBV、CMV、结核、血培养）均为阴性。HLA-B27阴性，自身抗体均为阴性，免疫球蛋白、补体均正常。

影像学检查

胃肠镜检查均正常。左骶髂关节穿刺常规诊断：（左骶髂关节）穿刺的软骨组织，部分区域见死骨及多量淋巴细胞、嗜酸性粒细胞及多核细胞，建议做免疫组化进一步明确诊断。补充诊断：（左骶髂关节）少许骨、软骨及骨髓造血组织，软骨组织增生、退变局部钙化，骨髓组织内见大量嗜酸性粒细胞浸润。免疫组化结果：S-100（＋），CD1a（＋），CD68（部分细胞+），Ki-67（+70%）。

骶髂关节MRI平扫（图35-1）：双侧骶髂关节间隙无明显变窄，关节面欠光滑。双侧骶髂关节关节面下骨质见片状混杂T_1稍长T_2信号，边缘不清，以髂骨侧为重，DWI呈稍高信号。

胸椎MRI平扫（图35-2）：胸7、胸8、胸9椎体形态异常，胸椎部分椎体终板炎。

骨髓象和血象（图35-3）：骨髓增生极度活跃，三系均增生，嗜酸性粒细胞易见。

骨髓穿刺活检（图35-4）：造血细胞生成活跃，三系均增生，嗜酸性粒细胞易见，可见肉芽肿结构。

PET-CT（图35-5）：两侧骶髂关节不规则轻度放射性浓聚，符合炎性表现。

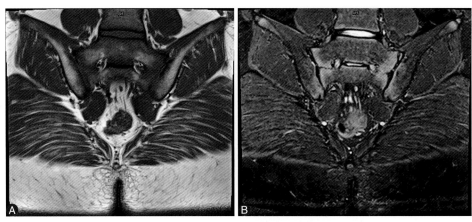

A. 斜冠位 T₁WI 序列；B. 斜冠位 STIR 序列。

图 35-1　骶髂关节 MRI 平扫

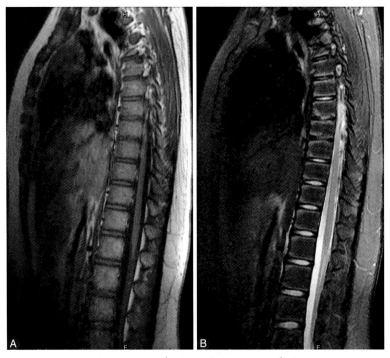

A. 矢状位 T₁WI 序列；B. 矢状位 STIR 序列。

图 35-2　胸椎 MRI 平扫

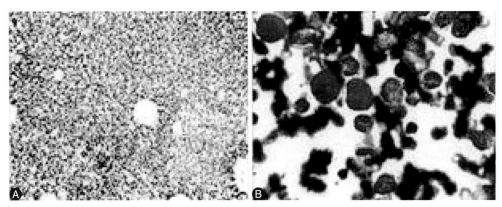

图 35-3　骨髓象和血象

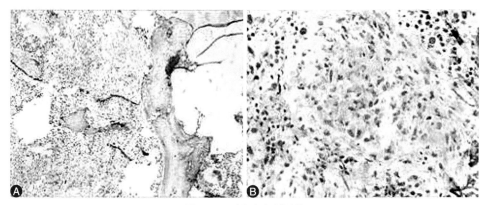

图 35-4　骨髓穿刺活检

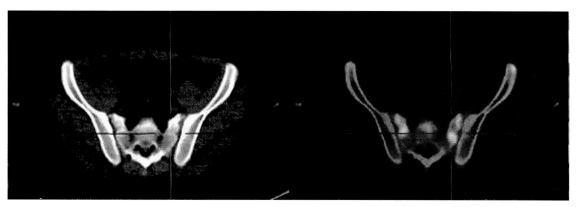

图 35-5　PET-CT

治疗及随访

入院后给予完善相关检查，尤其是完善骨髓穿刺活检，结果显示骨髓象和血象（图35-3）：骨髓增生极度活跃，三系均增生，嗜酸性粒细胞易见。活检（图35-4）：造血细胞生成活跃，三系均增生，嗜酸性粒细胞易见，可见肉芽肿结构。左骶髂关节穿刺常规诊断：（左骶髂关节）穿刺的软骨组织，部分区域见死骨及多量淋巴细胞、嗜酸性粒细胞及多核细胞，建议做免疫组化进一步明确诊断。补充诊断：（左骶髂关节）少许骨、软骨及骨髓造血组织，软骨组织增生、退变变局部钙化，骨髓组织内见大量嗜酸性粒细胞浸润。免疫组化结果：S-100（+），CD1a（+），CD68（部分细胞+），Ki-67（+70%）。给予NSAIDs对症止痛，并建议其肿瘤科就诊评估放疗。

最终诊断

朗格汉斯细胞组织细胞增生症。

案例述评

本例患者为13岁少年，主诉腰背部疼痛、僵硬15天，加重8天。根据症状学鉴别诊断思路，重点筛查腰背痛病因。患者病初表现为炎性腰背痛伴晨僵，活动后好转，伴膝、踝外周关节疼痛，外院查ESR及CRP等炎症指标增高，骶髂关节MRI检查提示双侧骶髂关节炎，接受NSAIDs治疗后疼痛好转，确实具备强直性脊柱炎/脊柱关节炎色彩。但患者病程短，无足跟痛、银屑病皮疹、眼炎、炎性肠病等关节外表现，查HLA-B27阴性，结合患者年龄，骶髂关节MRI病变也不排除为红骨髓的正常信号，且患者外院及我院均化验发现嗜酸性粒细胞增高，既往还于肛周发现白色线形虫，服用"驱虫药"后症状缓解，以上均不符合强直性脊柱炎/脊柱关节炎的疾病特点。经系统完善相关检查，在除外腰椎间盘突出、腰椎退变、代谢性骨病、骨质疏松、肿瘤性疾病等的前提下，尤其是骨穿结果发现其骨髓造血细胞生成活跃，嗜酸性粒细胞易见，可见肉芽肿结构，以及左骶髂关节穿刺病理提示骨髓组织内见大量嗜酸性粒细胞浸润。免疫组化结果：S-100（+），CD1a（+），最终为我们揭开了谜底。

朗格汉斯细胞组织细胞增生症（LCH）是肿瘤性组织细胞疾病，最常累及骨骼和皮肤，但也可累及骨髓、肝、脾、肺、垂体/中枢神经系统和其他器官。LCH很罕见，但儿童的发病率远高于成人，尤其是年龄较小的儿童。骨是LCH最常累及的部位之一。儿童的颅骨（40%）、股骨、肋骨、椎骨和肱骨最常受累；成人最常受累的骨骼为颌骨（30%）、颅骨（21%）、椎骨（13%）、骨盆（13%）、四肢骨（17%）和肋骨（6%）。部分病变没有症状，但患者可能主诉局部骨痛，可见突起的质软压痛点。影像学检查通常显示溶骨性"穿凿样"外观，有时伴有软组织肿块。骨髓受累的发生率随就诊时的年龄而异。组织学检查可能无法充分诊断骨髓受累，但抗CD1a免疫组织化学染色或BRAF V600E分子检测可检出形态不典型的朗格汉斯细胞。朗格汉斯细胞表达组织细胞标记物CD1a和CD207（langerin），可能会表达S100。病理也是诊断本病的金标准。本例患者为13岁少年，有骶髂关节和椎体骨受累，但病程短，化验HLA-B27、RF、ACPA均为阴性，在除外常见临床疾病的前提下，结合骨穿结果发现肉芽肿结构，以及左骶髂关节穿刺病理免疫组化提示S-100（+），CD1a（+），最终诊断为LCH。

本案例给我们的启示：①对于青少年发病的腰背痛患者，临床除考虑常见的强直性脊柱炎/脊柱关节炎、代谢性骨病，甚至是骶髂关节痛风等疾病外，一些非常见疾病，如淋巴瘤等血液系统肿瘤、LCH等也应该作为鉴别诊断成员之一。②临床医生不能仅根据影像学报告诊断疾病，如本例患者外院核磁报告提示双侧骶髂关节炎，就想当然的诊断为脊柱关节炎，而忽略了其疾病整体观，没有细追病史，更没有考虑到青少年的骶髂关节水肿信号亦可能为正常的红骨髓等客观事实，从而导致误诊。③病理发现异质性炎性浸润中存在CD1a+、CD207+朗格汉斯细胞和S-100（+）是LCH诊断的金标准。

（孙飞　赵玉荣　李坤鹏）

参考文献

[1] ALLEN C E，MERAD M，MC CLAIN K L. Langerhans-Cell Histiocytosis[J]. N Engl J Med，2018，379（9）：856-868.

[2] KROOKS J，MINKOV M，WEATHERALL A G. Langerhans cell histiocytosis in children：history，classification，pathobiology，clinical manifestations，and prognosis[J]. J Am Acad Dermatol，2018，78（6）：1035-1044.

[3] HAUPT R，MINKOV M，ASTIGARRAGA I，et al. Langerhans cell histiocytosis（LCH）：guidelines for diagnosis，clinical work-up，and treatment for patients till the age of 18 years[J]. Pediatr Blood Cancer，2013，60（2）：175-184.

案例36　血细胞减少－腰背痛－发热

案例摘要

患者男性，38岁，主因"发现白细胞减少7个月，腰背痛伴发热3个月"来诊。

现病史：患者于7个月前体检发现白细胞减少。3个月前出现腰背痛，多为活动后加重，休息可减轻，无晨僵，伴右膝痛、活动受限和发热，无右膝肿胀，体温多在午后37.5 ℃左右，最高39 ℃，伴夜间盗汗，高热时伴畏寒、寒战，无晨僵、足跟痛、腹痛、腹泻和银屑病皮疹，外院行血液学检查后，骨穿提示巨幼细胞贫血，给予"利福平+克拉霉素+环丙沙星抗结核，地塞米松及叶酸、维生素B₁₂、输血"等对症治疗后好转出院。1个月前复查相关血液学检查，调整抗结核药物为"异烟肼+乙胺丁醇+莫西沙星+利福喷丁"。因右膝、右踝、左肘、颈部及腰部活动时仍有疼痛，查HLA-B27阳性，建议综合医院进一步诊治，遂来诊。体重近3个月下降约4 kg。

既往史：30余年前诊断为乙型肝炎。2003年诊断为肺结核，用药1年后停药。2019年诊断为骨质疏松。

个人史、婚育史、家族史无特殊。

体格检查

体温37.6 ℃，脉搏85次/分，呼吸19次/分，血压118/78 mmHg，腰骶部压痛，弯腰轻度受限，双膝、右踝、左肘压痛，无肿胀，双肺未闻及干湿啰音，心脏听诊未及杂音，腹部柔软，无压痛、反跳痛，无眼红，足跟无肿胀压痛，周身无皮疹。

实验室检查

7个月前外院：ANA阳性（1∶80），T-SPOT. TB阳性，PPD试验阴性，白细胞计数2.14×10⁹/L，中性粒细胞百分比34.6%，血红蛋白58 g/L，血小板计数202×10⁹/L，ESR 144 mm/h，CRP 81.6 mg/L。

入院前1个月外院：白细胞计数2.38×10⁹/L，中性粒细胞百分比14.8%，血红蛋白102 g/L，血小板计数78×10⁹/L，ESR 68 mm/h。

本次入院：CRP 12.046 mg/dL、ESR 140 mm/h，中性粒细胞百分比33.8%，白细胞计数2.4×10⁹/L，血红蛋白67 g/L，血小板计数169×10⁹/L。感染指标：T-SPOT. TB抗原A 25 SFC、抗原B 1 SFC，布鲁氏菌凝集试验、抗链球菌溶血素O、G试验、GM试验、EBV、CMV、血培养均为阴性。HLA-B27阳性，自身抗体均为阴性，免疫球蛋白、补体均正常。

影像学检查

PET-CT：视野内轴心骨放射性摄取弥漫性不均匀性增高，SUVmax 5.2。四肢长骨髓腔可见局限性及条形放射性浓聚，SUVmax 5.2。骨盆骨放射性摄取不均匀性增高，SUVmax 4.9。结论：视野内轴心骨及四肢长骨髓腔代谢不均匀性增高，骨盆骨尤为显著，考虑骨髓反应性改变可能性大，请结合骨髓细胞学检查除外血液系统疾病。

骨髓穿刺活检：骨髓象和血象镜下所见：骨髓增生活跃（脂肪组织较多），粒系增生活跃，各阶段可见，幼稚前体细胞散在较易见，部分细胞类巨变；红系增生活跃，幼红细胞簇可见，可见类巨变、核畸变；巨核可见，部分细胞核分叶不能。Gomori：±。意见：结合涂片，考虑骨髓增生异常综合征（MDS）不能排外，请结合免疫分型及遗传学相关检查。

骨髓涂片细胞学检查：骨髓增生活跃，三系均可见，原始细胞稍易见，可见病态造血，考虑MDS。白血病免疫分型：获取并分析55万个细胞。各细胞群占有核细胞的比例如下：粒细胞（A门）61.85%，单核细胞（B门）4.42%，淋巴细胞（C门）18.97%，幼稚细胞（D门）3.82%，其他细胞（E门）10.59%。粒细胞颗粒性减低，CD13/CD16/CD11b表达关系异常；部分单核细胞CD64表达减弱。A门和D门细胞群中，部分细胞异常表达CD34、HLA-DR、CD33、CD117，弱阳性表达CD38，提示为表型异常的幼稚髓系细胞，约占有核细胞的0.89%。淋巴细胞表型未见明显异常。未见异常浆细胞。免疫分型意见：粒系、单核系分化障碍，幼稚髓系细胞表型异常，考虑MDS/骨髓增殖性肿瘤（MPN）。

骶髂关节CT平扫（图36-1）：双侧骶髂关节间隙正常，关节面不光滑，髂骨侧可见骨质硬化改变，周围软组织未见肿胀。

骶髂关节MRI平扫（图36-2）：双侧骶髂关节间隙未见明显增宽或变窄，关节软骨面尚光滑，双侧骶骨及髂骨多发斑片结节状异常信号影，T_1WI及STIR呈低信号，DWI未见异常高信号。双侧臀大、中、小肌及双侧髂腰肌形态、信号未见异常。

PET-CT：四肢长骨髓腔可见局限性及条形放射性浓聚，SUVmax 5.2（图36-3）；视野内轴心骨放射性摄取弥漫性不均匀性增高，SUVmax 5.2（图36-4）；骨盆骨放射性摄取不均匀性增高，SUVmax 4.9（图36-5）。

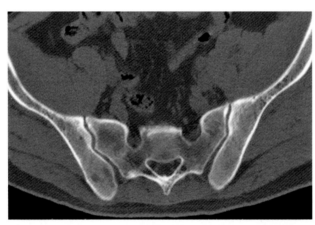

图 36-1　骶髂关节 CT 平扫

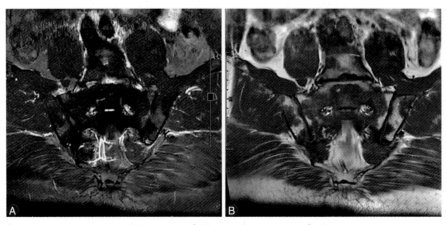

A.斜冠位 STIR 序列；B.斜冠位 T_1WI 序列。

图 36-2　骶髂关节 MRI 平扫

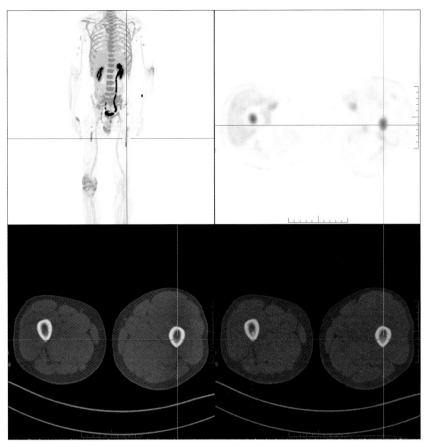

图 36-3　PET-CT

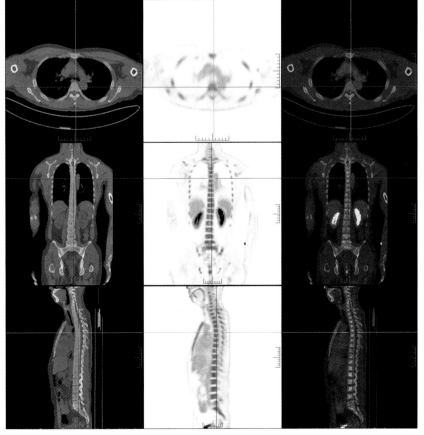

图 36-4　PET-CT

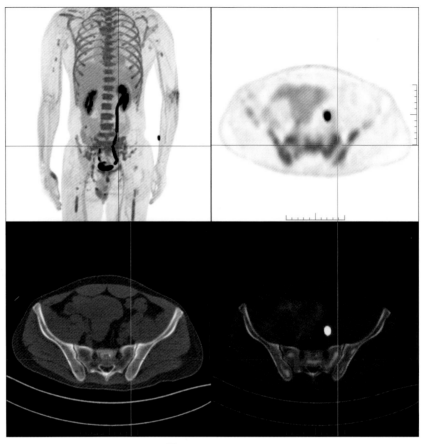

图36-5 PET-CT

治疗及随访

入院后给予完善相关检查，尤其是完善骨髓穿刺活检，结果显示：骨髓涂片细胞学检查提示骨髓增生活跃，三系均可见，原始细胞稍易见，可见病态造血，考虑MDS。白血病免疫分型：粒系、单核系分化障碍，幼稚髓系细胞表型异常，考虑MDS/MPN。骨髓象和血象：结合涂片，考虑MDS不能除外。给予转至血液科继续诊治。

最终诊断

骨髓增生异常综合征。

案例述评

本例患者为38岁青年男性，慢性病程，病史7个月，主要表现为白细胞减少，并于近3个月出现腰背痛伴发热。基于症状学鉴别诊断，主要集中于白细胞减少和腰背痛两个方面。首先，腰背痛方面，基于外院查HLA-B27阳性，需警惕是否有强直性脊柱炎。但患者表现为活动后加重、休息时减轻的机械性腰背痛特点，与强直性脊柱炎的炎性腰背痛不符，且不伴晨僵，无足跟痛、银屑病皮疹及腹部症状等关节外表现，对非甾体抗炎药反应差，骶髂关节CT也未见典型的虫噬样改变及关节间隙狭窄，骶髂关节MRI提示双侧骶骨及髂骨多发斑片结节状异常信号影，T_1WI及STIR呈低信号，DWI未见异常高信号，不符合脊柱关节炎的核磁影像特点（软骨下骨髓水肿），因此强直性脊柱炎诊断依据不足。另外，患者为38岁青年男性，化验血钙、磷、碱性磷酸酶、甲状旁腺激素水平、骨代谢指标均正常，自身抗体全阴性，无长期口服阿德福韦酯的病史，影像学检查未见腰椎间盘突出和骨质增生表现，因此腰椎间盘突出、腰椎退变、代谢性骨病诊断亦不成立。但患者白细胞低有7月余，并有重度贫血，虽然外院骨穿曾提示巨幼细胞贫血，但无法解释白细胞明显减低，且骶髂关节CT见明显骨质疏松，骶髂关节MRI阅片可见骨质呈弥漫性斑片影，PET-CT亦不除外血液系统疾病，因此入院后再次复查骨穿，而骨穿的最终结果为我们揭开了谜底。至于发热方面，结合既往有结核感染的病史，目前仍表现为午后低热和夜间盗汗，以及短期内体重下降的临床表现，化验T-SPOT.TB阳性，用结核感染解释更为合理。

骶骨是骨源性及神经源性肿瘤的好发部位。骶骨肿瘤发生部位较深，发展缓慢，早期症状多不典型，就诊时肿瘤往往已经很大。骶骨肿瘤侵犯骶髂关节并不少见，良恶性骶骨肿瘤侵犯骶髂关节的发生率无明显差异。骶髂关节肿瘤患者通常无典型的炎性腰背痛表现，服用非甾体抗炎药效果差，且疼痛呈逐渐加重趋势。尤其是血液系统肿瘤患者常伴有高热，MRI可见骶髂关节骶骨及髂骨特征性的斑片状弥漫炎症信号，而非强直性脊柱炎特征性的双侧骶髂关节软骨下骨髓水肿的征象。而且，肿瘤患者一旦出现误诊、误治，后果可能极为严重，而仔细询问病史，结合MRI的特征性表现，包括有无周围软组织受累及骶髂关节弥漫病变，与强直性脊柱炎鉴别并不困难。

本例患者为38岁青年男性，慢性病程，主要表现为白细胞减少、机械性腰背痛并伴高热，虽然查HLA-B27为阳性，但对非甾体抗炎药反应差，骶髂关节MRI提示双侧骶骨及髂骨多发斑片结节状异常信号影，与上述分析的血液系统肿瘤累及骶髂关节的影像学表现一致。且病程中伴有重度贫血，骶髂关节CT见明显骨质疏松，因此入院后再次复查骨穿，并最终得以确诊。

（孙飞　胡拯源　李艳）

参考文献

[1] SAMBRI A，FIORE M，GIANNINI C，et al. Primary tumors of the sacrum：imaging findings[J]. Curr Med Imaging，2022，18（2）：170-186.

[2] 赵征，王炎焱，金京玉，等. 34例骶髂关节异常误诊为脊柱关节炎的磁共振成像分析[J]. 中华内科杂志，2014，53（9）：724-729.

[3] GERBER S，OLLIVIER L，LECLÈRE J，et al. Imaging of sacral tumours[J]. Skeletal Radiol，2008，37（4）：277-289.

案例 37　右髋疼痛－低热－腰背疼痛

案例摘要

患者男性，20岁，主因"右髋关节疼痛4月余"来诊。

现病史：患者4个月前以活动后右髋疼痛起病，伴右膝、右踝关节疼痛，活动后加重，夜间痛醒，有腰背痛，无明显晨僵，双足遇冷后变紫、变白，保暖后好转；病程中有低热，夜间盗汗，无咳嗽、咳痰、胸痛、咯血、虹膜炎、银屑病等，自服退热药物体温可正常；当地查髋关节CT提示右髋关节少量积液，髋关节MRI提示右侧股骨头骺线下方至股骨上段骨髓水肿，考虑"强直性脊柱炎"，应用1次"英夫利昔单抗"治疗后关节疼痛明显减轻。出院回家第2天右髋扭伤，疼痛剧烈来诊。

既往史、个人史、家族史无特殊。

体格检查

右侧腹股沟区可触及一大小约1 cm×2 cm淋巴结，移动性可，边界清晰，弯腰后仰可，不能下蹲，右下肢外旋外展时疼痛，右侧"4"字试验阳性。

实验室检查

血红蛋白135 g/L，红细胞计数$4.65×10^{12}$/L，白细胞计数$9.43×10^9$/L，血小板计数$359×10^9$/L。尿常规、便常规未见异常，丙氨酸氨基转移酶14.6 U/L，天冬氨酸氨基转移酶14.3 U/L，碱性磷酸酶111.1 U/L，γ-谷氨酰基转移酶115.4 U/L，钙2.6 mmol/L，无机磷1.5 mmol/L，CRP 12.6 mg/dL，ESR 74 mm/h。肿瘤标志物：癌胚抗原正常，甲胎蛋白正常，NSE 89.61 ng/mL，HLA-B27阳性，抗CCP抗体阳性。

影像学检查

骶髂关节MRI（图37-1）：双侧骶髂骨多发大小不等长T_1长T_2异常信号，髂骨周围软组织内见长T_2信号，DWI呈异常信号。

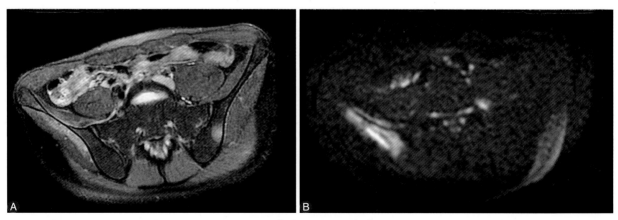

A. T_1WI 序列；B. STIR 序列。

图 37-1　骶髂关节 MRI

　　髋关节MRI（图37-2）：双侧骶髂骨、髋骨和右侧股骨多发大小不等长T_1长T_2异常信号，右侧股骨周围肌肉及软组织内见长T_2异常信号肿块。

　　肺部CT（图37-3）：左上肺前段、左下肺背段及右下肺外基底段多发类圆形结节。

　　PET-CT：①全身多发骨代谢活跃，右侧股骨上端软组织肿块伴代谢活跃，综上所述考虑恶性，右侧股骨上端病变为原发病可能；②右肺门淋巴结及肺内多发结节代谢活跃，考虑转移；③脾大；④躯干及脑部PET-CT检查未见其他明显异常代谢征象。

　　病理：（右侧股骨上段后方）小细胞恶性肿瘤，考虑尤因肉瘤。免疫组化染色显示肿瘤细胞：CgA（－），Syn（－），CD56（＋），CD99（＋），Desmin（－），EMA（－），Ki-67（＋50～75%），LCA（－），NSE（－），Vimentin（－），CK（－）。特殊染色结果：PAS（＋）。

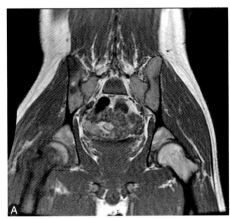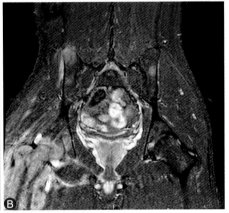

A. T_1WI 序列；B. STIR 序列。

图 37-2　髋关节 MRI

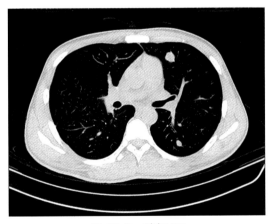

图 37-3　肺部 CT

治疗及随访

　　患者接受了4次化疗，症状明显减轻。

　　复查PET-CT：①原（左肱骨头、脊柱、肋骨、盆骨、双侧股骨）高代谢灶本次显像未见明显高代谢征象，原右侧股骨近端周围软组织肿块影基本消失；②左肺上叶前段、右肺下叶结节影消失，左肺下叶背段结节代谢较上次减低，双肺门及纵隔未见异常淋巴结影；③全身骨骼放射性分布水平增高，考虑为药物所致骨髓高代谢状态；④脾大，余躯干及脑部PET-CT检查未见其他明显异常代谢征象。

　　髋关节MRI（图37-4）：双侧骶髂骨、髋骨、右侧股骨及周围肌肉和软组织多发异常信号，较前相比范围明显缩小。

肺部CT（图37-5）：左肺上叶前段、右肺下叶结节影消失，左肺下叶背段结节同前。

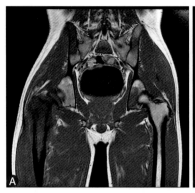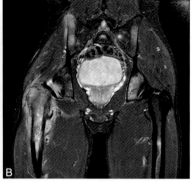

图37-4　髋关节 MRI　　　　　　　　　　　　　　图37-5　肺部 CT

最终诊断

尤因肉瘤。

案例述评

本例患者以右髋痛起病，伴腰背痛，当地髋关节CT提示右髋关节少量积液，髋关节MRI提示右侧股骨头骺线下方至股骨上段骨髓水肿，查HLA-B27阳性，CRP、ESR升高，易误诊为强直性脊柱炎。因此，对于此类患者需要细致的分析其临床表现。首先，患者虽有腰背痛，但未表现为典型的炎性腰背痛的特点，包括隐匿性疼痛、夜间痛、晨僵等；其次，影像学方面，患者骶髂关节MRI提示的炎症的病变部位在关节周围及骨内，而非关节面两侧，提示病变不是由于关节炎导致的，对于骶髂关节病变合并关节外受累的，需要鉴别感染及肿瘤性疾病，如细菌、结核、布鲁氏菌感染及血液系统肿瘤等；最后，患者的治疗反应情况，应用生物制剂治疗后，在短时间内就出现疼痛加重，这些都是需要警惕的地方。此外，患者有发热、双足雷诺等症状，不能完全用强直性脊柱炎解释，需多鉴别。

患者右髋疼痛起病，回顾髋关节MRI可见髋骨和右侧股骨多发大小不等长T_1长T_2异常信号，右侧股骨周围肌肉及软组织内见长T_2异常信号肿块。仔细对比还可发现MRI-T_1WI上所示骨髓信号低于肌肉信号，MRI上的此种病变需警惕肿瘤性疾病。另外，患者左上肺前段、左下肺背段及右下肺外基底段多发类圆形结节。结合患者多部位、多脏器受累，同时进一步排除肿瘤，完善了PET-CT检查，检查结果进一步提示肿瘤伴转移。最后，右侧股骨上段后方的病理结果揭示了患者的最终诊断为尤因肉瘤。

尤因肉瘤（ES）是一种罕见的恶性肿瘤，多表现为未分化的原发性骨肿瘤，偶尔发生于软组织，即骨外尤因肉瘤。1921年James Ewing对ES的描述是一种累及长骨骨干的未分化肿瘤，与骨肉瘤的不同在于其对放射敏感。虽然ES多为原发性骨肿瘤，但也有起源于软组织的报道。ES虽然罕见，但却是儿童和青少年的第二大原发性骨恶性肿瘤，仅次于骨肉瘤。ES的组织来源仍有争议。神经外胚叶细胞和间充质祖细胞均被认为是可能的细胞来源。ES细胞的确切起源还需要进一步研究。ES最常发生于四肢长骨（主要是股骨、胫骨、腓骨和肱骨）及骨盆扁骨（如髂骨），较少累及脊柱、手、足和颅骨。ES也可发生在椎管内而无骨受累。

ES通常表现为持续数周或数月的局部疼痛或肿胀，发现溶骨性病变的契机通常是创伤，一般轻微，可能会影响力量。疼痛开始时可能较轻，但迅速加重；运动可能加剧疼痛，往往晚上更甚。有时可察觉到一个明显的软组织肿块，触诊时可能有中度至明显压痛。ES有时会被误诊为感染。患肢肿胀伴肿块表面红斑并不少见。病变临近关节的患者可能表现为关节活动性丧失，而累及肋骨的病变可直接扩散至胸膜并形成大的骨外肿块。若病变累及脊柱或骶骨，神经根刺激或受压可引起背痛、神经根病或脊髓压迫症状（如无力大便和/或小便失控）。10%~20%的患者就诊时存在全身症状或体征，如发热、乏力、体重减轻或贫血。诊断时转移性病变部位与复发性病变相似；以肺和骨/骨髓转移为主，比例大致相等。脊柱是最常累及的骨。70%~80%的远处转移以肺为首发部位，也是ES患者的主要死因。而淋巴结、肝脏和脑转移不常见。

X线表现被描述为"侵蚀样"或"虫蚀样"，表明先是一系列细小的破坏性病变，后来逐渐融合。病变部位的皮质常膨胀，并且骨膜下的肿瘤使骨膜移位，造成骨膜三角的临床征象。特征性的骨膜反应产生了数层反应骨，积累成为"洋葱皮样"外观。与X线片相比，原发部位CT扫描能够更好地显示皮质破坏及软组织病变的范围。然而，在大多数情况下优选MRI，因为它能更好地分辨肿瘤的大小，局部骨内和骨外病变的范围，以及筋膜面、血管、神经和器官与肿瘤的关系。

本例患者右髋部位疼痛，局部软组织肿块，间断低热等全身症状，并出现肺部的转移，结合影像及病理结果，完全符合尤因肉瘤伴肺转移的诊断。幸运的是，患者发现后，经过积极的化疗，症状得到了控制，复查PET-CT提示病变较前好转。

（杨金水　赵玉荣　冯莉霞）

参考文献

[1] STILLER C A，BIELACK S S，JUNDT G，et al. Bone tumours in European children and adolescents，1978-1997. Report from the automated childhood cancer information system project[J]. Eur J Cancer，2006，42（13）：2124-2135.

[2] COTTERILL S J，AHRENS S，PAULUSSEN M，et al. Prognostic factors in Ewing's tumor of bone：analysis of 975 patients from the European Intergroup Cooperative Ewing's sarcoma study group[J]. J Clin Oncol，2000，18（17）：3108-3114.

[3] WIDHE B，WIDHE T. Initial symptoms and clinical features in osteosarcoma and Ewing sarcoma[J]. J Bone Joint Surg Am，2000，82（5）：667-674.

[4] MISER J S，KRAILO M D，TARBELL N J，et al. Treatment of metastatic Ewing's sarcoma or primitive neuroectodermal tumor of bone：evaluation of combination ifosfamide and etoposide--a children's cancer group and pediatric oncology group study[J]. J Clin Oncol，2004，22（14）：2873-2876.

案例38　多关节屈曲－多关节肿胀－驼背－张口受限

案例摘要

患者男性，48岁，主因"多关节屈曲、肿胀伴活动受限3年余"来诊。

现病史：患者3年前无诱因出现双膝关节屈曲，无法伸直，随后双肩、双踝、双膝、双肘关节肿胀、活动受限，夜间肩颈不适，活动后可减轻，无夜间腰背痛，无皮疹，无眼炎，二便正常。实验室检查炎症指标正常，于当地医院接受理疗后症状无改善。2年前出现双腕关节肿胀，活动受限，逐渐出现双手近指间关节（PIPJ）屈曲，伴双手桡侧3指麻木，无疼痛，诊断"双侧腕管综合征"，接受双侧腕管综合征松解术后麻木消失，但活动受限及关节屈曲无改善。1年前开始出现明显的跨步受限，张口及伸舌困难。实验室检查提示HLA-B27阳性，CRP及ESR正常。骶髂关节MRI：骶髂关节未见明显异常，双侧髋关节周围软组织少许水肿。诊断"血清阴性脊柱关节炎，腕管综合征"，口服"双氯酚酸钠缓释片75 mg bid、沙利度胺25 mg qd、柳氮磺吡啶0.5 g tid、来氟米特10 mg bid、雷公藤20 mg bid"等药物，疗效欠佳。2021年7月开始皮下注射"阿达木单抗40 mg 每月1次"，治疗3个月后症状无改善。

既往史：高血压病史3年余，血压最高达140/90 mmHg，目前口服"厄贝沙坦氢氯噻嗪 1片/日；苯磺酸氨氯地平片 1片/日"，平素血压控制在125/70 mmHg左右。

婚育史、个人史、家族史无特殊。

体格检查

轻度驼背，颈椎活动受限，双手PIPJ屈曲，不能伸直（图38-1A），双肘、双膝关节屈曲，无法伸直。双腕、右肩、双踝关节肿胀，各方向活动均受限，双侧"4"字试验无法配合，上述关节无压痛。腹壁、双下肢、双足软组织弥漫肿胀、紧硬，压之无凹陷，表皮可捏起。张口受限，舌体肥厚，舌侧可见齿痕，伸舌受限（图38-1B），构音不清。

实验室检查

3年前外院：ESR、CRP、血常规及肝肾功能、电解质均正常。尿蛋白++。

1年前外院：HLA-B27阳性，CRP及ESR正常。尿蛋白++。

此次本院：血常规正常。尿蛋白2 g/24 h。肝肾功能正常。血钙2.59 mmol/L。HLA-B27阳性。免疫球蛋白测定：游离轻链κ 0.629 mg/dL、游离轻链λ 477 mg/dL、λ/κ＞100。血免疫电泳：IgA型λ链。尿免疫电泳：λ链。

影像学检查

肾脏超声：双肾大小形态如常，双肾实质内可见多发斑片状强回声，考虑多发钙化灶。心电图和心脏超声未见异常。

骨盆X线片（图38-2）：双侧骶髂关节面光整，关节间隙正常，双髋关节骨质及关节间隙未见异常。

骶髂关节CT（图38-3）：髂骨侧见骨质硬化改变（箭头），双侧骶髂关节积气影。

大腿MRI（图38-4）：皮下脂肪层、肌肉层、肌间隙对称性弥漫性不均质长T$_2$信号，提示炎性病变（箭头）。

双手X线片（图38-5）：双手尺桡骨远端、腕骨、部分掌指关节骨端骨密度不均，多发小囊状低密度影。

全身骨ECT（图38-6）：双肩、双侧骶髂关节可见放射性浓聚。

舌组织活检：刚果红染色呈阳性。

骨髓涂片：浆细胞异常增生，比例16.4%。骨髓免疫分型：浆细胞异常增生。

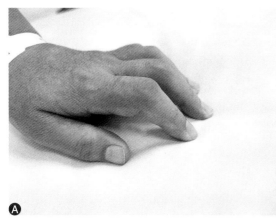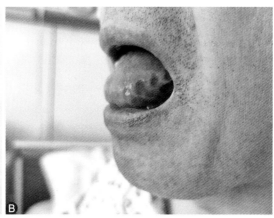

图 38-1　查体表现

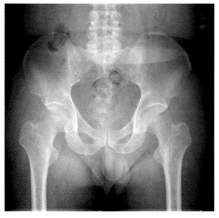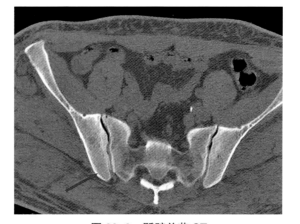

图 38-2　骨盆 X 线片　　　　　　　图 38-3　骶髂关节 CT

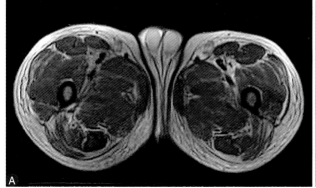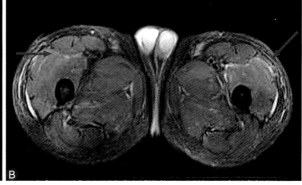

A. 横断位 T$_1$WI 序列；B. 横断位 T$_2$WI 压脂序列。

图 38-4　大腿 MRI

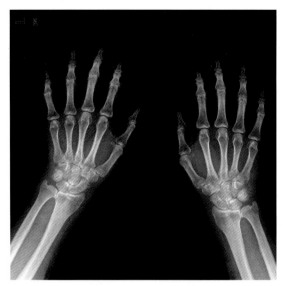

图 38-5 双手 X 线片

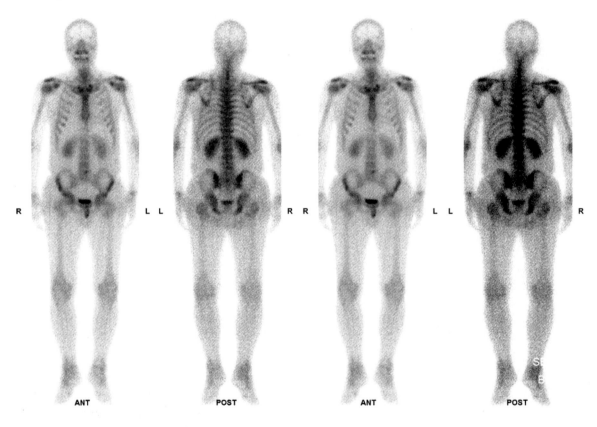

图 38-6 全身骨 ECT

综上所述，诊断考虑为"系统性轻链型淀粉样变性，淀粉样变关节病"。

治疗及随访

转至血液科，予以"达雷妥尤单抗（抗CD38单抗，治疗多发性骨髓瘤）、来那度胺、地塞米松"治疗。患者后续接受干细胞移植。

1个月后复查免疫电泳未见异常轻链。

1年后随访：舌体肥厚减轻，说话构音较之前清晰，关节活动改善，步行距离由20~30米改善至200米左右，复查尿蛋白定量逐步减少。

最终诊断

系统性轻链（AL）型淀粉样变性（AL型淀粉样变性）；淀粉样变关节病。

案例述评

本例患者为中年男性，慢性病程，起病隐匿，多个大关节肿胀伴活动受限，夜间关节不适，活动缓解。查体可见脊柱曲度改变，颈椎活动受限，多关节活动受限。HLA-B27阳性，诊断考虑强直性脊柱炎可能。但在长达3年的病史中，患者从未出现关节疼痛，多次化验炎症指标均正常，这并不符合强直性脊柱炎的血清学表现。无论院外的骶髂关节MRI，抑或本院骶髂关节CT及骨盆X线片，均显示骶髂关节面光整，无骨侵蚀，关节间隙正常，无强直性脊柱炎的骶髂关节炎表现。并且足量NSAIDs及TNF抑制剂治疗症状并无改善，并持续进展。

而入院后通过仔细查体发现病变并不在于关节，主要病变部位是躯干及四肢弥漫的皮下软组织，异常组织沉积致使关节周围软组织紧硬，从而导致关节活动受限。同时发现右肩肿胀为肩垫征表现，舌体肥大，舌缘可见明显齿痕征。淀粉样变性最常见的软组织受累表现包括颌下腺肿大、巨舌和腕管综合征，其中巨舌、肩垫征是AL型淀粉样变性的典型特征之一。而实验室检查多次提示尿蛋白阳性，强直性脊柱炎患者也可以出现尿蛋白、尿潜血等表现，多考虑为药物因素、长期疾病损害，但本例患者于病程初期就出现了尿蛋白阳性。肾脏是AL型淀粉样变性常累及的脏器之一，24小时尿蛋白定量多大于0.5 g。影像学检查中骶髂关节MRI和大腿MRI影像中可见关节周围软组织、肌肉组织的不均匀异常信号，提示异常物质沉积浸润。

淀粉样变性是一类疾病总称，是蛋白构象改变形成淀粉样物质，沉积于细胞外组织致使脏器功能损害的疾病。淀粉样变性分为免疫球蛋白轻链（AL）型淀粉样变性、淀粉样A蛋白（AA）型淀粉样变性等多种类型。因沉积物类型、沉积部位、沉积量不同，引起的临床表现不同，当其沉积于关节出现相应症状时，称为淀粉样关节病。

AL型淀粉样变性的患者中有42.9%会出现软组织和骨关节受累，仅3.7%~5%的患者会发展为淀粉样关节病。该病好发于中老年人群，最常见受累关节为肩关节，其次为膝、腕、指间关节，颈椎受累也较为少见。关节症状多为疼痛、肿胀、晨僵及活动受限，呈亚急性、进行性、对称性多关节炎，更容易误诊为类风湿关节炎。

淀粉样关节病的X线可无异常征象，或出现骨脱矿或软组织增厚等非侵蚀性表现。MRI表现为关节内及周围广泛的异常软组织沉积，覆盖滑膜，填充软骨下缺损，并延伸到关节周围软组织，T_1加权像中呈低或中等信号，T_2加权像呈低至中等信号。PET-CT可见关节周围增生的软组织摄取增加。

目前淀粉样关节病的治疗多为针对原发病，AL型淀粉样变为针对克隆性浆细胞治疗。本例患者后续接受多发性骨髓瘤的治疗后，症状和化验指标均有改善。

（万月华　冀肖健　王秀茹）

参考文献

[1] PROKAEVA T，SPENCER B，KAUT M，et al. Soft tissue，joint，and bone manifestations of AL amyloidosis：clinical presentation，molecular features，and survival[J]. Arthritis Rheum，2007，56（11）：3858-3868.

[2] 中国系统性轻链型淀粉样变性协作组，国家肾脏疾病临床医学研究中心，国家血液系统疾病临床医学研究中心. 系统性轻链型淀粉样变性诊断和治疗指南（2021年修订）[J]. 中华医学杂志，2021，101（22）：1646-1656.

[3] ZHANG D，MAKHNI M C，KANG J D，et al. Orthopaedic Manifestations of Amyloidosis [J]. J Am Acad Orthop Surg，2021，29（10）：e488-e496.

[4] MAJUMDER M S M，AHMED S，SHAZZAD M N，et al. AL amyloidosis presenting as inflammatory polyarthritis：a case report [J]. Mod Rheumatol Case Rep，2021，5（2）：391-398.

[5] RANDRIANARISOA R M F，RAFANOMEZANTSOA E，RAZAFINDRAZAKA H A，et al. Light chain Amyloidosis（AL）associated with multiple myeloma revealed by peripheral bilateral polyarthritis：a case report [J]. Clin Case Rep，2021，9（4）：2153-2157.

案例39 臀区痛－骶髂关节骨质破坏－软组织肿块

案例摘要

患者女性，37岁，主因"左侧臀部疼痛2月余"来诊。

现病史：患者于入院前2个月出现左侧臀区及腰骶部疼痛，为酸痛感、胀感、乏力感，夜间痛，晨起僵硬感不明显，活动后疼痛稍减轻但不明显，在当地住院化验CRP及ESR增高，MRI提示"骶髂关节炎"，诊断为"强直性脊柱炎"，予以"塞来昔布"治疗后左侧臀部肿痛稍好转。停药后左臀部肿胀及疼痛加重，伴行走及翻身困难及低热，予以"双氯酚酸钠"治疗，症状无好转来我院。

既往史、个人史、月经史婚育史、家族史无特殊。

体格检查

脊柱正常生理弯曲，枕壁距0 cm，指地距40 cm，胸廓活动度3 cm，左侧臀区叩痛，左侧"4"字试验阳性，四肢关节无肿胀及压痛。

实验室检查

血红蛋白96 g/L，白细胞计数6.23×10^9/L，血小板计数334×10^9/L，CRP1.7 mg/dL，ESR56 mm/h，PCT 0.046 ng/mL，HLA-B27阳性。免疫电泳正常。神经元特异性烯醇化酶（NSE）48.62 ng/mL；布鲁氏菌凝集试验、G试验、GM试验、乙肝5项、梅毒特异性抗体、丙型肝炎病毒抗体、抗HIV抗体均为阴性，弓形体IgM、CMV-IgM、风疹病毒IgM、单纯疱疹病毒IgM均为阴性，T-SPOT. TB抗原A 23 SFC、抗原B 6 SFC，PPD试验++。

CT引导下左侧骶髂关节骨穿刺活检：组织培养未见致病菌生长；结核分枝杆菌及耐药基因检测阴性。组织病理：左侧骶髂关节脂肪及增生的纤维组织中见急慢性炎细胞浸润，另见部分骨和软骨组织。PAS（－），抗酸染色（－）。

左臀部深部软组织穿刺活检组织培养未见致病菌生长。病理：肌肉组织中见小圆细胞恶性肿瘤，免疫组化：CD56（＋），CgA（－），Syn（＋），NSE（部分+），CK（－），Ki-67（+80%），LCA（－），CD3（－），CD20（－），MUM-1（－），Vimentin（－）。考虑为原始神经外胚叶肿瘤（PNET）。

影像学检查

胸部CT：左肺下叶结节，考虑良性，左肺下叶少许慢性炎性改变。

骶髂关节CT（图39-1）：左侧骶骨耳状面、髂骨骨质破坏，周边硬化，骶髂关节间隙增宽，周围软组织肿胀。

全身骨ECT（图39-2）：左侧骶髂关节反射性浓聚影，其他骨未见明确异常浓聚。

骶髂关节MRI（图39-3）：左侧髂骨骨质破坏，内见片状稍长T_2信号影，周围见不规则软组织肿块影，呈稍长T_2信号影，DWI呈高亮信号，盆腔内见高信号结节影，较大者直径约1.3 cm；ADC值减低，临近臀中肌及臀大肌内见条片状稍长T_2信号影，左侧骶髂关节间隙模糊，右侧骶髂关节间隙未见明显增强或变窄，关节软骨面尚光滑。

PET-CT（图39-4）：骶髂关节骨质破坏伴异常高代谢肿块，放射性摄取异常增高，SUVmax 11.1，符合恶性肿瘤表现。病变周围多发异常高代谢淋巴结，放射性摄取异常增高，SUVmax 6.8。左侧第10肋及双侧髂骨放射性摄取异常增高，SUVmax 5.6。左股骨髓腔多发性摄取异常增高灶，SUVmax 7.0。多发骨骼及左股骨骨髓代谢异常增高，均考虑转移。

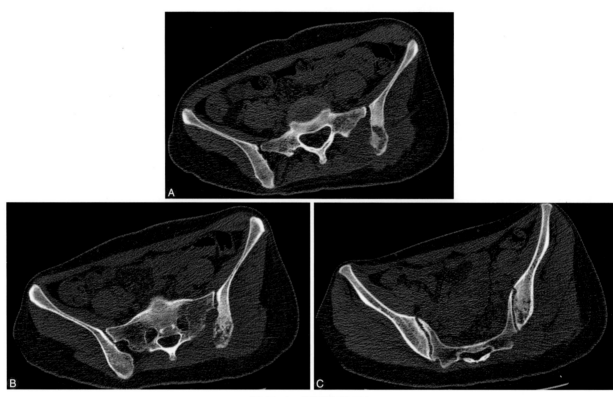

图 39-1 骶髂关节 CT

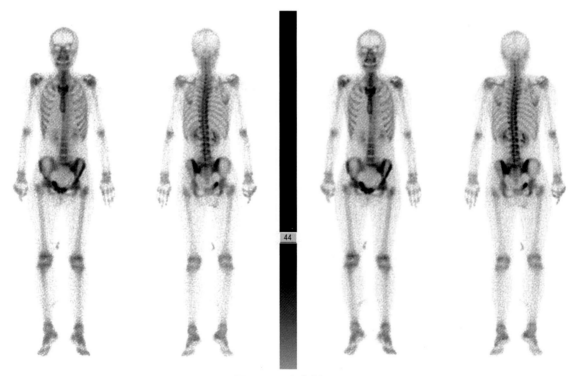

图 39-2 全身骨 ECT

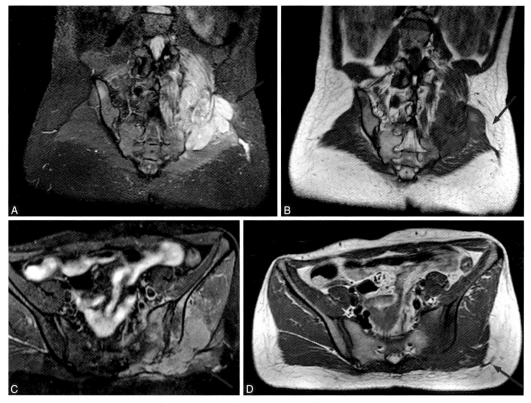

A. STIR 序列；B. T₁WI 序列；C. STIR 序列；D. T₁WI 序列。

图 39-3　骶髂关节 MRI

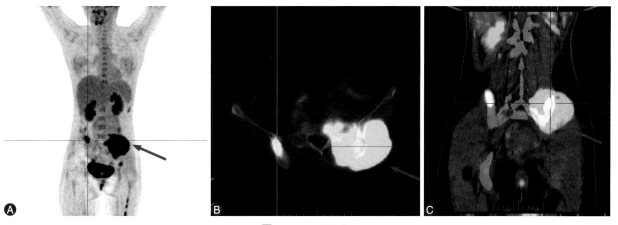

图 39-4　PET-CT

治疗及随访

　　入院后给予经验性抗结核及非甾体抗炎药等治疗，患者初始左侧臀区疼痛减轻，体温恢复正常，但之后再次出现左侧臀部疼痛明显，影响睡眠，活动后症状明显加重，发热，最高体温38.5 ℃。经左侧骶髂关节骨穿刺活检及左臀部深部软组织穿刺活检后证实为原始神经外胚叶肿瘤，后PET-CT检查提示肿瘤转移，后转肿瘤科进一步治疗。

█ 最终诊断

　　原始神经外胚叶肿瘤。

案例述评

患者青年女性，病史2月余，以左侧臀部疼痛为主要症状，夜间痛明显，活动后稍减轻，低热，非甾体抗炎药效果不佳。化验提示血白细胞正常，ESR及CRP增高，HLA-B27阳性，应注意充分鉴别诊断以下疾病。

（1）脊柱关节炎：患者青年女性，HLA-B27阳性，臀区痛，夜间痛明显，ESR及CRP等炎性指标增高，容易被诊断为脊柱关节炎。但患者疼痛逐渐加重，对非甾体抗炎药反应不佳，且骶骨及髂骨破坏性病变及关节周围软组织肿块的影像学不是脊柱关节炎的特点。初次穿刺活检选择骶髂部位因CT显示明确的骶骨及髂骨的骨质破坏，因穿刺病理未明确病因，经核磁检查发现左侧骶髂周围不规则软组织肿块影，后行软组织肿块穿刺病理明确了原始神经外胚叶肿瘤诊断。

（2）骶髂关节感染：患者有臀区痛，伴随低热症状，影像学可见跨越骶髂关节结构的周围软组织受累表现，入院后化验检查未发现明确细菌、真菌、病毒、传染病等感染依据，PCT正常，T-SPOT. TB阳性，PPD试验++，ESR及CRP增高，CT显示左侧骶骨及髂骨骨质破坏，周围软组织肿胀，需考虑到骶髂关节结核感染可能。但患者无盗汗、咳嗽症状，发热时间不规律，骶髂关节穿刺活检提示抗酸染色（-），组织培养未发现明确感染证据，经验性抗结核治疗无效，诊断骶髂关节结核依据不足。

（3）肿瘤：患者臀区痛疼痛性质较剧烈，对非甾体抗炎药及镇痛药物效果差，肿瘤标志物检查发现NSE呈2倍以上增高，NSE与神经内分泌组织起源的肿瘤相关，故需警惕肿瘤可能性。患者CT显示左侧骶骨及髂骨骨质破坏性改变，第1次选择左侧骶髂关节骨穿刺活检，病理未发现肿瘤细胞，再结合超声及MRI检查，可见骶髂关节周围不规则软组织肿块影，故第2次选择左侧臀区深部软组织肿块进行穿刺活检，病理提示为原始神经外胚叶肿瘤。后PET-CT亦提示此部位为肿瘤及周围的骨转移。

PNET为一种罕见的、具有高度侵袭性的小圆细胞恶性肿瘤，起源于神经系统的原始神经细胞，可发生于中枢神经系统，也可发生于骨盆、四肢、胸壁、椎旁。外周型通常发生于儿童或年轻人（表39-1）。当肿瘤发生在肌肉骨骼系统时可表现为局部疼痛和可触及的肿块，晚期可表现为发热、盗汗和病理性骨折。在具有非特异性症状的患者中出现大的软组织肿块时应考虑此可能性。本例患者在进行第1次组织活检（骶髂关节骨活检）未发现肿瘤细胞之后，行MRI检查发现左侧骶髂关节周围的软组织肿块影。MRI能更好地分辨肿瘤的大小、骨内和骨外病变的范围。第2次组织活检（骶髂关节周围软组织肿块）后确定了肿瘤诊断。提示临床上遇到类似脊柱关节炎临床表现，但影像学提示骶髂关节周围软组织肿块影的患者需高度警惕肿瘤可能，必要时行多部位活检避免肿瘤的漏诊及误诊发生。

表39-1 脊柱关节炎与原始神经外胚叶肿瘤（外周型）的鉴别

	脊柱关节炎	原始神经外胚叶肿瘤（外周型）
发病年龄	45岁以下多见	儿童，青少年
累及部位	骶髂关节、脊柱	躯干、中轴及四肢软组织
临床症状	炎性腰背痛	非炎性腰背痛、全身症状、疼痛性肿块
CT	关节间隙狭窄、"虫蚀样"改变、关节融合、关节强直	骨质破坏
MRI	关节周围骨髓水肿	边界不清、不均匀的、大的软组织肿块，可跨越不同组织界限

（赵玉荣 杨金水 李坤鹏）

参考文献

[1] KEKA-SYLAJ A，RAMOSAJ A，BALOKU A，et al. Peripheral primitive neuroectodermal tumor：a case report[J]. J Med Case Rep，2022，16（1）：128.

[2] TAFTI D A，YOON I，FITZGERALD J，et al. Ewing sarcoma/primitive neuroectodermal tumor involving the duodenum[J]. Ochsner J，2022，22（1）：94-99.

案例 40　腰痛－肌无力－蹒跚步态

案例摘要

患者男性，31岁，主因"腰骶部疼痛3年，肌无力、足跟痛半年"就诊。

现病史：患者3年前无诱因出现腰骶部疼痛，白天、夜间均疼痛，晨起为著，起床、翻身困难，活动后稍有减轻，但活动时间久或平躺时间久疼痛加重，影响跑步，无交替性臀区痛，无腹泻及外周关节症状。2年前出现腰部弯曲，行走姿势异常。外院诊断"强直性脊柱炎"，口服"沙利度胺、柳氮磺吡啶肠溶片、阿西美辛"后，腰骶部疼痛明显减轻，但仍不能跑步，且行走姿势无变化。1年前出现翻身、起床、抬高下肢无力，并出现足跟痛，左侧明显，无局部肿胀及皮肤发红，影响行走，外院加用"重组人Ⅱ型肿瘤坏死因子受体-抗体融合蛋白50 mg 每周1次"皮下注射，症状未见改善。病程中无眼炎、皮疹、肠炎、口腔溃疡等不适，身高缩短3 cm。

既往史、个人史、婚育史、家族史无特殊。

体格检查

蹒跚步态，蹲起稍受限。甲状腺Ⅰ度肿大，质软、无压痛。胸廓无畸形，轻压痛，肋骨挤压痛+。脊柱无压痛、叩击痛，腰椎僵直，正常曲度消失，腰椎前屈、后伸受限，颈椎前屈、后伸、左右旋转均可，双髋屈曲、外旋、内收正常。胸廓扩张度1 cm，腰椎活动度左侧9 cm、右侧6 cm，改良Schober试验4.5 cm，指地距9 cm，枕壁距10 cm，最大踝间距110 cm，双侧"4"字试验阴性。四肢肌力、肌张力正常。

实验室检查

肿瘤标志物正常、HLA-B27阴性、HSR 2 mm/h、CRP 0.088 mg/dL、血钙2.2 mmol/L、血磷0.54 mmol/L、碱性磷酸酶412.5 U/L、全段甲状旁腺激素25.95 pg/mL、总Ⅰ型胶原氨基端延长肽276.6 μg/L、β-胶原降解产物1.23 ng/mL、1,25羟基维生素D_3 12.2 ng/mL。

中性磷负荷试验提示肾性排磷增加。

影像学检查

骨盆X线片（图40-1）：双侧骶髂关节间隙正常。

腰椎X线片（图40-2）：腰椎退行性改变。

骶髂关节CT（图40-3）：双侧骶髂关节骨皮质连续，间隙正常。

骶髂关节MRI（图40-4）：双侧骶髂关节面下骨质片状稍长T_1长T_2信号，考虑双侧骶髂关节炎性病变。

腰椎MRI（图40-5）：腰椎多发椎体上下缘不同程度凹陷，终板下级腰椎诸椎体内骨质信号欠均匀。

全身骨ECT（图40-6）：双侧前肋、双侧肱骨下段、双肩关节、双侧足跟部放射性浓聚，考虑代谢性骨病。

骨密度：腰椎综合Z值-5.4，股骨颈综合Z值-3.1。

外院[68]Ga-DOTA-TATE-PET-CT：左侧股骨头结节，伴生长抑素受体轻中度高表达，右侧股骨头骨岛。考虑左侧股骨头肿瘤可能性大。

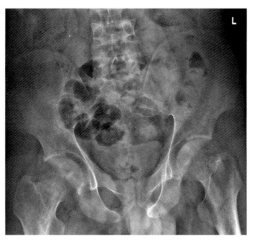

图 40-1　骨盆 X 线片

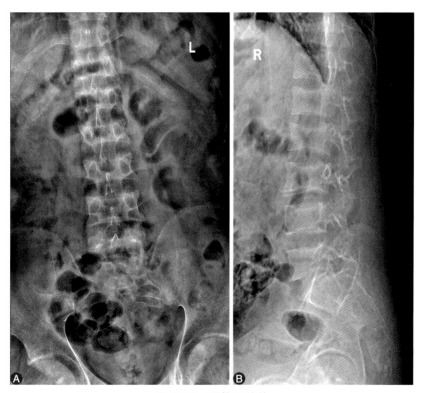

图 40-2　腰椎 X 线片

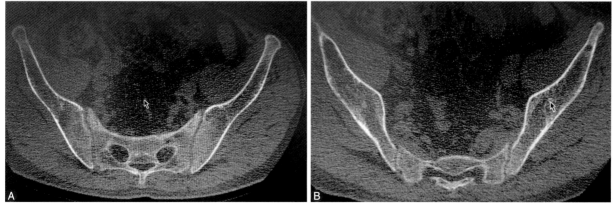

图 40-3　骶髂关节 CT

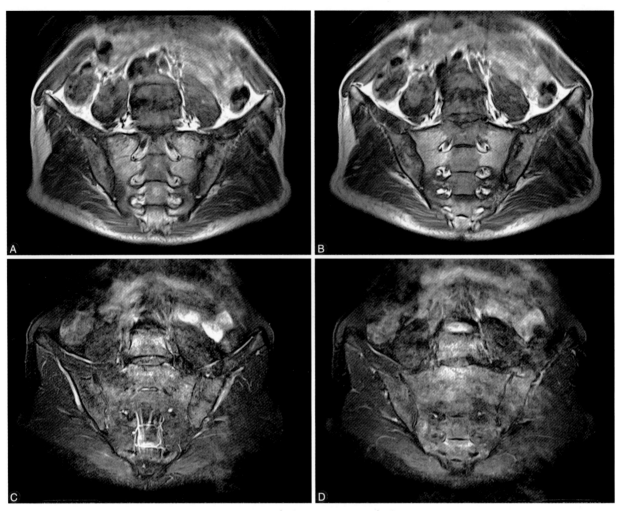

A、B. T$_1$WI 序列；C、D. STIR 序列。

图 40-4　骶髂关节 MRI

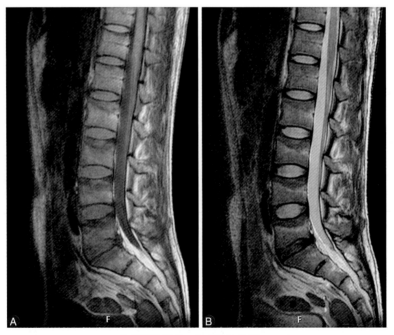

A. T$_1$WI 序列；B. STIR 序列。

图 40-5　腰椎 MRI

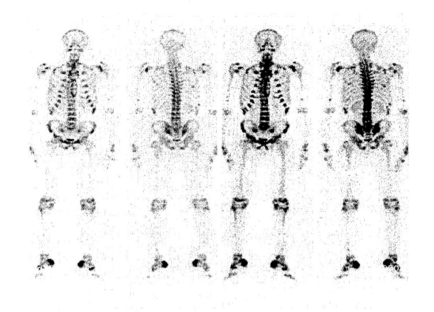

图 40-6　全身骨 ECT

治疗及随访

患者未至骨科行手术切除肿瘤，仅口服补磷，血磷仍未恢复正常，腰骶部疼痛仅轻度好转。

最终诊断

肿瘤相关性低磷骨软化症（TIO）。

案例述评

本例患者HLA-B27阴性，腰骶部疼痛不符合典型炎性腰背痛特征，腰骶部疼痛及周身无力非甾体抗炎药及生物制剂治疗效果不佳，骶髂关节MRI表现为大片骨髓水肿信号，远离骶髂关节面，均不符合中轴型脊柱关节炎特点。患者在病程中身高逐渐缩短，骨密度提示骨质疏松明显。骨代谢显示成骨、破骨活跃、低血磷、碱性磷酸酶高，提示代谢性骨病，但未见甲状旁腺功能亢进症相关的化验异常。外院[68]Ga-DOTA-TATE-PET-CT结果回报左侧股骨头肿瘤可能性大，考虑诊断肿瘤相关性低磷骨软化症（TIO），但患者拒绝手术治疗，仅口服补磷，效果欠佳。

人口学方面，文献中总结TIO发病年龄相对要年长于中轴型脊柱关节炎患者；实验室检查方面，长病程中轴型脊柱关节炎患者因合并骨质疏松，部分患者也可出现碱性磷酸酶、血磷异常。除临床症状外，影像学异常是TIO易被误诊为中轴型脊柱关节炎的另一个原因。研究发现，TIO骶髂关节骨侵蚀评分明显低于中轴型脊柱关节炎，出现关节融合，骶髂MRI异常主要集中在骶骨上，并且存在双侧对称性受累。相比之下，中轴型脊柱关节炎骶髂MRI则可以是骶骨、髂骨受累同时存在。

腰背痛患者就诊于风湿科，需注意完善碱性磷酸酶、血磷筛查。常见的引起低磷血症的疾病有①原发性和继发性甲状旁腺功能亢进症：任何引起甲状旁腺激素（PTH）分泌过多的因素都可导致低磷血症。这种情况发生于原发性甲状旁腺功能亢进症（此时最明显的异常通常为高钙血症）及任何原因所致维生素D缺乏引起的继发性甲状旁腺功能亢进症。大多数原发性甲状旁腺功能亢进症患者存在轻度低磷血症。

维生素D缺乏合并继发性甲状旁腺功能亢进症患者不仅存在尿磷排泄增加，还存在胃肠道磷酸盐吸收减少，因此低磷血症可能更严重。②维生素D缺乏或抵抗：维生素D缺乏可通过降低胃肠道磷酸盐吸收或引起低钙血症/继发性甲状旁腺功能亢进症，导致尿磷排泄增加，从而引起低磷血症。③原发性肾磷酸盐消耗：现有几种以单纯肾磷酸盐消耗为特征的罕见综合征，其导致的低磷血症是佝偻病的主要原因，与维生素D缺乏或抵抗不同，这些综合征不存在低钙血症。其中部分综合征中的潜在异常有在X连锁低磷血症性佝偻病（之前称为抗维生素D性佝偻病）中，*PHEX*基因发生突变导致近端小管的磷酸盐转运缺陷。*PHEX*基因编码1种可间接改变成纤维细胞生长因子（FGF）-23降解和生成的内肽酶，而FGF-23是1种可促进尿磷排泄和抑制骨化三醇合成的降磷素。常染色体显性遗传性低磷血症性佝偻病，由染色体12p13上的*FGF-23*基因发生突变引起。*FGF-23*的这种突变可抵抗蛋白酶的裂解作用，但仍然具有促尿磷排泄作用。钠-磷协同转运蛋白基因*SLC34A3*突变会导致2c型钠-磷协同转运蛋白功能明显障碍，从而导致遗传性低磷血症性佝偻病伴高钙尿症。编码2a型钠-磷协同转运蛋白的*SLC34A1*基因突变会引起低磷血症伴肾结石和骨软化症。钠-氢交换调节因子1缺乏会引起磷酸盐重吸收受损及低磷血症。编码以下蛋白的基因突变也与人低磷血症综合征相关：牙本质基质蛋白1、核苷酸内焦磷酸酶/磷酸二酯酶1（ENPP1）及klotho蛋白。TIO患者会发生一种类似的获得性综合征。这些患者通常存在间充质细胞来源的肿瘤，常为硬化型血管外皮细胞瘤，可产生促尿磷排泄激素。重要的因子包括FGF-23、MEPE及sFRP-4。④Fanconi综合征：指近端小管功能广泛受损，导致正常情况下由近端小管重吸收的化合物通过尿液流失。其后果为低磷血症（可导致骨软化症）、糖尿、低尿酸血症、氨基酸尿，以及碳酸氢盐经尿液丢失引起的近端肾小管酸中毒。成人中罕见Fanconi综合征。其最常由两种因素引起：多发性骨髓瘤，该病中免疫球蛋白轻链对肾小管有毒性；药物，如替诺福韦。对于儿童，该综合征最常见的病因为胱氨酸病、肝豆状核变性及遗传性果糖不耐受症。

（廖思敏　杨金水　冯莉霞）

参考文献

[1] MURER H. Homer Smith Award. Cellular mechanisms in proximal tubular Pi reabsorption：some answers and more questions[J]. J Am Soc Nephrol，1992，2：1649.

[2] KAWATA T，IMANISHI Y，KOBAYASHI K，et al. Parathyroid hormone regulates fibroblast growth factor-23 in a mouse model of primary hyperparathyroidism[J]. J Am Soc Nephrol，2007，18：2683.

[3] ZHENG Z，WENJI C，YANYAN W，et al. Comparative analysis of clinical and imaging features of osteomalacia and spondyloarthritis[J]. Front Med（Lausanne），2021，8：680598.

案例41　右上颌肿物－腰背痛－低磷血症

案例摘要

患者男性，40岁，主因"右上颌肿物10年，周身疼痛5年，加重1年半"入院。

现病史：患者10年前无诱因右上颌出现一圆形包块，质硬，无疼痛及触痛，不可活动，不伴发热，未就诊。5年前无诱因出现腰部疼痛，无昼夜差异，休息后无改善，活动后加重，不伴晨僵，多次接受理疗，疼痛无减轻。其间发现跑步姿势异常，未在意。后逐渐出现周身关节疼痛，以腰背为著，日益加重，随后出现弯腰受限，上下楼需要搀扶。接受小针刀、腰椎间盘微创手术治疗均无改善。口服"双氯酚酸钠片25 mg bid"，疼痛可减轻，但活动能力仍在进一步下降，平地步行需拄拐行走。就诊多家医院，骶髂关节CT未见异常。髋关节CT：双侧髋关节骨质疏松，间隙对称性变窄。胸椎MRI：胸2-12椎体骨髓水肿并胸6-8椎体轻度压缩性骨折；胸椎退行性变。先后诊断"脊柱关节炎、纤维肌痛综合征、骨质疏松"，接受"醋酸泼尼松片30 mg qd、柳氮磺吡啶0.5 g tid、甲氨蝶呤10 mg 每周1次、重组人Ⅱ型肿瘤坏死因子受体-抗体融合蛋白25 mg 每周2次、普瑞巴林，补钙强骨"等治疗，症状未见明显好转。1年前因右髋关节缺血坏死，行右髋关节置换术。术后疼痛无减轻，且因双侧髋部疼痛无法下蹲。之后发现驼背。近5年身高下降至少4 cm。

既往史、个人史、婚育史、家族史无特殊。

体格检查

右上颌可见圆形肿物，直径约2.5 cm，质硬如骨，无触痛，不可活动。轻度漏斗胸，驼背，无法弯腰，无法自行起床，"4"字试验无法完成，肌力及肌张力正常。

实验室检查

2年前外院：碱性磷酸酶295.8 U/L，血磷0.43 mmol/L，HLA-B27阳性。

2年前外院：碱性磷酸酶465 U/L，血磷0.39 mmol/L，维生素D 19.2 ng/mL，PTH正常。

1年前外院：碱性磷酸酶453 U/L，血磷0.35 mmol/L。HLA-B27阴性。

此次本院：碱性磷酸酶437.7 U/L，血磷0.56 mmol/L，钾3.25 mmol/L。血常规、尿常规、肝肾功能、甲状腺激素、PTH、骨钙素及血钙正常，1,25羟基维生素D_3 18.5 ng/mL。HLA-B27阴性。

影像学检查

胸椎X线片（图41-1）：胸椎骨质密度减低；胸椎轻度压缩性骨折。

腰椎X线片（图41-2）：腰椎骨质密度减低，部分椎体轻度楔形，前后缘骨质增生明显，椎间隙未见狭窄。

骨盆X线片（图41-3）：右髋关节可见金属置换体；骨质密度减低、结构模糊，左侧股骨颈可见线状透亮影（箭头）。

骶髂关节CT（图41-4）：双侧骶髂关节骨质密度欠均匀，关节面略模糊，关节间隙正常。

股骨颈骨密度：T -3.8，Z -3.6。腰椎骨密度：T -3.8，Z -3.7。

生长抑素显像（图41-5）：右上颌骨生长抑素受体高表达病变。

全口曲面X线片（图41-6）：上颌中部两个多生牙，右上颌未见异常。

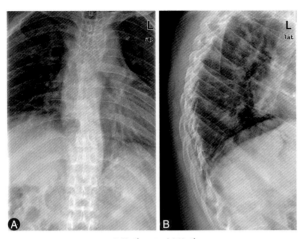

A. 正位片；B. 侧位片。

图 41-1　胸椎 X 线片

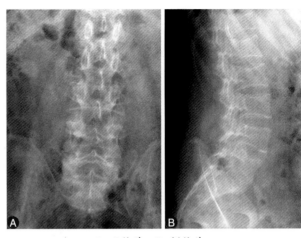

A. 正位片；B. 侧位片。

图 41-2　腰椎 X 线片

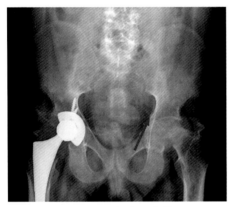

图 41-3　骨盆 X 线片

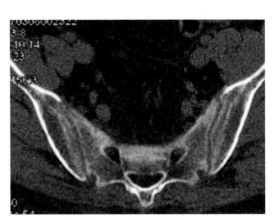

图 41-4　骶髂关节 CT

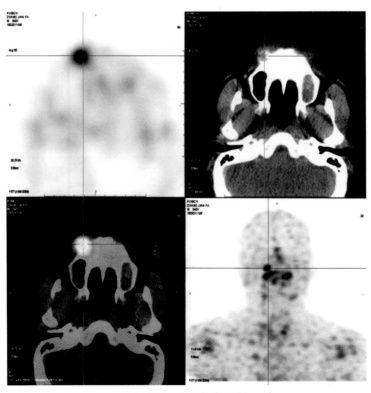

图 41-5　生长抑素显像

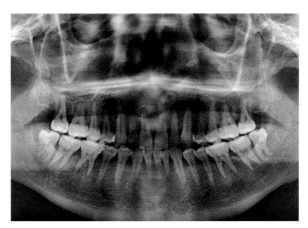

图 41-6　全口曲面 X 线片

结合上述检查结果，诊断考虑为"肿瘤相关性低磷骨软化症（TIO）"。

治疗和随访

静脉及口服补磷，血磷未见升高，症状无明显改善。转至口腔科行全麻下上颌骨肿物切除术。术后病理：短梭形及卵圆形细胞肿瘤，富于血管，伴多灶钙盐沉积，结合临床考虑为磷酸盐尿性间叶性肿瘤。

1年后随访，患者疼痛缓解，活动能力改善，平地脱离拐杖可行走数百米，复查血磷恢复正常。

▌最终诊断

肿瘤相关性低磷骨软化症。

案例述评

本例患者为青年男性，慢性病程，主要表现为慢性进展性周身疼痛，引发活动受限，以腰背部疼痛最为显著，外院实验室检查曾出现1次HLA-B27阳性，骶髂CT提示关节面模糊，确实容易被误诊为强直性脊柱炎。在本案例中需要关注：①强直性脊柱炎特征性表现为炎性腰背痛，在此案例中患者的疼痛无昼夜差异，活动后加重、休息时无减轻，上述均不符合炎性腰背痛特点。②强直性脊柱炎患者实验室检查特点为CRP、ESR等炎症指标升高，对于骨代谢影响较小。而本例患者多次化验CRP和ESR均正常，碱性磷酸酶持续升高，顽固性低磷血症，多次化验血钙正常。③强直性脊柱炎影像学检查特征为骶髂关节炎。本例患者的骶髂关节CT虽然提示关节面模糊，但关节面无侵蚀、硬化等改变，主要表现为骨质密度下降，提示骨质软化。余影像检查提示胸椎、股骨骨折，胸腰椎多个椎体压缩。④患者对于NSAIDs、TNF抑制剂效果欠佳。⑤患者在整个病程中出现身高缩短。

以上均不符合强直性脊柱炎的表现，结合患者低磷血症、碱性磷酸酶升高，影像学检查提示骨质疏松、多发骨折，生长抑素显像异常表达，本例患者最终诊断为TIO。

TIO：1947年McCance报道了第1例骨软化症，但肿瘤与骨软化症的关系直到1959年才被发现。根据已发表的病例报告，TIO平均诊断年龄为40～45岁。TIO是一种极易被误诊或漏诊的疾病，最常见的误诊为椎间盘突出、脊柱关节炎和骨质疏松症。TIO的临床特征是骨痛、近端肌肉无力、步态障碍、身高下降和多发骨折。渐进性发展的骨痛是最常见的症状，通常从下肢开始。超过50%的患者出现身高下降。病理性骨折最常发生在椎骨、肋骨、股骨和骨盆。TIO典型的异常实验室检查表现为低磷血症，血钙下降或正常，血清中碱性磷酸酶升高，FGF-23浓度升高，尿中磷酸盐排泄增加；甲状旁腺激素正常，1,25-羟基维生素D_3正常，肌酐正常。

TIO患者的肿瘤多为良性，通常体积较小、生长缓慢、形态多样。当肿瘤位于口腔或颌面区域时，肿块本身或肿块继发的阻塞及出血，对于肿瘤的诊断能提供一定的线索，所以当低磷骨软化症的患者出现肿物，尤其是在口腔附近时，需引起高度重视。

目前普遍认为，肿瘤组织分泌FGF-23影响肾脏和肠道中磷酸盐的重吸收，从而继发慢性低磷血症，最终导致骨软化症或佝偻病。

肿瘤病理最常表现为磷酸盐尿性间叶组织肿瘤，因其通常表达生长抑素受体，因此使用放射性标记的生长抑素类似物奥曲肽的扫描技术可以帮助部分患者的肿瘤定位。

TIO的根治性治疗是完全切除肿瘤，这能及时逆转生化异常，使骨软化恢复。当肿瘤不能定位或不能完全切除时，有必要对TIO患者进行药物替代治疗，包括补磷及补充活性维生素D。本例患者切除肿瘤之前积极补磷，血磷无明显改善，而切除肿瘤后，通过口服补磷，血磷恢复正常，且骨痛及活动受限症状均好转。

（万月华　廖思敏　冯莉霞）

参考文献

[1] FOLPE A L，FANBURG-SMITH J C，BILLINGS S D，et al. Most osteomalacia-associated mesenchymal tumors are a single histopathologic entity：an analysis of 32 cases and a comprehensive review of the literature[J]. Am J Surg Pathol，2004，28：1.

[2] JAN DE BEUR S M，STREETEN E A，CIVELEK A C，et al. Localisation of mesenchymal tumours by somatostatin receptor imaging[J]. Lancet，2002，359：761.

[3] YIN Z，DU J，YU F，et al. Tumor-induced osteomalacia[J]. Osteoporos Sarcopenia，2018，4（4）：119-127.

与脊柱关节炎有类似表现的其他中轴或关节疼痛

案例 42 多关节肿痛－腰背痛－高钙血症

案例摘要

患者女性，25岁，主因"多关节肿痛4年余，加重1年"入院。

现病史：患者4年前无诱因出现双膝关节肿痛，负重后加重，当地医院给予"氨基葡萄糖"治疗后，双膝肿痛好转。1个月后症状反复，当地医院考虑"滑膜炎"，给予止疼药，疼痛减轻，仍有双膝肿胀。随后症状逐渐加重，同时出现双手掌指关节、近指间关节、双髋关节、肋骨游走性疼痛、足跟痛、腰背痛，夜间痛不明显，伴晨僵，活动后稍减轻。1年半前当地医院查HLA-B27阳性，骶髂CT提示双侧骶髂关节炎，考虑"强直性脊柱炎"，给予"美洛昔康、双氯酚酸钠、柳氮磺吡啶、甲氨蝶呤"治疗，疼痛症状有所减轻。1年前逐渐出现周身骨痛，疼痛性质由钝痛变为针扎样疼痛，且身高逐渐缩短10 cm，在当地注射"重组人Ⅱ型肿瘤坏死因子受体–抗体融合蛋白"治疗10次，周身骨痛无明显好转。病程中无皮疹、眼炎、腹泻等不适。

既往史：5年前右前臂因摔倒冲击导致骨折。

个人史、家族史无特殊。

体格检查

胸骨柄前凸，颈椎活动度可，胸椎后凸，腰椎前屈、背伸、侧曲均受限，双上肢活动自如，双膝活动受限，下蹲困难，站立不稳，行走困难，浮髌试验阴性，"4"字试验阴性。

实验室检查

HLA-B27阳性，CRP、ESR正常，抗核抗体、自身抗体谱、类风湿抗体均为阴性，肿瘤标志物正常，甲功7项正常；碱性磷酸酶549.8 U/L、血钙2.88 nmol/L、血磷0.41 nmol/L；骨钙素＞300.00 ng/mL、全段甲状旁腺激素596.70 pg/mL、1,25羟基维生素D_3 38.2 ng/mL、总Ⅰ型胶原氨基端延长肽534.80 μg/L、β-胶原降解产物测定2.880 ng/mL。

影像学检查

骶髂关节MRI（图42-1）：双侧骶髂关节面下骨质片状稍长T_1、稍短T_2信号、DWI高信号，考虑双侧骶髂关节炎性病变。

骶髂关节CT平扫（图42-2）：骶髂关节间隙正常，髂骨面骨皮质连续，骨皮质变薄，骨质疏松。

全身骨ECT（图42-3）：颅骨、双侧锁骨、双侧多根肋骨、双侧肩胛骨、双侧骶髂关节、双侧髋臼、左前臂骨中段、右股骨上端及右小腿骨中上段多处异常放射性浓聚。

脊柱CT+三维重建（图42-4）：生理曲度正常，诸椎体密度减低，椎体骨质疏松，多发椎体边缘压缩变形，肋骨多发骨折。

锁骨X线片（图42-5）：可见左侧锁骨骨折。

骨密度：腰椎T值-6.6，髋关节T值-4.6。

甲状腺ECT（图42-6）：甲状腺左叶下极放射性浓聚。

甲状腺MRI（图42-7）：甲状腺左侧叶下极见不规则结节状等T_1长T_2信号影，内见不规则低信号，边缘尚清。考虑结节性甲状腺肿并囊变可能性大，不能完全除外甲状旁腺起源病变。

治疗及随访

转至普外科手术治疗，术中探查：甲状腺左叶下极实性肿物存在，位于其背侧，约3.0 cm×2.5 cm×2.5 cm。术后病理：甲状旁腺腺瘤，结节性甲状腺肿。术后第2日化验：全段甲状旁腺激素13.40 pg/mL、钙2.41 mmol/L、磷0.77 mmol/L。术后1个月周身疼痛不明显，至今随访5年未再出现疼痛。

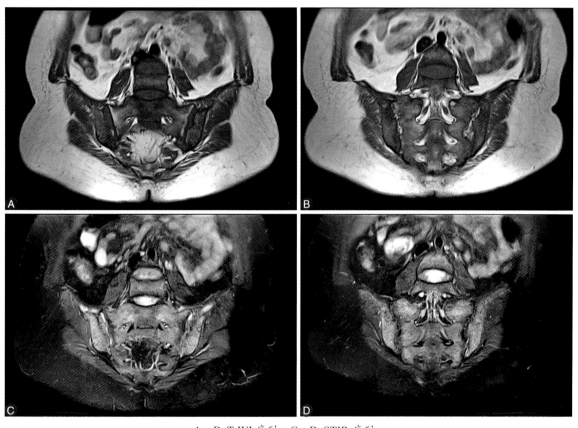

A、B. T_1WI 序列；C、D. STIR 序列。

图 42-1　骶髂关节 MRI

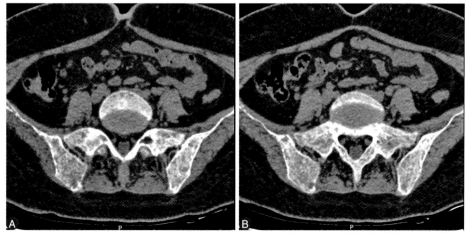

图 42-2　骶髂关节 CT

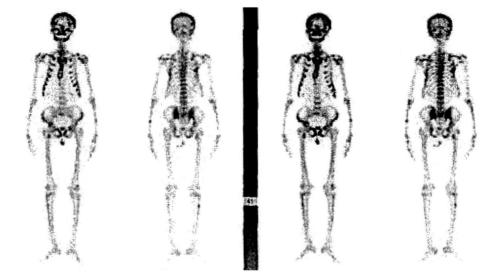

图 42-3 全身骨 ECT

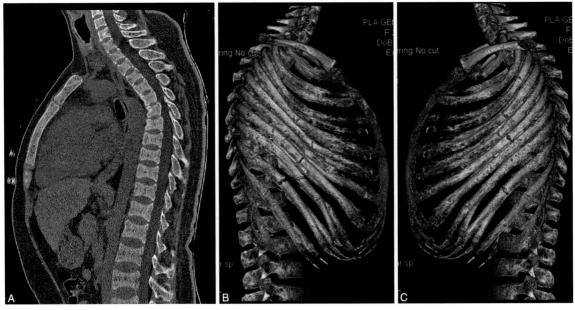

A. 矢状位平扫；B、C. 三维重建。

图 42-4 脊柱 CT+ 三维重建

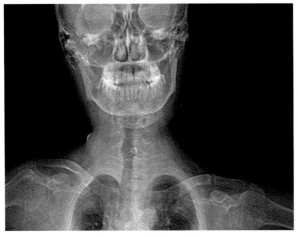

图 42-5 锁骨 X 线片

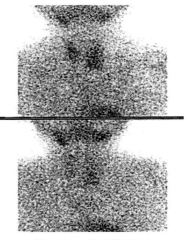

图 42-6 甲状腺 ECT

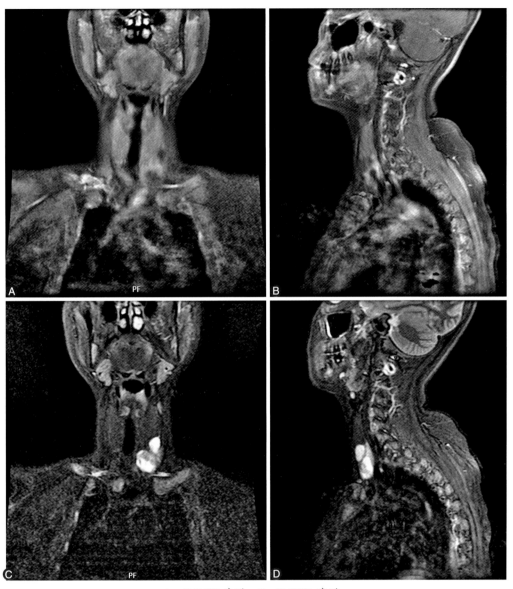

A、B.T$_1$WI 序列；C、D.STIR 序列。

图 42-7　甲状腺 MRI

最终诊断

甲状旁腺功能亢进症相关低磷骨软化症。

案例述评

本例患者诊断考虑甲旁亢继发代谢性骨病，被误诊为中轴型脊柱关节炎，在诊断及鉴别思路上存在一些值得思考和总结的地方。

（1）患者为青年女性，既往骨折病史，慢性病程，病史4年，以双膝关节肿痛起病，后逐渐出现腰背痛、胸骨、肋骨、双髋关节、双手小关节疼痛，周身锐痛，近1年身高缩短10 cm，血钙、血磷、碱性磷酸酶异常，骨质疏松明显，诊断考虑代谢性骨病。

（2）虽然患者HLA-B27阳性，但没有典型炎性腰背痛，骶髂关节MRI骨髓水肿信号不仅仅局限在骶髂关节面周围，呈广泛分布，且骶髂关节CT未见侵蚀或关节融合，治疗上对非甾体抗炎药效果欠佳，不能诊断中轴型脊柱关节炎。

（3）患者PTH明显升高，甲状腺左叶有肿物病理证实为甲状旁腺腺瘤，故患者最终诊断甲状旁腺腺瘤导致的继发性甲旁亢，进而导致代谢性骨病。

（4）患者突出的化验异常为高钙血症。成人血钙水平为2.2～2.6 mmol/L，引起高钙血症的原因和机制如下。①肠道钙吸收增加。a.单纯由钙摄入过多引起的高钙血症少见。b.若合并慢性肾脏病尤其是同时接受活性维生素D治疗，或牛奶-碱剂综合征时可导致高钙血症。c.维生素D过多：可由维生素D及其代谢物摄入过多、慢性肉芽肿性疾病、恶性淋巴瘤、肢端肥大症等引起。某些肉芽肿疾病，包括结核病、结节病及组织胞浆菌病等大约30%可出现高钙血症。主要因为在肉芽肿病变形成过程中，巨噬细胞产生内源性1,25-（OH）$_2$D$_3$所致。②骨钙吸收过多。a.PTH参与性：主要见于原发性甲旁亢，可由腺瘤增生、癌及多种内分泌腺瘤病引起；过多的PTH可以使破骨细胞数目及活力增加，钙释放入血，造成血钙升高。b.非PTH参与性：内分泌因素，如甲亢、肢端肥大症、嗜铬细胞瘤、肾上腺皮质功能不全，机制未明，可能是各种内分泌激素的改变影响破骨细胞活力等引起；非内分泌因素，常见于恶性肿瘤，包括乳腺癌、前列腺癌、肾癌、肺癌、甲状腺癌等；肿瘤直接转移到骨骼、促进破骨细胞作用；肿瘤分泌刺激破骨细胞的体液因子。长期卧床可引起血钙过高，特别见于代谢性骨病，例如Paget病引起骨折而卧床，骨钙易动员入血，如长期应用维生素D$_3$更易产生高钙血症；急性坏死性胰腺炎和横纹肌溶解治疗后，原来与脂肪结合的钙盐可以再回到血中，而此时肾功能往往尚未完全恢复，造成血钙过高。对于高钙血症患者，需关注PTH水平和肌酐水平，以鉴别是何种情况导致的血钙升高，而在本例患者中，因存在高水平的PTH，最终影像和病理证实为甲状旁腺瘤继发的甲旁亢导致的高钙血症。

（5）代谢性骨病也可以表现为腰背痛、周身痛，在MRI上甚至可以观察到骶髂关节有骨髓水肿信号，容易误诊为中轴型脊柱关节炎，以下为二者疾病的主要鉴别点（表42-1）。

表42-1　代谢性骨病与中轴型脊柱关节炎鉴别

	代谢性骨病	中轴型脊柱关节炎
症状	症状范围广，锐痛多见，伴骨质疏松和骨折临床表现	炎性腰背痛，眼炎、肠炎、足跟痛等
化验异常	碱性磷酸酶、血钙、血磷异常	ESR、CRP升高
全身骨ECT	多部位骨代谢活跃	骶髂关节、肌腱端高代谢
骶髂CT	骨质疏松，严重者可出现压缩导致间隙改变、结构改变	骶髂关节面"虫噬样"变、硬化、狭窄、强直
骶髂MRI	骨髓水肿范围广，不局限在骶髂关节	骶髂关节面下骨髓水肿

（廖思敏　冀肖健　王秀茹）

案例 43　多发骨折－骨质疏松－低血磷－低血钾－皮下多发肿物

案例摘要

患者男性，44岁，主因"反复双髋疼痛，活动受限15年"来诊。

现病史：患者15年前外伤致左小腿骨折，后行骨折切开复位内固定术，后左下肢逐渐出现疼痛，以髋部疼痛明显，不能负重，渐感无力。10年前取出小腿钢板内固定物，仍有左下肢及双侧髋部疼痛，常常跌倒，同年诊断为"股骨头坏死"行介入治疗（尿激酶），治疗后无效果。5年前因双髋疼痛加重，当地影像学检查提示"双侧股骨转子下陈旧性骨折"，诊断为"双侧股骨头坏死"，再次给予双侧股骨头介入治疗（尿激酶），疼痛未见缓解，并逐步加重，近年多次查低钾、低磷、低钙。5年来周身骨痛并逐步加重，扶双拐活动，活动严重受限，身高逐渐缩短。

婚育史、家族史无特殊。

既往史：发病前曾在地下煤矿工作10年，20年前曾误服农药导致意识不清（具体农药名称不详），抢救治疗后意识转清。

体格检查

拄拐行走，脊柱活动无受限，蹲起受限。各关节无肿胀压痛，多发皮下肿块（图43-1）累及右肩胛、右下肢、左上臂。

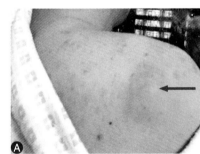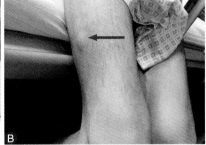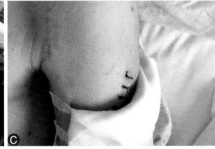

A. 右肩胛；B. 右下肢；C. 左上臂皮下肿物切除后。

图 43-1　患者体格检查情况

实验室检查

血生化：血磷0.43 mmol/L，血钾2.9 mmol/L，血氯104.6 mmol/L，血钙2.01 mmol/L，ESR 4 mm/h，CRP 0.1 mg/dL；血糖5.6 mmol/L。骨代谢：全段PTH 23 pg/mL，1,25羟基维生素D_3 21 ng/mL，总Ⅰ型胶原氨基端延长肽212.6 μg/L，β-胶原降解产物1.7 ng/mL。血气分析：PH 7.34，BE -5.7，实际碳酸氢根19 mmol/L，氧饱和度96%。尿常规：尿PH 7.5，尿蛋白定性70 mg/dL，尿糖定性1000 mg/dL，尿比重1.018，HLA-B27阴性，抗CCP抗体阴性，ANA阴性，抗SSA、抗SSB抗体阴性。血及尿免疫电泳正常。

骨密度：髋关节骨密度Z -4.6；腰椎骨密度Z -6.0，考虑骨质疏松。

影像学检查

骨盆正位X线片（图43-2）：双侧粗隆下股骨上段见横行骨折线，可见骨痂形成，右侧断端部分成角。考虑：双侧股骨粗隆下骨折后改变。

胸部CT（图43-3）：双侧肋骨多发弥漫性骨折，部分骨痂形成，部分骨不连续。

骶髂关节CT（图43-4）：骨质疏松改变。

小腿X线片（图43-5）：左侧胫骨骨折可能。

下肢CT平扫+三维重建（图43-6）：双侧股骨粗隆间下骨皮质中断，可见线样低密度骨折线，对位对线可，周围可见骨痂形成。印象：双侧股骨粗隆下骨折。

PET-CT（图43-7）：左侧肱骨中段外侧软组织似见一低密度结节，放射性摄取明显增高，不除外TIO致病灶。

左上臂MRI（图43-8）：左肱骨中段局部骨质信号异常，呈长T_1长T_2信号，相邻骨皮质变薄，局部不连续，骨髓腔内条状长T_1短T_2信号影。相邻肱肌近端见小片状长T_1长T_2信号，所见左肱骨在T_1WI上信号普遍增高，STIR呈低信号影。考虑：左肱骨中段骨髓水肿，其内条状低信号影（假骨折线可能性大），髓腔内脂肪化。

生长抑素受体显像（图43-9）：左上臂中段异常放射性增高区。

全身骨ECT（图43-10）：全身骨（枕骨、胸骨、双肩胛骨、脊柱多节椎体、双侧多根肋骨、骨盆、左肱骨中段、双前臂骨中段、双股骨上段、双小腿骨上段）多发异常放射性浓聚。

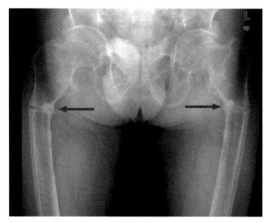

图 43-2 骨盆正位 X 线片

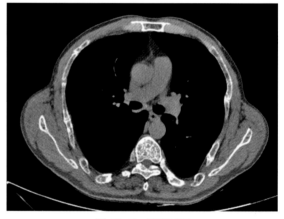

图 43-3 胸部 CT

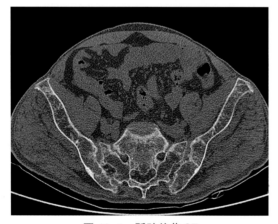

图 43-4 骶髂关节 CT

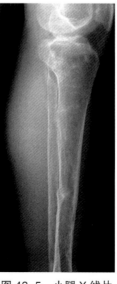

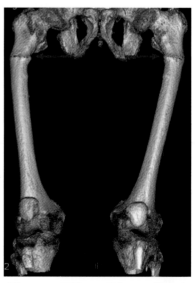

图 43-5 小腿 X 线片　　图 43-6 下肢 CT 平扫 + 三维重建

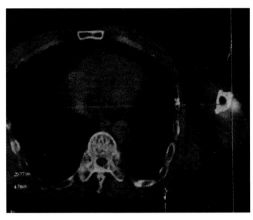

图 43-7　PET-CT

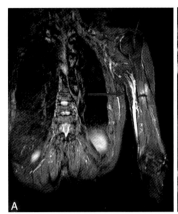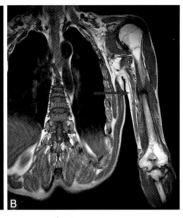

A. STIR 序列；B. T₁WI 序列。

图 43-8　左上臂 MRI

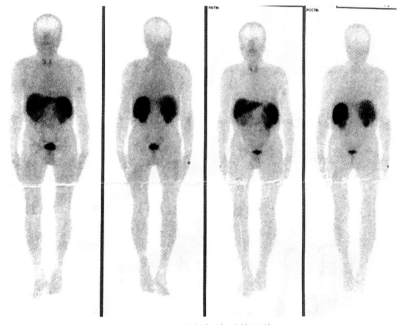

图 43-9　生长抑素受体显像

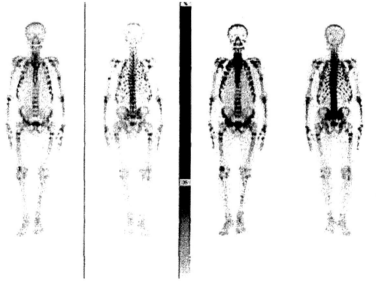

图 43-10　全身骨 ECT

治疗及随访

患者右肩胛、右下肢、左上臂多发皮下肿块，结合外院生长抑素受体显像及核医学，高度怀疑肿瘤相关低磷骨软化症可能，后行左侧肱骨中段外侧软组织切除送检病理：左上臂送检骨组织及软骨组织骨小梁间隙增宽，小梁间血管扩张、充血，局部可见死骨，另见横纹肌组织。后肾脏穿刺活检提示：全片共39个肾小球，6个球性硬化，非硬化肾小球细胞数未见明显增多，偶见节段性系膜细胞增生和系膜基质增多，毛细血管袢开放良好，肾小球基底膜（GBM）未见增厚。肾小管上皮细胞可见浊肿变性，少部分肾小管上皮细胞结构紊乱，可见肾小管上皮细胞再生现象，可见数处小灶性到灶性管状基底膜（TBM）增厚和肾小管萎缩。间质可见数处小灶至灶性轻度纤维化，伴有多量单个核为主的炎细胞浸润，小叶间动脉未见明显异常。考虑Fanconi综合征，予以中性磷溶液治疗。随访第6年，间断补磷治疗，未发现肿瘤证据。

最终诊断

Fanconi综合征导致低磷骨软化症。

案例述评

本例患者临床表现为髋部疼痛，易跌倒，曾诊断为双侧股骨头坏死给予双侧股骨头介入治疗无效，近年来周身骨痛并逐步加重，活动受限；扶双拐行走，活动严重受限，身高逐渐缩小。有多处值得总结分析。

患者以髋部疼痛及易跌倒起病，身高逐渐缩短，影像学显示多发骨折，骨密度提示骨质疏松，骨代谢显示成骨及破骨均活跃，提示骨软化症。骨软化症的特征是骨基质低矿化，其组织学标志包括骨质增生和延迟矿化。症状包括多发性骨折引起的广泛肌肉骨骼疼痛、骨骼畸形、关节痛、身高下降和肌肉无力。骨痛通常发生在中轴骨、胸腔、肩、骨盆带和承重骨，由于多变的临床表现、非特异性放射学检查结果和非特征性常规生化改变，经常与各种肌肉骨骼疾病或其他风湿性疾病相混淆。

患者近年多次查均出现低血钾（2~3 mmol/L）、低血磷（0.3~0.4 mmol/L）、低血钙（1.8~2.0 mmol/L）；提示代谢性骨病，低磷骨软化症。对于低血磷的发生主要有4种机制：①磷酸盐从细胞外进入细胞的重分布（如急性呼吸性碱中毒、应用胰岛素或葡萄糖等会导致血磷下降，患者低磷血症多年，无糖尿病病史，不考虑此因素）；②肾脏替代疗法清除磷酸盐（患者无透析病史，不支持）；③肠道对磷酸盐的吸收减少（患者无摄入不足、无慢性腹泻、无长期服用含铝、镁等药物史，不支持）；④尿磷排泄增加（PTH水平正常，不支持甲旁亢所致，患者既往曾在煤矿井下工作多年可引起维生素D缺乏，但停止此工作后补钙、维生素D、增加日晒等治疗多年均未好转且病情进行性加重，化验1,25羟基维生素D_3在正常范围，用维生素D缺乏不能解释疾病全貌。

患者的奥曲肽显像曾考虑肿瘤相关性低磷骨软化症（TIO）。TIO为一种罕见的获得性副肿瘤综合征，TIO相关的间叶肿瘤异位表达并分泌FGF-23及促进尿磷排泄的蛋白，FGF-23可减少肾脏对磷酸盐的重吸收及对1,25-二羟基维生素D_3的生成，导致低磷血症，从而引起佝偻病、骨软化症、骨痛、骨折等。结合低磷血症、严重骨质疏松、皮下多发肿物、生长抑素受体显像及核医学结果，高度怀疑肿瘤相关性低磷骨软化症，但皮下肿物切除术后病理不支持肿瘤性病变，局部可见死骨，分析为低磷骨软化症导致重度骨质疏松，经常摔倒继发多处骨折后的损伤和修复性皮下软组织肿块。

结合患者既往除有低磷血症外，还有多年低血钾病史，需考虑到肾小管酸中毒导致的低磷骨软化症。肾小管酸中毒有4种主要类型：低钾血症型和高钾血症型各2种，两种低钾血症型肾小管酸中毒分为经典远端型（Ⅰ型）和近端型（Ⅱ型）。远端肾小管酸中毒常与肾钾消耗所致的低钾血症有关，如干燥综合征可出现，本例患者有多年的低钾血症，需考虑到此可能性。但患者既往无口干、眼干、反复腮腺肿胀病史，化验ANA及抗SSA、抗SSB抗体均为阴性，不支持干燥综合征诊断。近端（Ⅱ型）肾小管酸中毒特征为近端小管碳酸氢盐重吸收能力下降，通常伴有广泛性近端小管功能障碍（即Fanconi综合征）。患者最终肾脏穿刺活检诊断为Fanconi综合征。Fanconi综合征是指近端小管功能广泛受损，导致正常情况下由近端小管重吸收的磷酸盐通过尿液流失，导致低磷血症甚至低磷骨软化症、氨基酸尿、糖尿及肾小管酸中毒。患者血糖正常而尿糖明显增高，血气分析提示酸中毒，尿PH值提示反常性碱性尿支持诊断。骨软化症临床可表现为弥漫性骨和关节痛、肌无力、行走困难或没有症状。而影像学表现为骨质疏松或骨质减少。药物导致的低磷骨软化症（如抗乙型肝炎病毒的药物阿德福韦酯）是骨软化症的一个重要原因。镉中毒导致肾小管中镉沉积造成肾小管重吸收缺陷也可导致Fanconi综合征。患者既往无服用抗乙肝病毒药物史，不支持。结合既往于发病前有农药中毒导致昏迷病史，不除外与其相关。

临床上对于低磷骨软化症的患者应充分询问病史及系统检查寻找蛛丝马迹，明确其背后的根本原因。

（赵玉荣　杨金水　赵伟）

参考文献

[1] KIM S，KIM S W，LEE B C，et al. Adult-onset hypophosphatemic osteomalacia as a cause of widespread musculoskeletal pain：a retrospective case series of single center experience[J]. World J Clin Cases，2023，11（32）：7785-7794.

[2] 赵玉荣，孙飞，王一雯，等. 误诊为风湿病的阿德福韦酯相关低磷性骨软化症21例分析[J]. 解放军医学院学报，2020，41（8）：764-768.

[3] BLAINEY J D，ADAMS R G，BREWER D B，et al. Cadmium-induced osteomalacia[J]. Br J Ind Med，1980，37（3）：278-284.

案例 44　腰部无力－晨僵－鸭步步态

案例摘要

患者男性，36岁，主因"腰部无力伴僵硬16年，下肢肌无力伴步态异常6年"来诊。

现病史：患者16年前无明显诱因出现腰部无力伴僵硬感，晨起及久坐后明显，活动约数分钟后可减轻，无明显腰痛及行走受限，外院HLA-B27阳性（未见报告），诊断"强直性脊柱炎"，接受口服"激素、止痛药物及蜈蚣"等治疗，自觉腰部无力伴僵硬感较前无明显变化，1年后自行停药，腰部症状持续存在。14年前就诊于当地医院，完善骶髂关节CT等检查，诊断"强直性脊柱炎"，口服"药酒"治疗，腰部症状仍无明显改善，用药1年后自行停药。此后腰部无力伴僵硬感进行性加重，行走受限，上下台阶时明显，蹲下后需协助站起。6年前开始出现双下肢肌无力，行走约200米需停下休息，伴步态异常，未予以诊治。病程中无外周关节肿痛、眼炎，无银屑病皮损，无饮水呛咳、吞咽困难，无口干、眼干，无双手遇冷变色。

既往史：既往"左髋部骨折"病史20余年，保守治疗，间断腹泻病史10余年，每月腹泻约2次，每日约3~4次不成形大便，无腹痛，无水样便、脓血便，2~3天后可自行缓解，曾于当地医院行结肠镜检查提示"肠炎"，未予以特殊治疗。

个人史、婚育史、家族史无特殊。

体格检查

颈椎活动受限，无明显驼背畸形，腰椎生理弯曲变直，脊柱无明显压痛，双侧"4"字试验阴性。鸭步步态（行走时两侧骨盆下降，呈摇摆蹒跚步态），双侧小腿腓肠肌肥大（图44-1A）。双上肢肌力5级，双下肢近端肌力3级，双下肢远端肌力5-级，Gowers征阳性（图44-1B）。

实验室检查

丙氨酸氨基转移酶52.3 U/L，肌酐37.1 μmol/L，血清尿酸477.5 μmol/L，甘油三酯1.99 mmol/L，肌酸激酶572.9 U/L，HLA-B27阴性，抗核抗体（ANA）1∶100阳性（核仁），血常规、尿常规、便常规、便潜血、CRP、ESR、PCT、腹泻病原培养、其他自身抗体、T-SPOT.TB均未见异常。

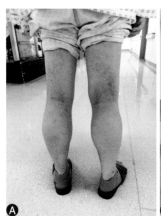
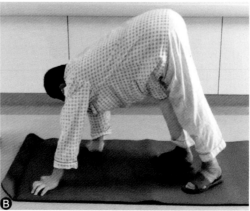

A. 双侧小腿腓肠肌假性肥大；B. 假肥大性肌营养不良的患者由仰卧位坐起时，有一个特征性的起立动作，即患者不能直接从仰卧位上坐起，需首先翻身成为俯卧位，然后再蹲起，再转换为四点支持位，此为 Gowers 征阳性。

图 44-1　体格检查

影像学检查

骶髂关节CT（图44-2）：双侧骶髂关节未见明显异常。

骶髂关节MRI（图44-3）：双侧骶髂关节未见明显骨髓水肿，所见肌群广泛脂肪浸润。

大腿肌群MRI（图44-4）：双侧大腿肌群萎缩，脂肪变性。

肌电图：肌源性损害。

腰椎骨密度扫描：骨质减少，腰1-4 Z值评分分别为-2.0、-1.1、-0.6、-1.2，总和为-1.2。

左髋关节骨密度扫描：骨质减少，颈部、转子、内部、总和Z值评分分别为-1.0、-1.5、-1.1、-1.3，Ward's 0.0。

肌肉活检（右肱二头肌）检查所见：HE染色：肌纤维大小不一，萎缩肌纤维呈小圆形及不规则形，少数肌纤维坏变，可见肌纤维肥大、增生及分裂。少数核内移纤维。肌纤维间隙明显增宽。未见炎性细胞。血管形态正常。MGT染色：无RPF。NADH染色：坏变肌纤维结构紊乱。SDH染色：肌纤维琥珀酸脱氢酶活性正常。ORO染色：阴性。SBB染色：阴性。PAS染色：阴性。NSE染色：坏变肌纤维深染。ACP染色：坏变肌纤维酸性磷酸酶活性增强。病理诊断：肌营养不良。

进行性假肥大性肌营养不良（DMD）/贝克型肌营养不良（BMD）基因外显子拷贝数检测：样本检测到NM-004006.2（DMD）：EX45-48DEL：半合子。

结合患者临床表现、肌肉活检及DMD/BMD基因全外显子检测，诊断假肥大性肌营养不良（Becker型可能性大）。

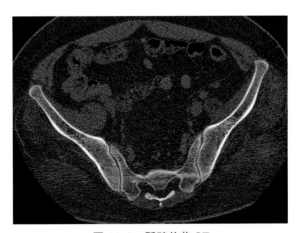

图44-2　骶髂关节 CT

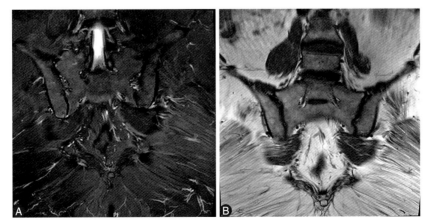

图44-3　骶髂关节 MRI

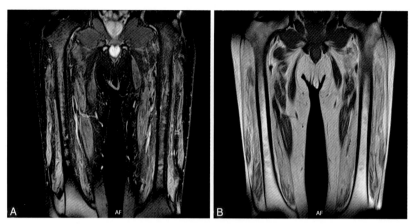

图 44-4　大腿肌群 MRI

治疗及随访

患者假肥大性肌营养不良诊断明确，请神经内科会诊，综合患者临床表现，考虑患者既往接受糖皮质激素无明显改善，糖皮质激素治疗无明显获益，且目前已有骨量减少，既往有骨折病史，暂不加用糖皮质激素，予以防治骨质疏松、辅酶Q10等对症治疗。患者出院后定期神经内科门诊就诊，为尽可能维持肌肉功能、避免再次摔倒及骨折并发症，规律接受康复锻炼指导。

最终诊断

假肥大性肌营养不良（Becker型可能性大）。

案例述评

本例患者中年男性，青年起病，慢性病程，以腰部无力伴僵硬感起病，后出现双下肢无力及步态异常，结合临床表现、辅助检查，诊断假肥大性肌营养不良（Becker型可能性大）。在整个诊疗过程中，有以下几点需要注意。

患者腰部症状为无力表现，无明显炎性腰背痛表现，即发病年龄<40岁，隐匿起病，活动后症状好转，休息时加重，夜间痛（起床后好转），因此通过症状学分析可初步与强直性脊柱炎进行鉴别。

患者查体可见鸭步步态、大腿肌肉萎缩、小腿腓肠肌肥大，双下肢近端肌力3级，双下肢远端肌力5-级，Gowers征阳性，均为肌营养不良的典型查体表现，主要由腰部及下肢肌无力导致。其中，Gowers征是指假肥大性肌营养不良的患者由仰卧位坐起时的一个特征性的起立动作，即患者不能直接从仰卧位上坐起，需首先翻身成为俯卧位，然后再蹲起，再转换为四点支持位。强直性脊柱炎患者无上述查体表现。

患者自述外院HLA-B27检测结果阳性，诊断"强直性脊柱炎"，但入院后查HLA-B27检测结果为阴性，可能与检测方法有关。此外，不能因为某项检测结果异常就诊断强直性脊柱炎，需结合临床表现及其他辅助检查，综合分析并进行鉴别诊断。

从症状表现上可考虑病变定位于肌肉，完善肌酶、肌肉MRI、肌电图、肌肉活检检查，如考虑假肥大性肌营养不良，最终行DMD基因全外显子检测明确诊断。

肌营养不良是由正常肌肉功能所需的若干基因发生缺陷所致的一组遗传性进行性肌病，主要分为

DMD、BMD，以及介于两者间的第3种类型，由抗肌萎缩蛋白基因突变引起，因此也称为抗肌萎缩蛋白病。抗肌萎缩蛋白病为X连锁隐性遗传，呈家族聚集性，也有部分患者无相关家族史。因为肌纤维变性是主要的病理过程，所以进行性肌无力是主要症状，表现为不同程度和分布的进行性加重的骨骼肌萎缩和无力，也可累及心肌、呼吸肌，进而影响患者正常生活，晚期可并发四肢挛缩及活动受限，常因伴发肺部感染、压疮、心肌损害而死亡。与BMD相比，DMD的临床症状更严重，且发病更早，患者常在12～13岁前就坐上轮椅，并在其青少年后期或二十几岁时死于呼吸功能不全或心肌病，只有少数DMD患者能够存活至超过20岁。而贝克型肌营养不良患者发病相对较晚，通常能活到30岁以后，骨骼肌表现相对较轻，但心肌受累相对较多。本例患者目前无明显心肌受累表现，需在后期慢病管理及随访中注意。当出现心肌受累相应表现后及时干预，有助于提高患者生存率。此外，患者既往骨折病史不排除与该病相关，后期需加强康复锻炼，延缓肌肉进一步萎缩，避免出现其他骨折并发症。

糖皮质激素治疗可以在早期改善肌营养不良患者的肌无力症状，但患者既往激素治疗效果欠佳，且肌肉活检无炎细胞浸润，激素治疗的应用指征尚欠缺。此外，随着对肌营养不良发生机制的不断探索，部分新的疗法处于临床开发阶段。

（王一雯　冀肖健　李艳）

参考文献

[1]　MERCURI E，BÖNNEMANN C G，MUNTONI F. Muscular dystrophies[J]. Lancet，2019，394（10213）：2025-2038.

[2]　SALARI N，FATAHI B，VALIPOUR E，et al. Global prevalence of Duchenne and Becker muscular dystrophy：a systematic review and meta-analysis[J]. J Orthop Surg Res，2022，17（1）：96.

[3]　QUATTROCELLI M，ZELIKOVICH A S，SALAMONE I M，et al. Mechanisms and clinical applications of glucocorticoid steroids in muscular dystrophy[J]. J Neuromuscul Dis，2021，8（1）：39-52.

案例 45　石化耳－旋颈受限－低血糖－高血钙

案例摘要

患者女性，45岁，长期居住于高寒地区，双耳郭变硬伴旋颈受限15年余。

现病史：患者15年前无明显诱因出现双耳郭硬化伴转颈受限，逐渐加重至不能旋颈，无腰背痛及颈部疼痛，无臀区痛、足跟痛、眼炎、皮疹、口腔溃疡等不适。5年前出现2次低血糖昏迷（最低至1.9 mmol/L）、电解质紊乱（高钙血症），查皮质醇偏低，诊断"肾上腺皮质功能减退"，静脉应用"糖皮质激素"治疗后好转，并长期口服"醋酸泼尼松7.5 mg qd"治疗，1年前"醋酸泼尼松减量至2.5 mg qd"口服至今。

既往史、个人史、婚育史、家族史无特殊。

查体：颅骨可触及多个大小约1 cm×2 cm骨性隆起。无腋毛、阴毛，余毛发分布均匀。双耳郭触之如石头质地般硬，不能移动。改良Schober试验2 cm、颈椎旋转度0°、胸廓扩张度4 cm、最大踝间距110 cm，双侧"4"字试验阴性。

实验室检查

HLA-B27阴性，抗核抗体、类风湿抗体、自身抗体谱均为阴性，血钙、血磷、碱性磷酸酶正常，全外显子测序未发现疾病相关性较高的变异基因。

ACTH-F节律：0 am ACTH<2.2 pmol/L，皮质醇<13.9 nmol/L；8 am ACTH<2.2 pmol/L，皮质醇58.33 nmol/L；4 pm ACTH<2.2 pmol/L，皮质醇30.39 nmol/L。ACTH兴奋试验：静推促皮质素25 U后0分钟、30分钟、60分钟皮质醇均<13.9 nmol/L。ACTH连续刺激4天后复行ACTH兴奋试验：皮质醇0分钟<13.9 nmol/L、30分钟70.02 nmol/L、60分钟82.96 nmol/L。ACTH连续刺激7天后复行ACTH兴奋试验：皮质醇0分钟<13.9 nmol/L、30分钟80.69 nmol/L、60分钟96.37 nmol/L。

影像学检查

颅骨CT平扫+三维重建（图45-1）：右侧顶骨骨瘤；颅骨骨质密度弥漫性略增高；寰枢关节骨关节病并颈1-5水平后纵韧带骨化；双侧耳郭硬化。

骶髂关节CT平扫（图45-2）：双侧骶髂关节间隙变窄。

颈椎X线片（图45-3）：颈椎退行性改变。

胸椎X线片（图45-4）：胸椎退行性改变。

腰骶椎X线片（图45-5）：腰骶椎退行性改变。

治疗及随访

患者接受"氢化可的松10 mg 口服 qd"替代治疗，内分泌科门诊随访。3个月复查ACTH-F节律：8 am ACTH 0.794 pmol/L，皮质醇3.38 nmol/L；4 pm ACTH 0.22 pmol/L，皮质醇160.9 nmol/L。仍旋颈受限，但未再发生低血糖事件，电解质均正常范围。

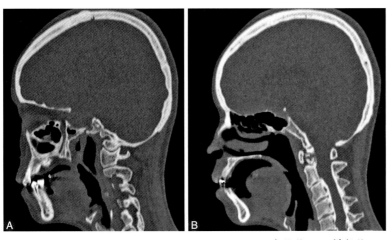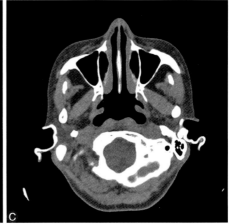

A、B. 矢状位；C. 横断位。

图 45-1　颅骨 CT 平扫 + 三维重建

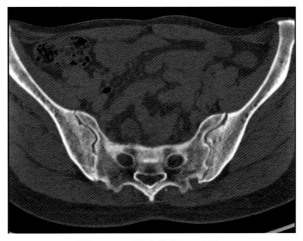

图 45-2　骶髂关节 CT 平扫

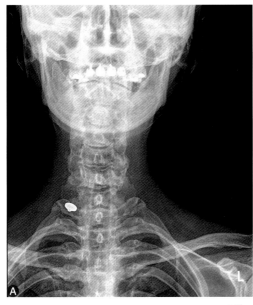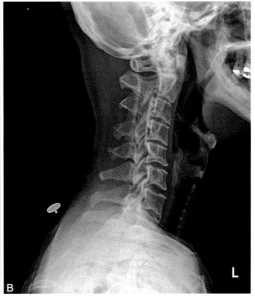

A. 正位；B. 侧位。

图 45-3　颈椎 X 线片

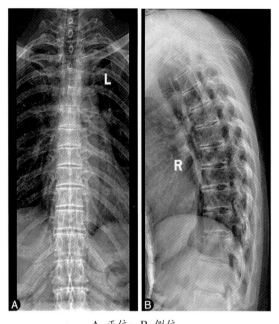

A. 正位；B. 侧位。

图 45-4　胸椎 X 线片

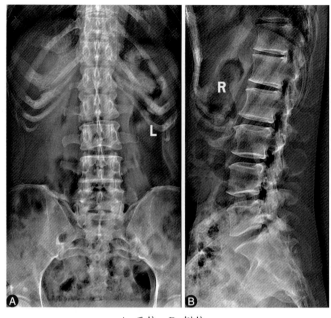

A. 正位；B. 侧位。

图 45-5　腰骶椎 X 线片

最终诊断

肾上腺皮质功能减退。

案例述评

本例患者表现为不能旋颈，但病程中无腰背痛，HLA-B27阴性，骶髂关节CT未见侵蚀及强直样改变，慢性病程15年余，但仅有颈椎受累，且表现为后纵韧带钙化，不考虑强直性脊柱炎、弥漫性特发性骨肥厚诊断。本案例在以下几方面给予我们很好的启示。

（1）患者有双耳郭变硬、顶骨骨瘤、颈椎后纵韧带骨化，查全外显子测序未能提示与骨硬化相关的异常基因。皮质醇节律及ACTH刺激试验各点数值均低，可以诊断肾上腺皮质功能减退。

（2）临床中碰到中轴活动受限需鉴别中轴型脊柱关节炎、弥漫性特发性骨肥厚，还需考虑肾上腺皮质功能减退。

（3）患者诊断肾上腺皮质功能减退，多学科协作诊治非常重要。因患者长期口服糖皮质激素，内分泌专科讨论需注意是否有长期口服醋酸泼尼松引起的继发性肾上腺皮质功能减退，但本例患者皮质醇无论是节律还是ACTH刺激试验各个点的数值均低，不能用药物抑制肾上腺皮质轴解释。

（4）耳郭硬化，通常由于钙质异位沉着引起软骨骨化，又称为"石化耳"，临床罕见。"石化耳"最早于1866年由解剖学家文森特·博克达勒克报道，到目前为止，全世界仅有150例左右报道。耳郭硬化可以由营养不良性钙化、转移性钙化和异位骨化引起。尤其当耳郭软骨有损伤或炎症时，血清钙使得钙质容易转移并沉积耳郭软骨。"石化耳"常见原因有冻伤、机械性外伤和钙代谢异常疾病。代谢性和内分泌性疾病如过量维生素D摄入、甲状旁腺功能亢进症、肾上腺皮质功能不全和全身性疾病，如结节病、复发性多软骨炎、硬皮病、结节性多动脉炎等均可导致高钙血症，而继发钙质异位沉着。其中对于肾上腺皮质功能减退可引起的异位钙质沉积，耳郭硬化可能在肾上腺皮质功能减退之前。耳郭硬化是很重要的临床体征，一经发现需进行电解质和内分泌激素检查来鉴别代谢或内分泌疾病或其他系统性疾病。实验室检查至少应包括血常规、维生素D、血钙、血磷、碱性磷酸酶、甲状腺功能、甲状旁腺激素水平和其他内分泌激素。颅骨X线和头颅CT显示耳软骨内致密不透明影。组织病理学检查不是强制性的，但镜下可见钙沉积在软骨中，纤维软骨组织被板层骨替代。大多数石化耳患者无症状，也有些报道患者在侧睡时会出现耳痛和耳部不适，甚至部分患者可因耳垢堵塞和外耳道骨化而出现传导性听力下降或丧失。在本案例中，钙质异常沉积在双耳郭、后纵韧带，但患者无耳痛、听力异常、颈痛等，以活动受限为主要表现。其发生的原因可能与急性或慢性低水平的皮质醇导致持续性或暂时性高钙血症，在易感组织中继发钙质沉着；且在本案例中，患者长期居住于高寒地区，也不排除冻伤诱因在发病过程中起到促进作用。

（廖思敏　罗贵　李艳）

参考文献

[1] RECALCATI S，FANTINI F. Petrified ears：a clue for adrenal insufficiency[J]. Dermatopathology（Basel），2021，6：45-48.

[2] BOCHDALEK G. Psysiologische verknöcherung der aurecula[J]. Prag Vierteljahrschr，1866，89：33-46.

[3] BUIKEMA K E，ADAMS E G. A rare case of petrified ear[J]. Case Rep Dermatol Med，2012，2012：410601.

案例摘要

患者女性，32岁，主因"双手指疼痛4年余，加重半年"来诊。

现病史：患者4年前无诱因出现双手第2～4指近指间关节、右手第2指掌指关节及左手第2、第3掌指关节疼痛，多次在当地诊所接受指间关节"红茴香注射液与利多卡因"注射，多关节疼痛可缓解，但反复发作，每年发作2～3次。2年前出现双手掌指关节疼痛伴肿胀明显，再次行上述药物局部注射治疗，至今注射次数超过20次，其中双手第2近指间关节最频繁，均超过5次。半年前指间关节注射上述药物后肿痛不能缓解，影响握拳。病程中无其他关节肿痛，无皮疹、口眼干，无光过敏、面部红斑、猖獗齿、雷诺现象等。

既往史、个人史、婚育史、家族史无特殊。

体格检查

左手第2、第4指近指间关节双侧、第3指近指间关节尺侧、右手第2～4指近指间关节双侧膨大；左手第2近指间关节压痛。

实验室检查

类风湿因子、类风湿抗体、抗核抗体、自身抗体谱、HLA-B27均为阴性。补体、免疫球蛋白正常。血常规、尿常规、便常规、CRP、ESR、PCT未见异常。肝肾功能、凝血、电解质、肿瘤标志物、病毒、细菌、真菌、布鲁氏菌筛查、T-SPOT.TB筛查阴性。

影像学检查

双手X线片（图46-1）：双手第2～4近指间关节间隙旁，右手第2掌指关节间隙旁见多发点片状高密度影，软组织影肿胀，余骨未见明确骨质改变。

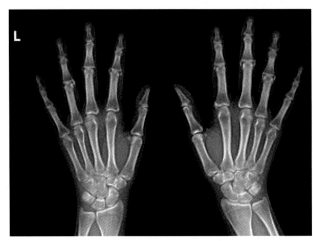

图 46-1　双手 X 线片

左手MRI（图46-2）：双手第2~4近指间关节周围见结节状长T_1短T_2信号影，相邻周围软组织内斑片状长T_1长T_2信号影，余骨质形态信号未见明确异常。

左手第2近指间关节超声（图46-3）：关节周围见少量低、无回声区，最厚处2 mm。低、无回声区内见少量点状高回声飘浮及致密性点状强回声，彩色多普勒血流成像显示其内未见明显血流信号。左手第2近指间关节骨面光滑。

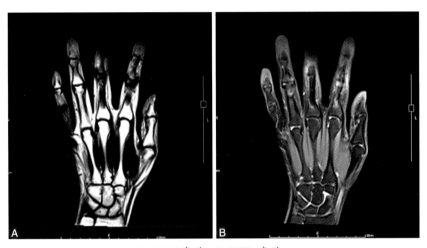

A. T_1WI 序列；B. STIR 序列。

图 46-2　左手 MRI

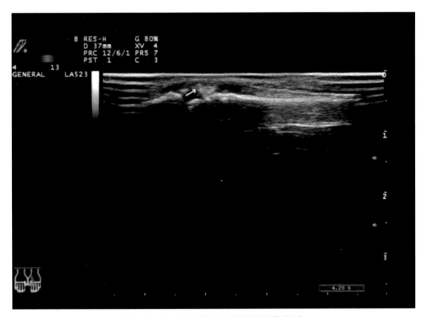

图 46-3　左手第 2 近指间关节超声

左手食指桡侧指间关节周围穿刺物病理：纤维组织内见灶状钙化，组织细胞、慢性炎细胞浸润及多核巨细胞反应，小血管增生。

治疗及随访

给予患者美洛昔康治疗，疼痛缓解。半年后电话随访患者仍有轻微疼痛，间断口服美洛昔康。

最终诊断

钙化性关节周围炎。

案例述评

本例患者为青年女性，有双手小关节反复疼痛，多次关节局部注射红茴香与利多卡因注射液，病初疼痛可缓解，近半年疼痛加重伴肿胀，炎症指标、类风湿因子及ACPA等自身抗体均为阴性，不符合类风湿关节炎、结缔组织病的典型特点。根据患者血尿酸及关节超声表现，痛风、假性痛风不考虑。患者感染指标筛查全阴性，感染性关节炎不考虑。患者在病程中出现反复关节和关节周围疼痛及肿胀，模拟指炎表现。临床中遇到手指疼痛肿胀需要鉴别外周型脊柱关节炎。外周型脊柱关节炎分类标准包括关节炎，或附着点炎，或指/趾炎。①加上下列至少1项SpA特征：葡萄膜炎；银屑病；克罗恩病/溃疡性结肠炎；前驱感染；HLA-B27（＋）；骶髂关节影像学改变。或②加上下列至少2项（其他的）SpA特征：关节炎；附着点炎；指/趾炎；既往炎性背痛病史；脊柱关节炎家族史。对于外周型脊柱关节炎当出现关节症状时，常表现为下肢、不对称性、寡关节受累，本例患者为多发双手对称性小关节受累，且其关节肿胀外观及疼痛性质并不符合指炎表现，患者也无SpA其他临床表现，HLA-B27阴性，故并不符合外周型脊柱关节炎特点。结合患者双手X线、MRI及病理，提示异物钙质沉积，本例患者诊断考虑钙化性关节周围炎。

钙化性关节周围炎常为多关节炎，更年期女性发生率更高，临床表现为关节疼痛、肿胀，局部皮肤发红，少部分患者甚至可以出现发热。炎性指标CRP和ESR，以及血常规等均正常；关节液微生物培养阴性。该病以钙质沉积在肩关节最常见，累及小关节罕见，尤其是当出现双手近指间关节及掌指关节受累并持续时间长时，容易被延误诊治。

钙化性关节周围炎临床表现与炎性关节炎相似，均为关节疼痛、肿胀，并表现为多关节受累。但钙化性关节周围炎累及双手时常有远端指间关节受累并且无明显晨僵，类风湿因子及类风湿关节炎特异性抗体阴性，由此可与类风湿关节炎鉴别。另外，钙化性关节周围炎无其他系统表现，自身抗体阴性，可与结缔组织病鉴别。少有报道钙化性关节周围炎出现椎间盘受累，可表现为背痛或腰痛，且持续时间长，但其疼痛性质多为机械性腰背痛，故能与脊柱关节炎鉴别。其余需鉴别的关节炎还包括痛风、假性痛风、感染性关节炎。影像学检查在鉴别时非常重要。长病程痛风及感染性关节炎常出现骨质破坏，且感染性关节炎病变范围弥漫，MRI下可见骨髓水肿；而钙化性关节周围炎X线表现为关节囊内或在邻近的肌腱/肌腱周围组织和韧带内的钙化，边界均匀，无骨皮质改变；钙化物质在MRI上表现为边界清楚的低信号影，而钙质周围软组织可出现软组织水肿，但无骨质破坏及骨髓水肿改变。关节超声虽然不是诊断钙化性关节周围炎的必要检查，但可帮助鉴别假性痛风。假性痛风可见软骨内钙质沉着，关节间隙对称性变窄，而钙化性关节周围炎无此表现。另外，骨科相关的疾病如陈旧性骨折反应、反应性骨膜炎、骨软骨瘤样增生钙化在鉴别诊断时也需要考虑。

钙化性关节周围炎病理过程分4期。第1期为钙化前期，肌腱中胶原纤维转化为纤维软骨；第2期为形成期，钙质结晶沉积；第3期为吸收期，白细胞、淋巴细胞和巨细胞浸润包绕结晶；第4期为钙化后期，钙化周围形成新的微血管和胶原纤维。该病病理表现为镜下可见钙化物质似沙瘤样结构，周围包绕以中性粒细胞为主的炎细胞。本例患者病理表现可见钙化灶、炎细胞、巨细胞及小血管增生。钙化性关节周围炎核心过程为钙质晶体形成，通过X射线衍射法及红外光谱分析发现大部分钙质成分为羟磷灰石，碳化磷灰石、磷酸八钙、磷酸三钙等也有报道。本例患者未能提取局部钙化物质送检化学成分分析。

钙化性关节周围炎治疗策略为缓解疼痛及减少钙质沉积。可选择保守治疗，如休息、夹板固定；如关节症状明显，且累及大关节时，可考虑超声引导下细针减压、体外冲击波治疗、关节镜下切除、开放减压。药物方面可选择NSAIDs，有文献报道NSAIDs在减轻疼痛及缓解钙质再形成方面有效。

（廖思敏　冀肖健　赵征）

参考文献

[1] DIMMICK S，HAYTER C，LINKLATER J. Acute calcific periarthritis-a commonly misdiagnosed pathology [J].Skeletal Radiol，2022，51（8）：1553-1561.

[2] TOMORI Y，NANNO M，TAKAI S. Acute calcific periarthritis of the proximal phalangeal joint on the fifth finger：a case report and literature review [J]. Medicine（Baltimore），2020，99（31）：e21477.

[3] KIM J，BAE K J，LEE D W，et al. Effective period of conservative treatment in patients with acute calcific periarthritis of the hand [J]. J Orthop Surg Res，2018，13（1）：287.

[4] 廖思敏，邓小虎，赵玉荣，等. 双手慢性钙化性关节周围炎1例[J]. 解放军医学院学报，2022，43（8）：4.

案例47　左髋疼痛－腰椎强直－多关节活动受限

案例摘要

患者男性，15岁，主因"多关节疼痛2年余"来诊。

现病史：患者2年前活动后出现左髋关节疼痛，每1~2周发作1次，持续数秒至数分钟，休息后缓解，未重视。1年前自觉疼痛程度加重，并累及双髋，行走时需辅助，当地医院骨盆正位X线提示右侧股骨头缺血坏死伴发育不良，"双氯酚酸钠"等药物治疗无效，逐渐影响蹲起并伴下肢肌无力。半年前出现双膝关节疼痛，无红肿，膝关节屈伸障碍，在当地医院完善髋关节MRI及骶髂关节CT提示"强直性脊柱炎可能"，查HLA-B27阴性，未治疗，疼痛及功能障碍呈进行性加重。5个月前出现腰背痛，活动受限，伴足底撕裂样疼痛，无明显夜间痛、翻身困难、晨僵等，当地医院查骶髂关节CT及髋关节MRI提示双侧骶髂关节炎、髋关节炎，HLA-B27阴性，应用"双氯酚酸钠"等药物治疗，疼痛略好转，仍有活动障碍。1个月前出现双肩、双肘疼痛，不伴红肿，伴活动受限，梳头困难，肘关节伸直受限。

既往史、个人史、婚育史、家族史无特殊。

体格检查

脊柱前倾无侧弯，腰椎强直，前屈、背伸受限，肢体活动受限，双膝、肘关节呈被动屈曲位，双手远端指间关节肿胀、屈曲，左手第1~4指远端指间关节压痛，右手第3、第4指远端指间关节压痛，双腕关节活动受限伴压痛，双侧肘关节骨性膨大伴压痛，左肩关节压痛。髋关节压痛，"4"字试验不能配合。

实验室检查

血红蛋白149 g/L，红细胞计数4.79×10^{12}/L，白细胞计数5.63×10^9/L，血小板计数291×10^9/L，CRP 0.01 mg/L、ESR 7 mm/h，尿常规、便常规未见异常，丙氨酸氨基转移酶24.8 U/L，天冬氨酸氨基转移酶20.5 U/L，碱性磷酸酶170.8 U/L，γ-谷氨酰基转移酶34.2 U/L，钙2.39 mmol/L，无机磷1.66 mmol/L，RF阴性，抗CCP抗体阴性。

骨代谢：骨钙素71.68 ng/mL，全段甲状旁腺激素41.78 pg/mL，1,25羟基维生素D$_3$ 10 ng/mL，总 I 型胶原氨基端延长肽301 μg/L，β-胶原降解产物测定1.78 ng/mL。

基因检测提示：WISP3基因突变。

影像学检查

骶髂关节CT（图47-1）：左侧骶髂关节面边缘轻度硬化，右侧骶髂关节面毛糙，局部骶髂关节间隙稍增宽。

骶髂关节MRI（图47-2）：T$_1$WI序列显示双侧骶髂关节未见明显异常；STIR序列显示双侧骶髂关节间隙呈线样长T$_1$长T$_2$信号。

髋关节MRI（图47-3）：双侧股骨头、股骨颈及髋臼可见片状长T$_1$及长T$_2$信号，关节面毛糙，双侧股骨头变扁平，双髋关节间隙变窄，关节囊见少量积液。

骨盆正位X线片（图47-4）：右侧股骨头骨皮质不光滑，局部密度不均匀，可见囊状低密度影，边界不清晰；右侧股骨颈较左侧变短，双髋关节局部骨质密度增高，边缘骨质硬化，间隙变窄。右侧股骨头发育不良。

腰椎正侧位X线片（图47-5）：椎体形态扁，椎体前段上缘变凹，后部隆起，皮质完整。

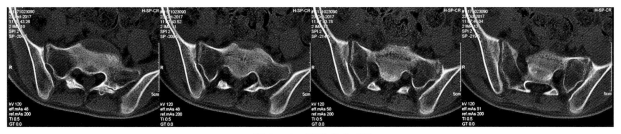

图 47-1　骶髂关节 CT

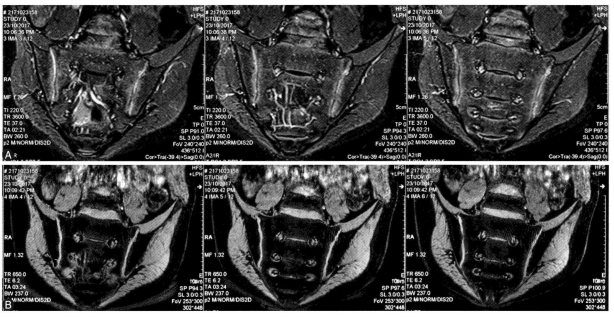

图 47-2　骶髂关节 MRI

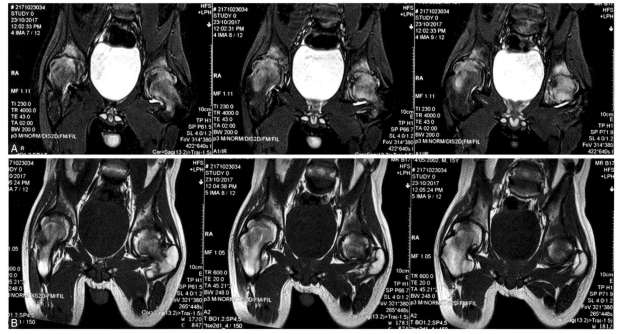

图 47-3　髋关节 MRI

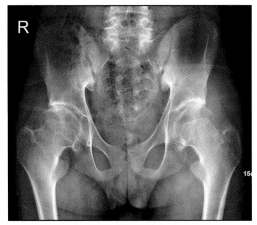

图 47-4　骨盆正位 X 线片

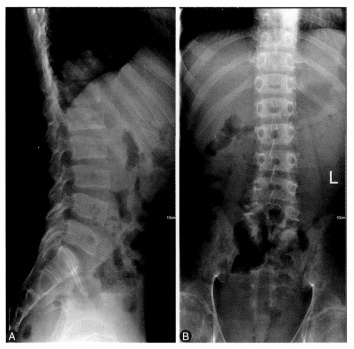

图 47-5　腰椎正侧位 X 线片

最终诊断

迟发性脊柱骨骺发育不良；进行性骨关节病。

案例述评

本例青少年患者以左髋疼痛起病，进而出现双髋、双膝、双肩、双肘等多关节疼痛，腰背痛，当地骶髂关节CT及髋关节MRI提示双侧骶髂关节炎、髋关节炎，易误诊为幼年特发性关节炎或强直性脊柱炎。

患者有多关节疼痛，查体可见多个关节活动受限，屈曲畸形，但患者的关节肿胀不突出，无明确滑膜炎表现，查炎症指标基本正常，抗CCP抗体、RF均为阴性，故不考虑类风湿关节炎。

患者虽有腰背疼痛表现，但无明显夜间痛、翻身困难、晨僵等症状，当地骶髂关节CT及髋关节MRI报告双侧骶髂关节炎、髋关节炎，但仔细复读外院影像发现，患者骶髂关节和髋关节CT未见典型"虫蚀样"改变，骶髂关节MRI亦未见明显骨髓水肿，且患者HLA-B27阴性，基本不考虑强直性脊柱炎可能。

进一步阅片发现，患者骨盆正位X线片提示右侧股骨头发育不良，腰椎X线片可见椎体前端上缘变凹，后部隆起，形似"横置花瓶"，考虑到遗传学脊柱骨骺发育不良（SED），完善基因检测提示*WISP3*基因突变，结合临床、影像及基因结果，考虑诊断迟发性脊柱骨骺发育不良伴进行性骨关节病。

SED是一组因基因突变致脊柱和骨骺畸形的少见的遗传性疾病，其共同特点是累及椎体及骨骺，临床表现主要为非匀称性短躯干（身材矮小）、胸部畸形和早发性关节退行性改变，影像学表现包括椎体扁平、骨骺发育不良及关节软骨破坏。目前发现的遗传方式有常染色体显性、隐性遗传及X染色体连锁的隐性遗传。根据其临床表现、影像学、分子遗传学的差异可分为多种类型，每种类型的致病基因也存在差异。

目前已经证实的脊柱骨骺发育不良对应的致病基因有6个，分别为*COL2A1*、*CHST3*、*AGC1*、

EIF2AK3、*SEDL*和*WISP3*。这些基因主要包括细胞外基质结构蛋白（各种胶原蛋白和非胶原连接蛋白）、代谢途径相关基因，大分子的折叠、转运和包装相关基因，激素和生长因子及其受体相关基因，核蛋白与转录因子相关基因，RNA加工和细胞骨架蛋白相关基因等。迟发性SED伴进行性骨关节病是常染色体隐性遗传疾病，其致病基因是*WISP3*，定位于6q22-23，编码蛋白为WNT₁诱导信号通路蛋白3，是调节软骨稳态的重要分子，通过调节编码Ⅱ型胶原的软骨特异性基因（*COL2A1*）的表达来支持软骨完整性。

迟发性SED伴进行性骨关节病是一种进展性的、可致残的常染色体隐性遗传病，1982年由Wynne-Davies首次描述，临床罕见，英联邦国家报道的发病率约为1/100万。该病主要累及关节软骨，以椎体变扁，四肢骨骺发育不良，关节退行性改变为特征。患者多于3～8岁起病，典型临床表现包括进行性四肢多关节肿胀伴关节活动受限、生长迟缓、身材矮小、步态异常、脊柱畸形等。影像学特点包括椎体扁平，椎体前部上下缘凹陷、中后部呈驼峰状突起，四肢大小关节骨髓间隙及干骺端增宽，关节间隙变窄及广泛的骨质疏松。患者自幼发病后病情常呈进行性进展，10岁以后可出现脊柱侧弯、四肢关节强直、骨折而致残，从而丧失运动能力，严重影响患者的生活质量。

患者虽经过临床、影像、基因检测诊断明确迟发性脊柱骨骺发育不良伴进行性骨关节病，但该病可持续性进展，临床尚无良好的治疗手段，仅能对症治疗，必要时可以手术改善脊柱及关节畸形。整体预后不佳。此病与强直性脊柱炎的鉴别情况可参考表47-1。

表47-1 迟发性SED伴进行性骨关节病与强直性脊柱炎鉴别点

	迟发性 SED 伴进行性骨关节病	强直性脊柱炎
起病年龄	3～8岁多见	45岁以下多见
遗传背景	*WISP3*	HLA-B27
临床表现	非炎性腰背痛	炎性腰背痛
骶髂关节CT	骶髂关节间隙狭窄、增宽，关节面模糊，骨质疏松等	骶髂关节间隙狭窄、"虫蚀样"改变、硬化、强直等
脊柱X线	椎体扁平，椎体前部上下缘凹陷、中后部呈"驼峰状"突起，形似"横置花瓶"	椎体方形变、韧带骨赘和关节突关节强直、骨桥形成，典型的呈"竹节样"改变

（杨金水 冀肖健 赵伟）

参考文献

[1] BONAFE L，CORMIER-DAIRE V，HALL C，et al. Nosology and classification of genetic skeletal disorders：2015 revision[J]. American Journal of Medical Genetics Part A，2015，167A（12）：2869.

[2] RIMOIN D L，COHN D H，EYRE D. Clinical-molecular correlations in the skeletal dysplasias[J]. Pediatric Radiology，1994，24（6）：425-426.

[3] CHEN Z，ZHANG Z，YE F，et al. Multiple disc herniation in spondyloepiphyseal dysplasia tarda：a rare case report and review of the literature [J]. BMC Musculoskelet Disord，2022，23（1）：1087.

[4] WYNNE-DAVIES R，HALL C，ANSELL B M. Spondylo-epiphysial dysplasia tarda with progressive arthropathy. A new disorder of autosomal recessive inheritance[J]. Bone & Joint Journal，1982，64（4）：442-445.

与脊柱关节炎有类似表现的其他中轴或关节疼痛

案例 48　皮疹－发热－臀区痛

案例摘要

患者男性，50岁，主因"皮疹1年，发热8个月，左臀痛5个月"来诊。

现病史：患者1年前出现双小腿皮肤瘙痒，搔抓后出现甲盖大小红斑、风团，后逐渐扩大累及四肢及躯干，"抗过敏治疗"有效，但停药后多次复发。8个月前出现反复发热，体温最高39 ℃，伴畏寒，无寒战、关节肿痛、咳嗽、咳痰等不适，抗感染治疗无效，皮肤科完善皮肤活检，病理提示网篮状角化过度，表皮大致正常，真皮浅层轻度水肿，毛细血管扩张，伴少量混合细胞浸润，考虑"荨麻疹性血管炎"。予以"糖皮质激素（甲泼尼龙40 mg qd×9天后改为甲泼尼龙24 mg qd并逐渐减量）、雷公藤"治疗后发热、皮疹缓解。5个月前甲泼尼龙减量至16 mg qd时出现左臀区疼痛，伴晨僵，持续约4小时，有夜间痛醒、发热及皮疹反复。后在激素减量过程中多次出现皮疹反复、发热，体温最高达38 ℃，伴有畏寒、寒战，口服"新癀片"后体温可控制在正常范围。1个月前就诊于我科门诊，接受"双氯酚酸钠"治疗后髋关节疼痛基本缓解。入院前5天已停用激素。病程中无外周关节肿痛、眼炎、银屑病、反复腹泻、足跟痛等。

既往史、个人史、家族史、婚育史无特殊。

体格检查

双下肢、腹部可见散在点片状淡红色充血疹。脊柱正常生理弯曲，左侧臀区压痛，四肢关节无肿胀、压痛，双侧"4"字试验阴性。

实验室检查

HLA-B27阴性、CRP 4.99 mg/dL、ESR 70 mm/h；布鲁氏菌凝集试验阴性、T-SPOT. TB阴性、PPD试验阳性。

影像学检查

骶髂关节MRI（图48-1）：左侧髂骨STIR高信号、T_1WI低信号（箭头），考虑骨髓水肿。

骶髂关节CT（图48-2）：左侧髂骨硬化。

治疗及随访

入院后完善CT引导下左髂骨活检，病理提示镜下为增生的软骨组织，其间可见散在炎细胞浸润，未见肿瘤细胞及肉芽肿性病变。左髂骨骨组织培养阴性。考虑脊柱关节炎，给予"洛索洛芬钠60 mg tid、重组人Ⅱ型肿瘤坏死因子受体-抗体融合蛋白50 mg 每周1次、羟氯喹及抗过敏"治疗，患者发热、皮疹缓解，臀区痛改善。

第2次重组人Ⅱ型肿瘤坏死因子受体-抗体融合蛋白治疗后再次发热，间断皮疹，体温波动于39～41 ℃，伴畏寒、臀区痛。再次完善相关检查。

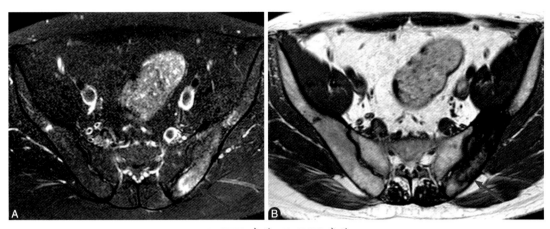

A. STIR 序列；B. T₁WI 序列

图 48-1　骶髂关节 MRI

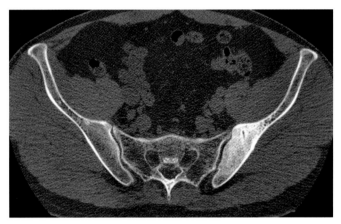

图 48-2　骶髂关节 CT

实验室检查

血常规、尿常规、便常规、血钙、血磷、碱性磷酸酶、肝肾功能无异常。CRP 4.81 mg/dL、ESR 72 mm/h。T-SPOT. TB阴性、血培养阴性、PCT阴性。补体C3 115 mg/dL、C4 19 mg/dL、IgA 195 mg/dL、IgG 1120 mg/dL、IgE 83.2 IU/mL、IgM 497 mg/dL、Ig轻链kap 391 mg/dL、Ig轻链lam 141 mg/dL。尿液Ig轻链kap 6.91 mg/dL、尿液Ig轻链lam 0.776 mg/dL。血清免疫固定电泳发现IgM-kappa型单克隆免疫球蛋白。

骨髓涂片：骨髓增生明显活跃，三系均增生，未见异常细胞。成熟浆细胞比例略高，为1.6%。

骨髓活检：造血细胞生成活跃，浆细胞稍易见，可见小簇。

白血病免疫分型：CD8阳性T细胞比例略升高，淋巴细胞表型未见异常。

淋巴系统增殖性疾病相关基因异常：无异常。

左侧髂骨活检：骨小梁组织间可见纤维组织增生伴炎细胞浸润，局部可见上皮样细胞。

免疫组化染色结果：CK（－），CD68（组织细胞+），CD79a（－），CD20（－），CD3（－），Ki-67（+<2%），Vimentin（纤维组织+），CD38、CD138及Kappa（+），LAM（－）。结合形态及免疫表型，诊断肿瘤证据不足。

影像学检查

全身骨ECT（图48-3）：左侧骶髂关节轻度放射性浓聚。

PET-CT（图48-4）：双侧腋窝及双腹股沟区多发淋巴结，轻微高代谢，考虑炎症；左侧髂骨近骶髂关节面局限性密度增高，无放射性摄取。

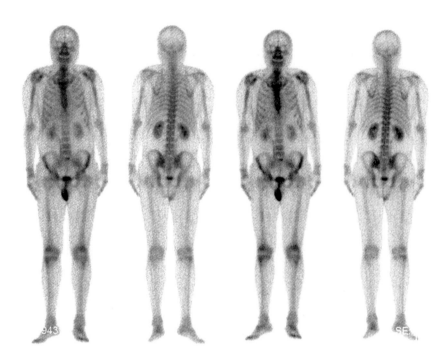

图48-3　全身骨ECT

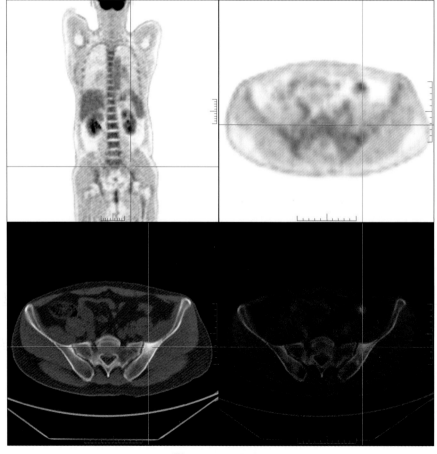

图48-4　PET-CT

治疗及随访

诊断考虑Schnitzler综合征，给予"甲泼尼龙片12 mg 1/8h"，发热缓解后改为顿服；"环磷酰胺0.6g 1/2～8周、沙利度胺继续治疗"。

1年后复查骶髂关节MRI（图48-5）：左侧髂骨区骨髓水肿消失；双侧髂骨、骶骨STIR低信号、T₁WI高信号（箭头），考虑脂肪浸润；左侧髂骨STIR低信号、T₁WI低信号（圆圈），考虑骨硬化。

随访7年，偶有荨麻疹，未再发热，无臀区及关节疼痛。每年复查骨穿，未见异常改变。

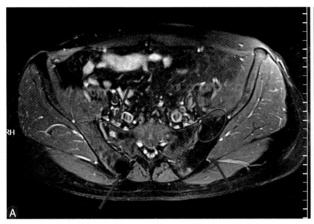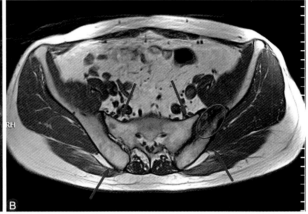

A. STIR序列；B. T₁WI序列。

图48-5　骶髂关节MRI

最终诊断

Schnitzler综合征。

案例述评

本例患者临床表现为反复高热、荨麻疹样皮疹，后期出现臀区痛，化验炎症指标升高，HLA-B27阴性，感染相关化验均为阴性。骶髂关节MRI主要为单侧髂骨骨髓水肿，CT表现为单侧髂骨硬化。NSAIDs及TNF抑制剂治疗病情反复，重新评估病情后发现IgM-kappa型单克隆免疫球蛋白。患者存在荨麻疹、单克隆IgM血症、反复发热、MRI提示髂骨骨髓水肿伴骨痛、皮肤病理可见中性粒细胞浸润、CRP升高，最终明确诊断为Schnitzler综合征。Schnitzler综合征是一种罕见的自身炎症性疾病，以慢性荨麻疹、反复发热、骨痛、全身炎症反应和单克隆免疫球蛋白为主要特征。

从本案例中我们汲取到的经验教训如下。

（1）脊柱关节炎很少出现发热，高热几乎罕见，遇到伴有发热的脊柱关节炎患者需要提高警惕，注意与感染、肿瘤、自身炎症性疾病等鉴别。本例患者多次化验降钙素原、血培养、T-SPOT. TB、布鲁氏菌凝集试验均为阴性，MRI见左侧髂骨病变并未跨越组织结构，1次髂骨培养阴性，2次髂骨活检均未见肿瘤细胞浸润，支持感染及肿瘤的证据不充分。结合患者反复出现荨麻疹、炎症指标升高，且治疗反应不佳，促使我们重新梳理病情，发现单克隆IgM，进而明确诊断。

（2）脊柱关节炎典型的骶髂关节炎为关节面下的骨髓水肿，而非骶骨或髂骨内，且病变以双侧受累多见，本例患者病变为单侧髂骨内的骨髓水肿，为非典型表现，诊断脊柱关节炎时要慎重。

　　Schnitzler综合征（Schnitzler syndrome）是一种罕见的自身炎症性疾病，多见于中年男性，促炎细胞因子尤其是IL-1β在本病的发病中起重要作用。主要表现为慢性荨麻疹、反复间歇性发热、可有骨痛，影像学特征性表现为骨质硬化，化验可见白细胞、CRP升高，单克隆IgM或IgG血症。皮疹是确诊本病的主要诊断之一，主要表现为反复发作的荨麻疹样皮疹，常累及躯干和四肢，通常可于48小时内消退。此类皮疹需要与荨麻疹性血管炎、寻常型荨麻疹等疾病鉴别。Schnitzler综合征的皮疹属于嗜中性荨麻疹性皮肤病，组织病理学特征为血管周围和间质中性粒细胞浸润及大量白细胞破碎，没有血管炎或真皮水肿。另一个诊断的主要标准是单克隆免疫球蛋白血症，最常见的是IgM（88%），主要与κ轻链有关，也可见单克隆IgMλ、单克隆IgG。此外，常见白细胞升高、中性粒细胞升高、CRP升高、ESR增快、炎症性贫血，补体一般正常或升高。肌肉骨骼系统受累可表现为骨痛，常见于髂骨、股骨、胫骨等，也可出现关节疼痛或关节炎。骨扫描或PET上可发现髂骨、股骨远端、胫骨近端高代谢摄取，X线或CT可见骨硬化。目前常用Strasbourg标准，诊断标准如表48-1所示，本例患者满足所有标准，故可明确诊断Schnitzler综合征。

表48-1　Strasbourg诊断标准

诊断标准	临床表现
强制标准	①慢性荨麻疹性皮疹
	②单克隆IgM或IgG血症
次要标准	①反复发热（体温＞38 ℃，发热原因不明）
	②客观发现的伴或不伴骨痛的骨组织重构证据（包括骨显像或MRI异常，或骨碱性磷酸酶升高）伴或不伴有骨痛
	③皮肤活检可见真皮中性粒细胞浸润（嗜中性荨麻疹性皮肤病）
	④白细胞增多（中性粒细胞绝对计数＞10×10⁹/L）和/或CRP＞30 mg/L
明确诊断	①若为IgM，要求符合2条主要标准+至少2条次要标准
	②若为IgG，要求符合2条主要标准+至少3条次要标准
可能诊断	①若为IgM，要求符合2条主要标准+至少1条次要标准
	②若为IgG，要求符合2条主要标准+至少2条次要标准

　　关于Schnitzler综合征的治疗，IL-1抑制剂阿那白滞素治疗反应好，但每日注射较为不便。长效IL-1β抑制剂康纳单抗可使58.6%的患者完全缓解，IL-6抑制剂托珠单抗、CD20单抗利妥昔单抗、布鲁顿酪氨酸激酶抑制剂依鲁替尼也可用于该病治疗。另外，糖皮质激素、秋水仙碱、沙利度胺等也有报道治疗有效。本例患者接受糖皮质激素、环磷酰胺、沙利度胺治疗效果好，随访观察病情稳定无复发。

（赵倩倩　胡拯源　冯莉霞）

参考文献

[1] MARINKOVIC A，ZYPCHEN L N，CHAN J，et al. Monoclonal gammopathy of clinical significance：what the rheumatologist needs to know[J]. Lancet Rheumatol，2022，4（5）：e362-e373.

[2] CHU C Q. Schnitzler syndrome and Schnitzler-like syndromes[J]. Chin Med J （Engl），2022，135（10）：1190-1202.

[3] SIMON A，ASLI B，BRAUN-FALCO M，et al. Schnitzler's syndrome：diagnosis，treatment，and follow-up[J]. Allergy，2013，68：562-568.

[4] 张先瑞，贾思寻，方美云.Schnitzler综合征的诊断与治疗[J]. 中华血液学杂志，2018，39（12）：1052-1056.

案例 49　腰骶痛－臀区痛－骶髂关节硬化

案例摘要

患者女性，25岁，主因"腰骶部疼痛2个月，臀区痛20天余"来诊。

现病史：患者2个月前无明显诱因突发腰骶部剧烈疼痛，活动时疼痛加剧，休息时缓解，给予"安乃近、羟考酮和物理康复"等治疗，疼痛好转。20天前左臀区、右臀区依次出现疼痛，腹股沟区自觉酸胀。

婚育史：未婚、未育。

既往史、个人史、家族史无特殊。

体格检查

脊柱正常生理弯曲，双侧骶髂关节处压痛，四肢关节及附着点无肿胀、压痛。

实验室检查

HLA-B27阴性，ESR、CRP正常，血钙、血磷、碱性磷酸酶均正常。

影像学检查

骨盆正位X线片（图49-1）：双侧骶髂关节硬化，左侧为著。

骶髂关节CT（图49-2）：双侧骶髂关节面硬化，关节面下骨质密度增高，左侧为著。

骶髂关节MRI（图49-3）：双侧骶髂关节T_1WI、T_2WI压脂像低信号影，以髂骨侧为著，考虑骨硬化改变。左侧髂骨骨硬化周围可见条带状分布骨髓水肿（箭头）。

治疗及随访

结合临床表现、实验室检查及影像学检查，考虑致密性骨炎，给予"美洛昔康片15 mg qd"，疼痛缓解。6年后电话随访，目前未用药，腰骶部及臀区无疼痛。

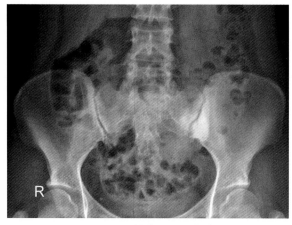

图 49-1　骨盆正位 X 线片

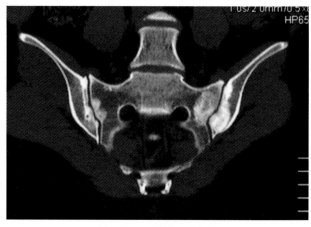

图 49-2　骶髂关节 CT

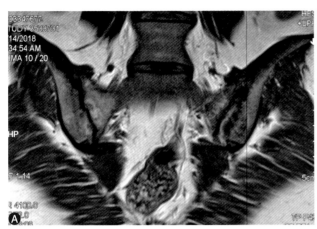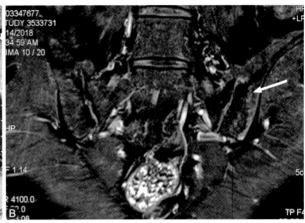

A. T₁WI 序列；B. T₂WI 压脂序列。

图 49-3　骶髂关节 MRI

最终诊断

致密性骨炎。

案例述评

本例患者为青年女性，主要表现为腰骶部及臀区痛，活动时加重，休息后改善，无明显晨僵，无外周关节炎、附着点炎，炎症指标正常，HLA-B27阴性，影像学显示骶髂关节硬化为主，无骨髓水肿、侵蚀、强直等表现，考虑诊断为致密性骨炎。

髂骨致密性骨炎（OCI）主要发生于40岁以下的女性，患病率为0.9%～2.5%。大部分患者无症状，可在影像学检查时偶然发现，也可出现腰背痛、脊柱僵硬感、单侧或双侧髋周疼痛、骨盆区域疼痛，疼痛可放射至臀部或大腿后侧，症状时轻时重。体格检查可有相应部位压痛，一般无活动受限。有研究发现OCI更常见于生育后的女性，且大部分患者始于妊娠期间或分娩后。但也有报道25%左右OCI患者发病时无孕产史。关于OCI的发病机制目前尚未完全清楚，有学者认为与骨盆和骶髂关节的机械应力及妊娠期间血管增加和韧带松弛导致骨硬化有关，但该机制显然不能解释无孕产史女性和男性患病的情况。OCI骶髂关节的活检标本显示关节韧带和软骨正常，骨密度增加，未见到炎症细胞。所以有学者提出不应该命名为骨炎，而命名为特发性骨盆硬化似乎更符合该病表现。

OCI的影像学表现：首选的影像学检查方法是X线，特征性表现为骶髂关节髂侧前下区域的三角形或椭圆形的致密性硬化区，双侧多见，关节面完整，无关节间隙狭窄、骨侵蚀或强直改变。骶骨也可有硬化表现，更少见的则是耻骨联合硬化伴囊性变。CT与X线结果相似，可以更清楚地分辨有无关节面的结构改变。MRI最常见的表现为局限性软骨下骨硬化，即T₁与T₂压脂像/STIR均为低信号，主要累及髂骨侧。仅出现硬化表现一般不难与脊柱关节炎相鉴别，有研究表明48.1%的OCI患者出现骶髂关节骨髓水肿表现，即T₂压脂像/STIR出现高信号，骶骨、髂骨区域均可累及。此时与脊柱关节炎的鉴别点在于，OCI的骨髓水肿多出现于骨硬化下方，紧邻硬化缘，范围较小，呈条带状分布，信号强度相对较低；而脊柱关节炎的骨髓水肿多为片状分布、范围大、信号强度高，可在多个层面被观察到。综合患者的临床表现和化验，二者不难鉴别。表49-1为OCI与脊柱关节炎的鉴别点。

OCI预后良好，无致畸、致残风险，治疗目的在于缓解疼痛和僵硬感，非甾体抗炎药通常治疗有效，也可辅以物理治疗。该病的重点在于诊断明确，避免误诊后使用其他药物治疗带来药物不良反应、经济负担及心理负担。对患者做好疾病教育，使其了解该病的疾病进展和预后同样是治疗的重要一环。

表49-1 致密性骨炎与脊柱关节炎的鉴别

	致密性骨炎	脊柱关节炎
发病人群	20～40岁女性多见	青年男性多见
症状	可有腰背痛，多为机械性疼痛，一般无外周关节肿痛、附着点炎	炎性腰背痛，可有外周关节炎、附着点炎
炎症指标	多正常	CRP、ESR升高
HLA-B27	与一般人群阳性率一致	阳性率90%左右
骶髂关节X线/CT	以髂骨侧硬化为主，关节面正常	关节间隙狭窄，关节面毛糙、骨侵蚀、强直、骨硬化
骶髂关节MRI	T_1、T_2/STIR低信号的骨硬化表现 也可见T_2/STIR高信号的骨髓水肿，以条带状分布为主，紧邻硬化周围分布，范围小，信号强度较低	T_2/STIR高信号骨髓水肿 T_2/STIR低信号、T_1高信号脂肪浸润 T_1骨侵蚀、骨强直 T_2/STIR高信号以片状分布为主，范围大，信号强度高

（赵倩倩　廖思敏　王秀茹）

参考文献

[1] PARPERIS K, PSARELIS S, NIKIPHOROU E. Osteitis condensans ilii: current knowledge and diagnostic approach[J]. Rheumatol Int, 2020, 40: 1013-1019.

[2] MA L, GAO Z H, ZHONG Y, et al. Osteitis condensans ilii may demonstrate bone marrow edema on sacroiliac joint magnetic resonance imaging[J]. Int J Rheum Dis, 2018, 21 (1): 299-307.

[3] PODDUBNYY D, WEINECK H, DIEKHOFF T, et al. Clinical and imaging characteristics of osteitis condensans ilii as compared with axial spondyloarthritis[J]. Rheumatology (Oxford), 2020, 59 (12): 3798-3806.

[4] BORLANDELLI E, CIAFFI J, FESTUCCIA G, et al. Osteitis condensans ilii: prevalence and characteristics of a neglected mimic of sacroiliitis[J]. Clin Rheumatol, 2022, 41 (2): 483-490.

案例 50 先天性听力丧失 – 腰骶痛 – "夹心椎"改变

案例摘要

患者男性，14岁，主因"腰痛2个月"来诊。

现病史：2个月前患者于跑步后出现腰部疼痛，可自行缓解，未在意。1个半月前搬动重物时腰痛加重，疼痛范围由腰正中扩大至腰部两侧，左侧为著，夜间翻身疼痛，活动后不缓解。

当地检查腰椎CT提示腰5椎体两侧峡部裂，继发腰5椎体轻度前滑，腰5-骶1椎间盘膨出。无臀区痛、足跟痛，无眼炎，无腹痛、腹泻，无银屑病皮疹。

既往史：先天神经性耳聋，行人工耳蜗置入术。

家族史：父亲因"肾功能衰竭"行肾移植手术，术后口服抗排异药物期间使其母亲受孕。

个人史、婚育史无特殊。

体格检查

身高179 cm，体重61 kg。腰5、骶1椎旁压痛阳性，腰椎后伸及两侧弯腰时活动均受限，指地距50 cm，双侧"4"字试验阴性。

实验室检查

血常规正常。ESR 10 mm/h；CRP 0.1 mg/dL。HLA-B27阴性。骨代谢：骨钙素83.61 ng/mL，1,25羟基维生素D_3 16.0 ng/mL，β-胶原降解产物测定2.34 ng/mL，总Ⅰ型胶原氨基端延长肽476.7 μg/L。

影像学检查

腰椎X线片（图50-1）：腰椎椎体边缘密度增高，呈"夹心饼干样"改变。腰5椎体两侧峡部裂。

颈椎X线片（图50-2）：颈椎椎体边缘密度增高，呈"夹心饼干样"改变。

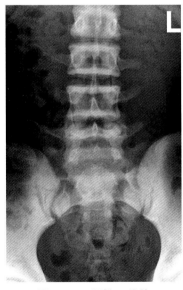
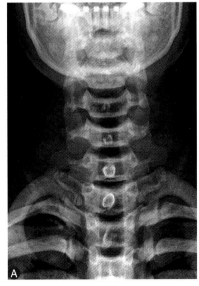
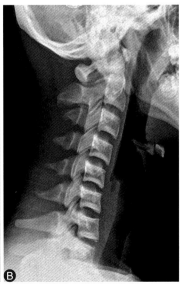

图 50-1　腰椎 X 线片

A. 正位片；B. 侧位片。

图 50-2　颈椎 X 线片

全身骨ECT（图50-3）：未见明确骨异常浓聚征象。

骨密度：腰椎1.6，股骨颈1.7，骨密度增加。

基因检测：*CLCNT*基因（位于16号染色体）杂合性变异。

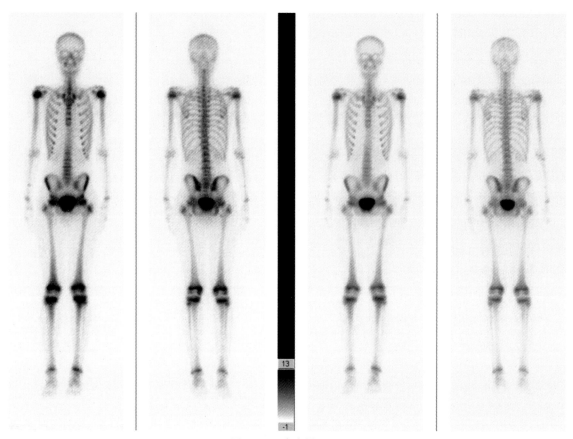

图 50-3　全身骨 ECT

治疗和随访

结合上述检查结果，诊断考虑为"骨硬化病、腰椎峡部裂"，给予"普瑞巴林、盐酸乙哌立松"治疗，同时予以腰托保护。疼痛减轻。

▌最终诊断

骨硬化病、腰椎峡部裂。

案例述评

患者为少年男性，急性起病，表现为腰骶部疼痛，有夜间痛，需要与脊柱关节炎相鉴别：①患者腰骶部疼痛有明确诱因，跑步后出现，搬动重物后加重，活动后疼痛无改善，这与强直性脊柱炎的炎性腰背痛截然不同。②化验炎症指标正常，HLA-B27阴性，这种情况若诊断强直性脊柱炎需要格外警惕。③强直性脊柱炎患者早期X线检查可能无异常表现，至后期出现骨赘形成，甚至形成骨桥，"竹节样"改变。本例患者X线检查发现了骨硬化病的典型的"夹心椎"影像学表现。

所以，本例患者可以明确诊断为骨硬化症。

骨硬化病分为两型：常染色体隐性型（又称婴儿恶性骨硬化病），常染色体显性型（又称Albers-Schönberg病，良性型）。本例患者为后者，是1种由CLCN7基因杂合性致病性变异引起的骨硬化病。通常在儿童期晚期或青春期发病，典型表现为"夹心椎"的X线表现：与椎体终板平行的致密硬化带。良性型骨硬化病多无症状，大多患者因并发症而就诊。骨硬化症主要并发症局限于骨骼，包括骨折、脊柱侧凸、髋关节骨关节炎和骨髓炎，尤其影响下颌骨时伴有牙脓肿或龋齿。骨折延迟愈合或不愈合和骨髓炎等继发并发症的发生率相对较高，需要由经验丰富的骨科医生进行治疗。

本例患者少年发病，于搬动重物后症状明显，腰椎X线片提示腰椎双侧峡部裂，其疼痛表现可能与峡部裂相关，不排除骨折可能。椎弓峡部裂是引起青少年腰背痛的常见原因之一，通常是过度使用性损伤，但也可能发生于急性过度负荷后。85%～95%的椎弓峡部裂发生于第5腰椎，5%～15%发生于第4腰椎。其特点为早晨最轻，在活动时或活动后加重，这类患者更可能指出某个明确的疼痛部位。疼痛可能位于腰部中央或偏向一侧，并且可能放射至臀部或大腿后部。

颅神经压迫是骨硬化病的一种罕见但重要的并发症，约5%的患者会出现听力和视力丧失。本例患者有先天性听力丧失。且患者基因检测证实CLCN7基因变异。

对于骨硬化病，目前尚无有效的治疗药物。治疗主要是支持性治疗，提供多学科监测和并发症的症状管理。本案例主要针对其腰痛予以对症止痛，同时予以腰托固定腰椎（表50-1）。

表50-1　强直性脊柱炎和骨硬化病的鉴别诊断

	强直性脊柱炎	常染色体隐性型骨硬化病	常染色体显性型骨硬化病
性别	更常见于男性	无男女差异	
发病年龄	≤45岁	围产期、婴幼儿	儿童期晚期或青少年期
基因	HLA-B27	CA2纯合或复合杂合性致病性变异	CLCN7基因杂合性致病性变异
受累骨骼	脊柱、骶髂关节	脊柱、骨盆和颅底	
骨骼表现	炎性腰背痛 骶髂关节炎	身材矮小，头大畸形 骨密度增加：弥漫或局部硬化 病理性骨折 骨髓炎 牙齿异常：牙齿长出缺陷和龋齿	
其他表现	葡萄膜炎 炎性肠病 银屑病	全血细胞减少 髓外造血，肝脾大 脑神经压迫（Ⅱ、Ⅶ、Ⅷ） 脑积水 低钙血症	血液系统造血能力下降 颅神经受压
CRP与ESR	升高	正常	
X线和CT	骶髂关节：骨侵蚀、硬化、关节间隙改变、关节强直 脊柱：椎体方形变、韧带骨赘、"竹节样"脊柱	"夹心椎"征 "骨中骨"征 长骨干骺端漏斗状外观（"Erlenmeyer烧瓶"畸形）或透亮带	
MRI	骶髂关节：骨髓水肿、骨侵蚀、骨性关节强直、脂肪化生或硬化 椎体：椎角炎		
治疗	NSAIDs TNF-α抑制剂等 DMARDs	对症支持治疗 造血干细胞移植	对症支持治疗

（万月华　廖思敏　李艳）

参考文献

[1]　STARK Z，SAVARIRAYAN R. Osteopetrosis[J]. Orphanet J Rare Dis，2009，4：5.

[2]　PANGRAZIO A，PUSCH M，CALDANA E，et al. Molecular and clinical heterogeneity in CLCN7-dependent osteopetrosis：report of 20 novel mutations[J]. Hum Mutat，2010，31：E1071.

[3]　LABELLE H，ROUSSOULY P，BERTHONNAUD E，et al. The importance of spino-pelvic balance in L5-s1 developmental spondylolisthesis：a review of pertinent radiologic measurements[J]. Spine （Phila Pa 1976），2005，30（6 Suppl）：S27-34.

案例51　踝关节肿痛－腹股沟疼痛－腰痛

案例摘要

患者女性，22岁，主因"间断踝关节肿痛、左腹股沟疼痛1年余"来诊。

现病史：患者于1年余前剧烈运动后出现双踝关节疼痛，双足背肿胀持续3个月，未引起重视仍坚持运动，后出现左侧腹股沟疼痛，运动后加重，休息减轻，伴腰部僵硬不适，晨起加重，活动后稍减轻。化验类风湿因子阳性，当地给予"复方倍他米松、萘普生"治疗，双踝关节疼痛及双足背肿胀缓解，仍有左侧腹股沟疼痛及腰部僵硬不适，此后常进行俯卧撑锻炼。后因左侧腹股沟区疼痛持续不缓解行MRI检查提示双侧骶髂关节炎，腰椎MRI提示腰椎间盘膨出，当地考虑"未分化脊柱关节炎"，应用"依托考昔、柳氮磺吡啶及重组人Ⅱ型肿瘤坏死因子受体–抗体融合蛋白"治疗，左侧腹股沟疼痛一直无好转。1个月后改为"阿达木单抗"治疗仍无效果，后停药。停药后上述症状未见明显加重。病程中无反复口腔溃疡，无外阴溃疡，无眼炎，无皮疹，无强直性脊柱炎家族史，无银屑病史及银屑病家族史。

个人史、婚育史、家族史无特殊。

体格检查

未见皮疹，各关节无肿胀及压痛，脊柱正常生理弯曲，枕壁距0 cm，指地距4 cm，左侧腹股沟区压痛，左侧"4"字试验阳性。

实验室检查

ESR 2 mm/h，CRP<0.1 mg/dL，HLA-B27 阴性，抗CCP抗体阴性，类风湿因子阴性。骨密度检查：髋关节T值–1.2，Z值–1.2，腰椎T值–1.6，Z值–1.5，考虑骨量减少。

影像学检查

骶髂关节CT平扫（图51-1）：双侧骶髂关节间隙略变窄，关节面光滑，髂骨侧骨质硬化改变，周围软组织未见肿胀。

入院时骨盆CT平扫+三维重建（图51-2）：左侧耻骨上下支骨折。

入院时髋关节MRI（图51-3）：左侧耻骨下支局部骨皮质连续性欠佳、毛糙，可见斑片状长T_1压脂高信号影，考虑骨折，双侧股骨头局灶性骨髓水肿，双侧大转子旁软组织渗出性改变。

入院时足MRI（图51-4）：左足第1跖骨、跟骨骨髓水肿；跟骨周围软组织炎。左踝关节腔、拇长伸肌腱、跟后滑囊少量积液，胫跟韧带损伤。

治疗及随访

入院后CT及MRI提示左侧耻骨支骨折。予以充分休息，补钙、活性维生素D等治疗后踝关节痛及腰痛缓解，腹股沟疼痛好转出院。出院后经休息、避免剧烈运动、补钙、活性维生素D、日晒等治疗。3个月时左侧腹股沟区疼痛缓解且无复发，影像学复查耻骨支骨折好转，踝关节炎症减轻。

3个月后影像学检查随访如下。

骨盆CT平扫（图51-5）：左耻骨上下支骨折，较前骨折线消失，骨痂生成明显。

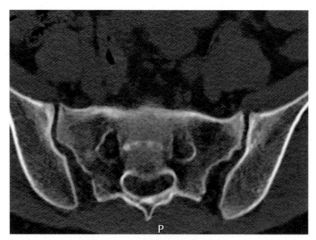

图 51-1　骶髂关节 CT 平扫

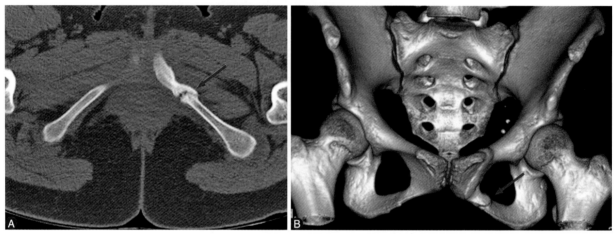

图 51-2　入院时骨盆 CT 平扫 + 三维重建

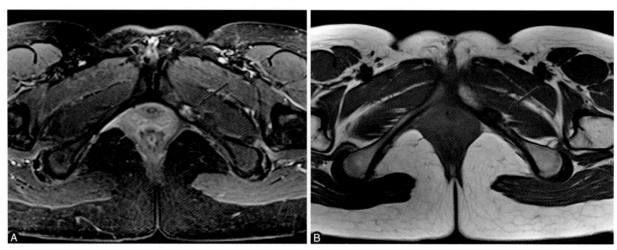

A. STIR 序列；B. T₁WI 序列。

图 51-3　入院时髋关节 MRI

髋关节MRI（图51-6）：左侧耻骨下支局部骨皮质连续性欠佳、毛糙，可见短T_2信号影，双侧股骨头局灶性骨髓水肿；双侧髋关节少量积液。

足MRI（图51-7）：左踝关节腔、胫骨后肌及拇长屈肌肌腱腱鞘少量积液。

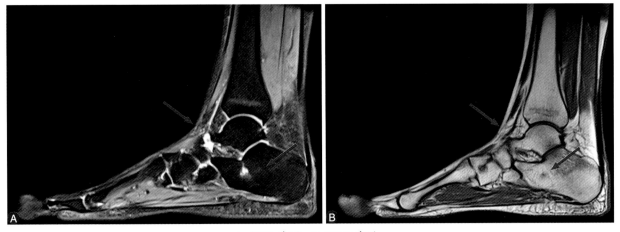

A. STIR 序列；B. T_1WI 序列。

图 51-4 入院时足 MRI

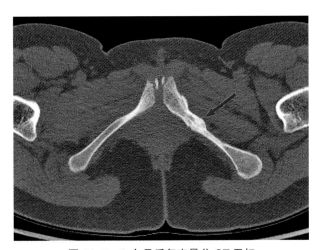

图 51-5 3 个月后复查骨盆 CT 平扫

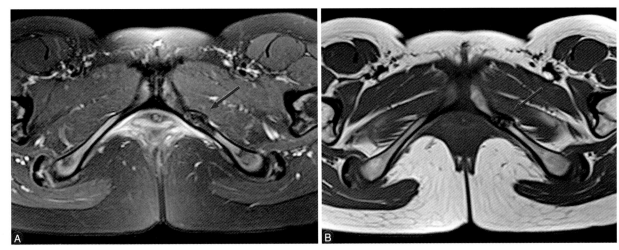

A. STIR 序列；B. T_1WI 序列。

图 51-6 3 个月后复查髋关节 MRI

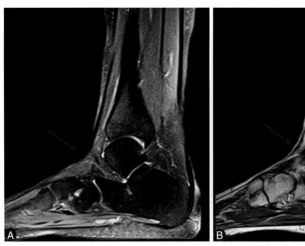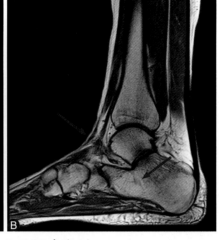

A. STIR 序列；B. T₁WI 序列。

图 51-7　3 个月后复查足 MRI

最终诊断

双踝关节炎（运动创伤继发）；耻骨支骨折。

案例述评

对于青年患者，出现腰背痛、腹股沟区疼痛、踝关节疼痛症状，易被诊断为脊柱关节炎，而最终查出原因为耻骨支骨折。诊断思路应从以下几方面加以考虑。

（1）详细询问病史的重要性：应详细询问发病的诱因与加重因素。本例患者在发病前曾有明确长时间剧烈运动的诱因，能清晰记得是在1年前的某一天剧烈运动后出现腹股沟疼痛、腰背痛、踝关节肿痛，且有运动后加重的特点，这与脊柱关节炎当中炎性腰背痛的"隐匿起病、活动后好转"特点不相符。

（2）详细进行体格检查的重要性：体格检查应包含受累骨的压痛、关节活动度和韧带稳定性、肌力和柔韧性、肢体力线（如膝内翻或膝外翻）、足型（如高弓足或扁平足）、穿鞋进行体力活动时行步态分析、核心肌（如腹部、背部及髋部的肌组织）的肌力等。受累骨的压痛是诊断应力性骨折最敏感的体格检查发现。患者以单侧腹股沟区疼痛为主要症状，腹股沟是腹部和大腿之间的复杂解剖区域。腹股沟疼痛往往是来自于耻骨、下腹部或内收肌区域的病变。腹股沟区域被多个解剖结构穿过，高跑步负荷、冲刺、突然改变方向和踢腿被认为是潜在的腹股沟损伤机制。腹股沟损伤在高强度运动后很常见。针对此患者是在剧烈运动后突然发生的症状，体格检查发现左侧腹股沟区压痛，左侧"4"字试验阳性，提示左侧腹股沟区的病变。

（3）针对性辅助检查的重要性：剧烈运动后可出现骶髂关节、髋关节、踝关节的炎性水肿MRI影像，易被识别为脊柱关节炎的骨髓水肿。本例患者曾于1年前剧烈运动后出现双踝关节疼痛，伴腰部僵硬不适，外院骶髂关节MRI检查提示双侧骶髂关节炎改变，当地曾考虑未分化脊柱关节炎。风湿科医生常将关注点放在以上部位，较少关注耻骨。结合踝关节MRI存在骨髓水肿、跟骨周围软组织炎、胫跟韧带损伤情况，应考虑运动带来损伤可能性，患者有明显的单侧腹股沟疼痛特点，经耻骨MRI与CT三维重建检查后，最终明确诊断为耻骨支骨折。对于应力性骨折X线片可显示骨膜抬高、皮质增厚、硬化及骨折线，MRI是确诊该病的最佳影像学检查。如怀疑关节内应力性骨折，MRI能更好地鉴别骨损伤与韧带或软骨损伤。如怀疑有广泛骨损伤，可选择CT检查能显示更多的骨骼解剖细节。

（4）应力性骨折的危险因素（表51-1）：应力性骨折是骨骼反复受到拉伸或压缩应力而发生的过度使用性损伤。17～26岁的个体中应力性骨折的发生率最高。造成应力性骨折的可能是次数少、负荷量相对较大的活动（如新兵负重行军几公里），也可能是次数很多的普通负荷量活动（如运动员进行长跑训练），还有可能是负荷大次数也多的活动。耻骨应力性骨折最常见于跑步者和新兵，在游泳、体操和保龄球运动中也有相应案例。耻骨区应力性骨折最常发生于耻骨下支，靠近坐骨支的交界处，原因在于大收肌施加的重复性张力导致撕脱性疲劳骨折，跑步时间太长或步伐过大是可能的风险因素。

表51-1　应力性骨折的危险因素

重要危险因素	本例患者
应力性骨折的既往史（最显著因素）	无
体力活动增强（每周运动超过12小时）	近1年余剧烈运动平均＞20小时/周
女性（女性耻骨支应力性骨折发生率是男性的3.4倍）	具备
月经不规律（闭经是1项独立危险因素）	近1年余月经不规律，期间曾闭经半年
BMI低（＜21 kg/m²）	19.7 kg/m²
骨的健康状况差	骨密度检查：骨量减少
生物力学状况差（扁平足、高弓足或跑步姿势不正确）	踝关节疼痛后跑步姿势改变
膳食钙含量低	无（平均每日＞200 mL牛奶）

（5）针对性治疗的重要性：耻骨应力性骨折的处理应包括一段时间的相对休息和限制活动至无疼痛水平，止痛（冰敷和止痛药）；保护骨折部位（减轻负重或固定）；根据指征减少危险因素、然后逐渐康复和重返运动。纠正潜在的风险因素，如骨质疏松、补充钙和维生素D等。本例患者在1年前因未及时确诊导致骨折后未充分休息，仍坚持运动，使骨折迁延约1年时间未完全恢复。此次住院确定骨折诊断后，仅在充分休息3个月后骨髓水肿及软组织水肿均消退，复查CT及MRI显示耻骨支骨折处骨痂生成明显，提示明确诊断以精准指导治疗方案的重要性。患者青年女性，骨密度提示骨量减少，除与身体不适外出少、日晒少有关外，进一步追问病史，近1年余因心理压力大出现月经紊乱并闭经情况，而闭经也为骨量减少的因素之一。后给予患者加用补钙及活性维生素D的药物，嘱充分日晒，请妇科会诊调整月经周期等综合性治疗。

风湿科医生在进行脊柱关节炎鉴别诊断时，对于剧烈运动后出现的腹股沟区疼痛，应将耻骨骨折作为鉴别诊断的考虑之一。

（赵玉荣　廖思敏　张江林）

参考文献

[1] CANDELA V，DE CARLI A，LONGO U G，et al. Hip and groin pain in soccer players[J]. Joints, 2021，7（4）：182-187.

[2] DUTTON R A. Stress fractures of the hip and pelvis[J]. Clin Sports Med，2021，40（2）：363-374.

案例 52 指间关节膨大－右膝疼痛－步态异常

案例摘要

患者女性，10岁，主因"双手指膨大5年，右膝关节疼痛2月余"来诊。

现病史：患者5年前无诱因逐渐出现双手近端、远端指间关节骨性膨大，无疼痛、肿胀，不影响日常生活，双手X线未见异常，未治疗。2个月前下楼时扭伤后出现右膝关节疼痛，无肿胀，行走困难，接受中成药治疗近1个月效果欠佳，仍有右膝关节间断疼痛，伴间断腰痛、双髋关节疼痛，多于步行劳累后出现，休息后好转，久坐后站起困难。1个月前双膝关节开始出现外翻表现，右侧较左侧明显，右髋关节外展受限，影响步行。

既往史、个人史、婚育史、家族史无特殊。

体格检查

身高138 cm，体重39 kg，正常面容，智力正常，蹒跚步态。胸椎后凸，脊柱各方向活动可，双手近指间关节、远端指间关节骨性膨大、无压痛，稍屈曲，伸展受限，双腕关节无肿胀、压痛，屈伸略受限。双膝关节无肿胀、压痛，双膝关节外翻、右侧较明显。双髋关节无压痛，双髋关节外展、外旋受限。

实验室检查

CRP、ESR正常，HLA-B27阴性，血钙2.36 mmol/L、血磷1.39 mmol/L、碱性磷酸酶179.3 U/L。

影像学检查

胸腰椎X线片（图52-1）：脊柱轻度侧弯，胸椎后凸，胸腰、椎椎体形态异常，椎体扁平呈"子弹头样"改变。

双手X线片（图52-2）：双手及腕关节组成骨骨端肥大，部分骨骺形态异常。

双膝X线片（图52-3）：双膝轻度外翻。

髋关节X线片（图52-4）：双髋关节间隙变窄，右侧股骨头穹窿扩大，双侧股骨头及髋臼关节面不光滑，髋臼发育不良。

髋关节MRI（图52-5）：T_1WI序列见软骨面不规则，髋臼发育不良；STIR序列见双髋关节少量积液。

右膝MRI（图52-6）：T_1WI序列见右侧股骨、胫骨及髌骨软骨表明不光滑，其内散在斑片状低信号影；STIR序列见右侧股骨、胫骨及髌骨内散在斑片状高信号。

治疗及随访

入院后完善基因检测提示WISP3基因杂合突变，结合临床表现，考虑晚发型脊柱骨骺发育不良伴进行性关节病，给予"硫酸氨基葡萄糖0.25 g tid、碳酸钙D_3 600 mg qd"对症治疗后出院。4年后电话随访，患者身高150 cm，无明显关节疼痛，1年前行脊柱矫形手术治疗。

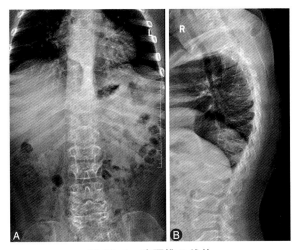

图 52-1　胸腰椎 X 线片

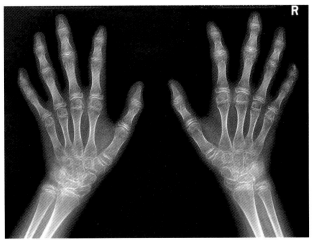

图 52-2　双手 X 线片

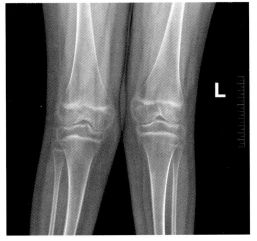

图 52-3　双膝 X 线片

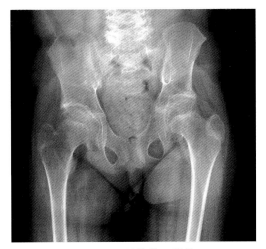

图 52-4　髋关节 X 线片

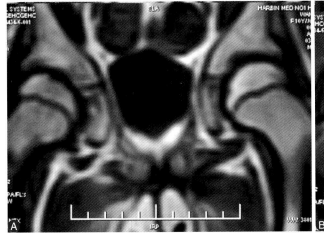
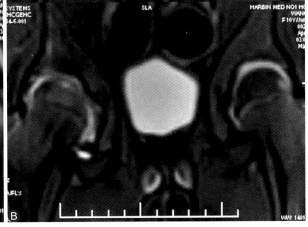

A. T$_1$WI 序列；B. STIR 序列。

图 52-5　髋关节 MRI

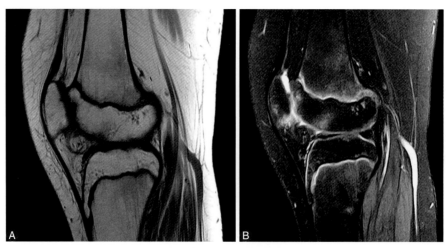

A. T₁WI 序列；B. STIR 序列。

图 52-6　右膝 MRI

最终诊断

晚发型脊柱骨骺发育不良伴进行性关节病（进行性假性类风湿发育不良症）。

案例述评

本例患者5岁时即出现双手指关节骨性膨大，因无关节疼痛等不适故未就诊，后因右膝扭伤后疼痛伴行走困难就诊，病程中有间断腰痛，完善炎症指标正常、HLA-B27阴性，脊柱X线片提示椎体扁平、椎体前部凹陷呈"子弹头样"改变，外周关节骨骺发育不良，全外显子基因检测提示WISP3基因突变，考虑为脊柱骨骺发育不良。

脊柱骨骺发育不良（SED）根据发病年龄和疾病严重程度分为先天型和晚发型，先天型SED为常染色体显性遗传，新生儿期即发病，相较于晚发型侏儒症更明显；而晚发型SED可以常染色体显性（COL2A1基因突变）、常染色体隐性（WISP3基因突变）或X连锁隐性（TRAPPC2基因突变）的方式遗传，儿童期发病，常见表现为进行性关节病，躯干仅有轻微缩短。

晚发型脊柱骨骺发育不良伴进行性关节病（SEDT-PA），又名进行性假性类风湿发育不良症（PPRD），是一种由于Wnt-1诱导的信号通路蛋白3（WISP3）基因突变引起的常染色体隐性遗传性疾病。WISP3是一种参与软骨稳态和骨生长的生长因子，通过促进Ⅱ型胶原蛋白和蛋白聚糖表达调节软骨细胞增殖和分化。SEDT-PA发病通常在3~6岁，最常见的临床表现包括步态异常、疲劳、多关节僵硬及手的指关节膨大。早期可出现指关节骨性膨大，手指逐渐出现僵硬挛缩，后期关节病变可逐渐累及髋、肘、膝、腕、肩等大关节，可出现膝内翻/外翻、髋内翻，脊柱病变多表现为脊柱侧弯、脊柱后凸。X线检查简单方便，典型X线特征为脊柱椎体变扁，椎体终板不规则，椎弓根变短，椎间隙变窄，椎体前部上下缘凹陷，中后部凸出，使椎体似"横置花瓶"。骨盆X线片可见骶髂关节和耻骨联合间隙增宽，髋关节间隙变窄，髋臼窝加深，股骨骨骺增大，股骨颈短而宽。外周关节X线片可见胫骨、掌骨、指骨干骺端增大，骨量减少，膝关节间隙变窄。化验ESR、CRP炎症因子均正常，钙、磷、碱性磷酸酶正常，类风湿因子及自身抗体如ANA、抗CCP抗体等均为阴性。根据临床表现和典型影像学特征可考虑该病，基因检测发现WISP3基因突变可证实该病。本病目前缺乏特异性治疗，以对症支持治疗为主，包括药物、康复和手术。非甾体抗炎药可用于对症止痛，可使用钙剂、维生素D防治骨质疏松，考虑到有软骨受累，可给予补充硫酸氨基葡萄糖。物理治疗有助于保持关节活动性。疾病晚期可进行关节置换、脊柱矫形的手术改善生活质量。

本例患者幼年发病，表现为双手小关节骨性膨大，无关节肿痛，伴右膝疼痛和腰痛，临床中要注意与幼年特发性关节炎（JIA）相鉴别。JIA为炎性关节炎，可见关节肿胀、压痛，还可出现发热、皮疹等系统性表现，化验可见ESR、CRP等炎症指标升高，X线片可见关节软组织肿胀，晚期可出现关节破坏，MRI可见滑膜炎、积液等炎症病变。此外，要考虑其他脊柱骨骺发育不良或骨骼发育不良性疾病，典型X线表现及基因检测有助于鉴别诊断。

（赵倩倩　罗贵　李艳）

参考文献

[1] TORREGGIANI S，TORCOLETTI M，CAMPOS-XAVIER B，et al. Progressive pseudorheumatoid dysplasia：a rare childhood disease[J]. Rheumatol Int，2019，39（3）：441-452.

[2] WANG W，GAO S，WEI M，et al. Unique mutation spectrum of progressive pseudorheumatoid dysplasia in the Chinese population: a retrospective genotype-phenotype analysis of 105 patients[J]. World J Pediatr，2023，19（7）：674-686.

[3] 邓小虎，黄烽，张江林，等. 进行性假性类风湿发育不良症的临床分析[J]. 解放军医学杂志，2006，31（4）：351-353.

　　本书从立项到成书的过程虽然时间紧凑，但凝聚了我们团队的辛勤努力和专业知识。尽管我们在有限的时间内尽力收录了各种病例，但要完全覆盖脊柱关节炎及其相关疾病的所有复杂情况仍是一项挑战。因此，我们深知本书的内容还有待完善，对于书中可能存在的疏漏，恳请同行们不吝赐教。

　　本书汇集了丰富的临床病例和图片，是我们对脊柱关节炎及相关疾病深入研究的成果展示。我们期待在未来的工作中，能够继续收集和分享新的病例，以丰富和更新本书的内容。我们欢迎各位同行提供宝贵的意见和建议，共同促进本书内容的发展和完善。

　　在此，我代表编写团队向所有支持和帮助我们完成本书的同人们表示衷心的感谢。我们希望本书能为风湿病学和骨科领域的专业人士在诊治疑难病症时提供有益的参考和启发。